Alexander Bott, Marika Busse,
Maximilian Waldner

Die 100 wichtigsten Medikamente für Klinik und Praxis

1. Auflage

ELSEVIER

Elsevier GmbH, Bernhard-Wicki-Str. 5, 80636 München, Deutschland
Wir freuen uns über Ihr Feedback und Ihre Anregungen an kundendienst@elsevier.com

ISBN 978-3-437-21124-9
eISBN 978-3-437-05633-8

Bücher und Zeitschriften, die von Elsevier veröffentlicht werden, entsprechen den geltenden Produktsicherheitsanforderungen. Für etwaige Bedenken oder Fragen zur Produktsicherheit wenden Sie sich bitte an unseren autorisierten Vertreter, Elsevier B.V., productsafety@elsevier.com.

Elsevier nimmt eine neutrale Position in Bezug auf territoriale Meinungsverschiedenheiten oder Zuständigkeitsansprüche in seinen veröffentlichten Inhalten ein, einschließlich Landkarten und institutionellen Zugehörigkeiten.

Wichtiger Hinweis: Die medizinischen Wissenschaften unterliegen einem sehr schnellen Wissenszuwachs. Der stetige Wandel von Methoden, Wirkstoffen und Erkenntnissen ist allen an diesem Werk Beteiligten bewusst. Sowohl der Verlag als auch die Autorinnen und Autoren und alle, die an der Entstehung dieses Werkes beteiligt waren, haben große Sorgfalt darauf verwandt, dass die Angaben zu Methoden, Anweisungen, Produkten, Anwendungen oder Konzepten dem aktuellen Wissensstand zum Zeitpunkt der Fertigstellung des Werkes entsprechen.
Der Verlag kann jedoch keine Gewähr für Angaben zu Dosierung und Applikationsformen übernehmen. Es sollte stets eine unabhängige und sorgfältige Überprüfung von Diagnosen und Arzneimitteldosierungen sowie möglicher Kontraindikationen erfolgen. Jede Dosierung oder Applikation liegt in der Verantwortung der Anwenderin oder des Anwenders. Die Elsevier GmbH, die Autorinnen und Autoren und alle, die an der Entstehung des Werkes mitgewirkt haben, können keinerlei Haftung in Bezug auf jegliche Verletzung und/oder Schäden an Personen oder Eigentum, im Rahmen von Produkthaftung, Fahrlässigkeit oder anderweitig übernehmen.

Für die Vollständigkeit und Auswahl der aufgeführten Medikamente übernimmt der Verlag keine Gewähr.
Geschützte Warennamen (Warenzeichen) werden in der Regel besonders kenntlich gemacht (®). Aus dem Fehlen eines solchen Hinweises kann jedoch nicht automatisch geschlossen werden, dass es sich um einen freien Warennamen handelt.

Bibliografische Information der Deutschen Nationalbibliothek
Die Deutsche Nationalbibliothek verzeichnet diese Publikation in der Deutschen Nationalbibliografie; detaillierte bibliografische Daten sind im Internet über https://www.dnb.de abrufbar.

26 27 28 29 30 5 4 3 2 1

In ihren Veröffentlichungen verfolgt die Elsevier GmbH das Ziel, genderneutrale Formulierungen für Personengruppen zu verwenden. Um jedoch den Textfluss nicht zu stören sowie die gestalterische Freiheit nicht einzuschränken, wurden bisweilen Kompromisse eingegangen. Selbstverständlich sind **immer alle Geschlechter** gemeint.

Planung: Dr. Andreas Dubitzky; Projektmanagement: Martha Kürzl-Harrison
Redaktion: Dr. Nikola Schmidt c/o seitenspiel, Berlin
Rechteklärung: Lisa Neulinger
Satz: Thomson Digital, Noida/Indien
Druck und Bindung: Drukarnia Dimograf Sp. z o. o., Bielsko-Biała/Polen
Umschlaggestaltung: SpieszDesign, Neu-Ulm
Titelfotografie: 100 © AdobeFirefly/Ampulle links ©; SlayStorm - stock.adobe.com/Ampulle rechts ©; janvier - stock.adobe.com

Aktuelle Informationen finden Sie im Internet unter **www.elsevier.de**

A. Bott, M. Busse, M. Waldner

Die 100 wichtigsten Medikamente für Klinik und Praxis

Vorwort

Liebe Leserinnen und Leser,

die klinische Pharmakologie ist ein dynamisches Feld: Neue Wirkstoffe kommen hinzu, Therapieempfehlungen ändern sich und der bewusste Umgang mit Polypharmazie bleibt eine zentrale Herausforderung. Gerade im hektischen Klinikalltag kann es schwierig sein, den Überblick zu behalten – und doch ist eine sichere, fundierte Verordnung essenziell für die bestmögliche Patientenversorgung.

Zum Vorgänger dieses Buchs „Die Top 100 Medikamente – Praktische Pharmakologie für den klinischen Alltag" haben wir viele Rückmeldungen erhalten: von jungen Ärztinnen und Ärzten, die sich mehr Sicherheit im praktischen Umgang mit Medikamenten wünschen, von erfahrenen Kolleginnen und Kollegen, die das kompakte Format schätzen, und von Studierenden, die sich gezielt auf den klinischen Alltag vorbereiten möchten. Diese positive Resonanz hat uns ermutigt, das Buch weiterzuentwickeln und an aktuelle Erkenntnisse anzupassen.

Die Grundidee bleibt dabei unverändert: Dieses Buch ist ein praktisches Arbeitswerkzeug – kein klassisches Lehrbuch mit langen Theoriekapiteln und auch keine tabellarische Übersicht reiner Dosierungen. Stattdessen stellen wir die 100 wichtigsten Medikamente des klinischen Alltags kompakt auf jeweils einer Doppelseite dar.

Dabei haben wir besonders darauf geachtet, das Buch weiter zu verbessern:

- Erweiterte klinische Tipps mit zusätzlichen Hinweisen zu Dosierungen, Fallstricken und praktischen Empfehlungen
- Überarbeitete Warnhinweise zu Kontraindikationen und Wechselwirkungen, um die Sicherheit in der Anwendung weiter zu erhöhen

Wie bisher beziehen sich die Indikationen und Dosierungen – sofern nicht anders angegeben – auf Erwachsene. Nicht jeder Off-Label-Use ist explizit gekennzeichnet.

Wir hoffen, dass Ihnen dieses Buch noch mehr Sicherheit und Unterstützung im ärztlichen Alltag bietet. Uns hat die Arbeit daran viele wertvolle Erkenntnisse gebracht und vielleicht haben auch Sie beim Lesen das eine oder andere „Aha"-Erlebnis.

Für Anregungen, Kritik oder Feedback sind wir jederzeit dankbar.

Viel Erfolg und Freude mit der neuen Auflage!

Sommer 2025
Alexander Bott, Marika Busse, Maximilian Waldner

Adressen

Dr. Alexander Bott,
Universitätsklinik der Paracelsus Medizinischen Privatuniversität, Klinikum Nürnberg Campus Nord

Dr. Marika Busse, Universitätsklinikum Erlangen

Prof. Dr. Maximilian Waldner, Universitätsklinikum Erlangen

Fehler gefunden?

An unsere Inhalte haben wir sehr hohe Ansprüche. Trotz aller Sorgfalt kann es jedoch passieren, dass sich ein Fehler einschleicht oder fachlich-inhaltliche Aktualisierungen notwendig geworden sind.

Sobald ein relevanter Fehler entdeckt wird, stellen wir eine Korrektur zur Verfügung. Mit diesem QR-Code gelingt der schnelle Zugriff.

https://else4.de/9783437211249

Wir sind dankbar für jeden Hinweis, der uns hilft, dieses Werk zu verbessern. Bitte richten Sie Ihre Anregungen, Lob und Kritik an folgende E-Mail-Adresse: kundendienst@elsevier.com

Inhaltsverzeichnis

Die Top 100 Medikamente nach Organsystemen geordnet

Muskuloskelettales System

Neurologie und Psychiatrie

Niere und Urogenitaltrakt

Respiratorisches System

Toxikologie

Die Top 100 Medikamente nach Indikationen geordnet

Praxis im Fokus

Vor Beginn einer antibiotischen Therapie

Geeignete und ausreichende **Proben** zur Erregeridentifikation und zur Erstellung eines Antibiogramms **asservieren.** Zum Beispiel: Blutkulturflaschen mit mindestens 10 ml Blut pro Flasche beimpfen.

Durchführung der antibiotischen Therapie

- Parenteral beginnen und auf eine orale Therapie bei klinischer und laborchemischer Besserung deeskalieren.
- Nach initialer kalkulierter Therapie mit einem Breitspektrumantibiotikum muss nach Erhalt des Antibiogramms die Therapie deeskaliert und angepasst werden.
- Bei oraler Therapie die **Bioverfügbarkeit** beachten. Zum Beispiel: Cefuroxim oral, wenn überhaupt, nur mit ausreichender Nahrungsaufnahme. Cefuroxim oral sollte gemieden werden.
- Die **Applikationsintervalle** zur Vermeidung einer Unterdosierung beachten. Zum Beispiel: Penicilline (auch Flucloxacillin, Aminopenicilline etc.) müssen häufig gegeben werden, da sie schnell ausgeschieden werden.
- Bei schweren Infektionen und **Nierenfunktionsstörung** zunächst für die ersten 2–3 Therapietage die volle Dosis geben und die Dosis erst im Verlauf reduzieren. Wenn immer möglich, Medikamentenspiegel messen.
- Bedenken, dass nicht nur Bakterien Infektionen verursachen, sondern auch **Viren** und manchmal **Pilze.** Hier sind keine Antibiotika indiziert!

Antibiogramm

- Beim **Antibiogramm** die heutzutage übliche Einteilung beachten:
  - **„S“** steht für **sensibel.** Das heißt, es ist davon auszugehen, dass der untersuchte Keim mit hoher Wahrscheinlichkeit auf die Standarddosierung des untersuchten Antibiotikums anspricht.
  - **„R“** steht für **resistent.** Das heißt, es ist davon auszugehen, dass der untersuchte Keim auf dieses Antibiotikum mit hoher Wahrscheinlichkeit nicht anspricht.
  - **„I“** steht für **„Increased Exposure“,** was heißt, dass mit hoher Wahrscheinlichkeit der Keim auf das untersuchte Antibiotikum sensibel ist, wenn eine entsprechend erhöhte Dosis gegeben wird.
    Für diese erhöhte Dosis gibt das „Nationale Antibiotika-Sensitivitätstest-Komitee“ eine Empfehlung ab (siehe deren Homepage). In diesem Buch wird an entsprechenden Stellen auf die erhöhte Dosis mittels der Abkürzung **„IE-Dosis“** (für „Increased Exposure“) hingewiesen.
- **Beispiel:** Nachweis von *Klebsiella pneumoniae* in einer Blutkultur. Im Antibiogramm steht für Piperacillin/Tazobactam „I“. Statt der üblichen Dosis mit 3 × 4,5 g muss hier eine Dosis von 4 × 4,5 g gegeben werden.

Weiterführende Informationen

- Nationales Antibiotika-Sensitivitätstest-Komitee: Deutsches Organ der EUCAST (www.nak-deutschland.org/nak-deutschland/index.html)
- The European Committee on Antimicrobial Susceptibility Testing (EUCAST)

Therapieempfehlungen: Schmerzmedikation

Die Schmerztherapie ist ein komplexes weitläufiges Thema. Im Folgenden werden nur aus unserer Sicht wichtige Aspekte aus Theorie und Praxis abgebildet.

- **Ursachenforschung:** Es muss immer die Ursache des Schmerzes eruiert werden und wenn möglich eine kausale Therapie erfolgen.
- Zur Einschätzung der Schmerzstärke sollte eine **Schmerzskala** verwendet werden. Diese hilft bei der Anpassung der Schmerztherapie.
- **WHO-Stufenschema:** Die Schmerztherapie basiert auf einem Eskalationsschema beginnend mit Nichtopioidanalgetika (NSAR, Paracetamol und Metamizol). Bei unzureichender Schmerzkontrolle erfolgt die Kombination mit einem niedrig potenten Opioid (Tramadol, Tilidin). Bei unzureichender Schmerzkontrolle Wechsel von „niedrig potentem Opioid" auf ein „hoch potentes Opioid" (Morphin, Hydromorphon etc.).
- **Überprüfe:** Eine begonnene Schmerztherapie muss immer überprüft, angepasst und ggf. auch beendet werden.

Co-Analgetika

- **Antidepressiva** (z. B. Amitriptylin, Duloxetin etc.) sollten bei chronischen oder neuropathischen Schmerzen aufgrund schmerzmodulierender Eigenschaften frühzeitig hinzugenommen werden.
- Bei neuropathischen Schmerzen frühzeitig **Antikonvulsiva** (z. B. Pregabalin, Gabapentin etc.) hinzunehmen.
- **Steroide:** Besonders bei tumorbedingter Kompression von z. B. Nerven oder Organkapsel kann niedrig dosiertes Dexamethason (z. B. 4 mg/d) schnell eine Erleichterung bringen.

Begleitmedikation

- Antiemetika zu Beginn einer Therapie mit Opioiden, z. B. Metoclopramid, für die ersten Tage
- Laxanzien: Die opioidinduzierte Obstipation muss frühzeitig und vor allem prophylaktisch angegangen werden. Periphere µ-Opioidantagonisten wie Methylnaltrexon stellen nur nach Ausschöpfung aller konventionellen Maßnahmen eine Option dar.

Hochpotente Opioide

- Bei akuten, nicht chronischen Schmerzen (z. B. postoperativ, Myokardinfarkt etc.) die parenterale Gabe bevorzugen.
- Bei chronischen oder mutmaßlich chronischen Schmerzen (Schmerzursache ist einer chronischen Erkrankung geschuldet) retardierte Opioidformulierungen bevorzugen. Zur anfänglichen Dosisfindung sind unretardierte Opioide wichtig. Im Verlauf haben sie nur bei der Behandlung von Durchbruchschmerzen einen Stellenwert.

Durchbruchschmerzen

Durchbruchschmerzen sind Schmerzspitzen, die bei ansonsten gut eingestellter Schmerztherapie auftreten, z. B. bei der Mobilisation, aber auch ohne Provokation.

- Eine Schmerzexazerbation am Ende des Dosisintervalls stellt keinen Durchbruchschmerz dar. Hier muss die Dauermedikation angepasst werden.
- Als Bedarfsmedikation sind **unretardierte Opioide (Tabletten oder Tropfen)** wichtig. Die Dosis sollte etwa 1/10 bis 1/6 der Tagesdosis des Opioids entsprechen. Wird mehr als zwei- bis viermal täglich die Bedarfsmedikation abgerufen, sollte die Dosis der Dauermedikation überdacht werden.
- **Buprenorphin** sublingual (s. l.) ist **kein** schnellwirksames Opioid und hat als Bedarfsmedikation bei Durchbruchschmerzen keinen Stellenwert. Grund für die s. l.-Gabe ist der hohe First-Pass-Effekt, der so umgangen wird. Das Verschlucken der Tablette führt zum Wirkverlust!
- Auf eine exakte Angabe der Bedarfsmedikation muss geachtet werden:
  - Welche Substanz in welcher Dosis?
  - Applikationsintervall, also minimaler Abstand bis zur erneuten Gabe
  - Maximale Tagesdosis bzw. wie oft darf der Bedarf gegeben werden?

„Opiat-Pflaster"

- Die Opioidgabe via eines transdermalen-therapeutischen-Systems (TTS) erfolgt ausschließlich bei gut eingestellten Schmerzen.
- TTS sind weder zur Therapie von akuten noch von unkontrollierten Schmerzen geeignet. Die Pflaster-Wechselintervalle sind herstellerabhängig und müssen beachtet werden.
- Kachexie ebenso wie starkes Schwitzen vermindern die Aufnahme.
- Nach der Applikation eines TTS kann es bis zu 8 h dauern, bis die volle analgetische Wirkung eingetreten ist. Daher muss das bisher verabreichte Opioid über diesen Zeitraum fortgeführt werden.
- Auch bei der Analgesie mit einem TTS muss immer eine Bedarfsmedikation verordnet werden. Bei der Anwendung von Buprenorphin-haltigem-TTS muss ein unretardiertes Opioid gegeben werden.

Opioidrotation

- Können die Schmerzen nicht ausreichend mit einem Opioid behandelt werden oder bestehen Nebenwirkungen, kann es notwendig sein, das Opioid auf ein anderes zu rotieren.
- Opioidumrechnungstabellen zur Feststellung der Äquivalenzdosis geben keine exakten Dosen wieder. Daher sollte die Dosis des neuen Opioids auch initial 25–50 % niedriger sein als die berechnete Äquivalenzdosis. Das muss auch beachtet werden, wenn die Applikationsform gewechselt wird (also von z. B. peroral auf parenteral).

Komorbiditäten

- **Niereninsuffizienz:** Ein Abbauprodukt von Morphin ist Morphin-6-Glukuronid. Dieses besitzt weiterhin eine zentrale Opioidwirksamkeit und kumuliert rasch bei Niereninsuffizienz. Daher sollte besonders beim Einsatz von Morphin frühzeitig eine Rotation auf ein anderes Opioid erfolgen. Aber auch die anderen Opioide wie Hydromorphon haben bei schwerer Niereninsuffizienz verlängerte Eleminationshalbwertszeiten. Eine Dosisreduktion muss erwogen werden.
- **Leberinsuffizienz:**
  - Bei **Tilidin** kann je nach Schwere der Leberinsuffizienz die analgetische Wirksamkeit vermindert sein. Grund ist die fehlende hepatische Umwandlung vom kaum analgetisch wirksamen Tilidin in das analgetisch wirksame Nortilidin.
  - **Buprenorphin** ist zum einen potenziell hepatotoxisch und kann ein akutes Leberversagen verursachen, zum anderen wird es stark hepatisch metabolisiert. Bereits bei mäßiger Leberfunktionsstörung ist die hepatische Elimination vermindert. Bei Leberinsuffizienz empfehlen sich eine Dosisreduktion, die Kontrolle der Transaminasen und ggf. eine Opioidrotation.
  - **Andere Opioide** können ebenfalls bei Leberinsuffizienz vermindert eliminiert werden und es muss ggf. die Dosis reduziert werden. **Tapentadol** darf bei schwerer Leberinsuffizienz nicht gegeben werden.

Opioide und Autofahren

- Prinzipiell ist die aktive Teilnahme am Straßenverkehr unter der Einnahme von Opioiden verboten. Bei der chronischen Opioidtherapie ist aber das Führen eines Autos möglich. Dafür muss ein Opioidausweis ärztlich ausgestellt und immer vom Patienten mitgeführt werden.
- In der Phase der Dosisfindung bzw. Steigerung der Dosis oder zu Beginn einer Opioidtherapie sollte aber auf das Autofahren verzichtet werden.

Therapieempfehlungen: Schlafmedikation

Schlafstörungen stellen für Patienten häufig eine hohe Belastung für die Absolvierung ihres Alltags dar. Schnell kommen freiverkäufliche Nahrungsergänzungsmittel zum Einsatz, die aufgrund von Unterdosierungen (Baldrianpräparate) oder fraglicher Qualität (Nahrungsergänzungsmittel mit Melatonin) kritisch betrachtet werden müssen. Auch freiverkäufliche Arzneimittel (Doxylamin, Diphenhydramin) sollen aufgrund des breiten (anticholinergen) Nebenwirkungsspektrums insbesondere bei älteren Patienten nur nachrangig eingesetzt werden.
Wichtig zur Verbesserung des Schlafes sind **nichtmedikamentöse Maßnahmen** zur Optimierung der Schlafhygiene:

- Schlafumgebung (Lautstärke, Licht, Temperatur)
- Regelmäßigkeit (insbesondere regelmäßige Aufstehzeit)
- Einschlafrituale oder Entspannungsübungen

Folgende Wirkstoffe können (absteigend nach Empfehlungsgrad) in definierten Abständen zum Schlafgehen eingesetzt werden:

Empfehlung für alle Altersgruppen	**Baldrian:** Baldrian wirkt nicht sofort und ist nur bei leichten Schlafstörungen indiziert. • Dosis: 450 mg (Abstand: 30–60 min) **Melatonin:** Melatonin kann bei leichten Schlafstörungen angewendet werden. Der Einsatz ist auch bei Jetlag und für Schichtdienstarbeitende beschrieben. • Dosis: 2 mg (Abstand: 60–120 min) **Niedrig-potente Antipsychotika:** • **Melperon:** 25 mg (Abstand 30–60 min) • **Pipamperon:** 20 mg (Abstand: 30–60 min) Beide Wirkstoffe können bei Schluckstörungen auch als Saft verschrieben werden. **Mirtazapin (off-label):** Der Off-Label-Einsatz ist in großen Leitlinien empfohlen, gilt als plausibel und muss dennoch explizit aufgeklärt werden. • Dosis: 7,5–15 mg (Abstand: 30–60 min) **Quetiapin (off-label):** Der Off-Label-Einsatz ist in großen Leitlinien empfohlen, gilt als plausibel und muss dennoch explizit aufgeklärt werden. Auch die Teilung von 25 mg Tabletten ist off-label, aber pharmazeutisch vertretbar. Quetiapin kann bei Patienten mit Morbus Parkinson – im Gegensatz zu Melperon/Pipamperon – angewendet werden. Der Metabolismus über CYP3A4 muss bei Polymedikation berücksichtigt werden. • Dosis 12,5–50 mg (Abstand: 30–60 min)

Empfehlung für Patienten bis 65 Jahre	**Z-Substanzen:** • Zolpidem: 5–10 mg (kein Abstand) • Zopiclon: 3,75–7,5 mg (kein Abstand) **Benzodiazepine:** • Lorazepam: 0,5–1 mg (Abstand 30 min) • Oxazepam: 5–10 mg (Abstand 30 min) • Temazepam: 10–20 mg (Abstand 30 min) Die Wirkdauer der Z-Substanzen ist kürzer als bei genannten kurz- bzw. mittellangwirksamen Benzodiazepinen. Das Nebenwirkungsspektrum ist aber vergleichbar: Sturzgefahr, Abhängigkeit, Überhangsymptome.
Eingeschränkte Empfehlung	**Trizyklika:** Bei schweren Schlafstörungen können Trizyklika einen Durchbruch erzielen. Mit anticholinergen Nebenwirkungen muss gerechnet werden. • Amitriptylin: 25 mg (Abstand 30–60 min) • Doxepin: 10 mg (Abstand 30–60 min) • Trimipramin: 25 mg (Abstand 30–60 min) **H_1-Antihistaminika:** Sedierende H_1-Antihistaminika können mit gravierenden Nebenwirkungen aus dem anticholinergen Formenkreis (Herzrhythmus-, Seh- oder Miktionsstörungen, Harnverhalt, Obstipation) einhergehen und sollen insbesondere bei Älteren nicht standardmäßig eingesetzt werden. • Promethazin: 20–50 mg (Abstand 30 min) • Doxylamin: 12,5–25 mg (Abstand 30–60 min) • Diphenhydramin: 50 mg (Abstand 30 min) **Benzodiazepine:** Langwirksame Benzodiazepine sollen wegen ihres bekannten Nebenwirkungsspektrums (erhöhte Sturzgefahr, Frakturrisiko, Abhängigkeitspotenzial) nicht initial bei Schlafstörungen verordnet werden. • Bromazepam: 3 mg (Abstand 60 min) • Flunitrazepam: 0,5–1 mg (kein Abstand)

Eine Verschreibung von Schlafmitteln soll immer zeitlich befristet (4 Wo.) erfolgen, an den Schweregrad angepasst und entsprechend regelmäßig reevaluiert werden.

Therapieempfehlungen: Geriatrie

Ältere Patienten (> 65 Jahren) haben besondere Bedürfnisse in der Pharmakotherapie, da **Organinsuffizienzen** (Niere, Leber), aber auch **kognitive Einschränkungen,** die Wirkungen und Nebenwirkungen von Arzneistoffen beeinflussen, meist verstärken. Substanzen, die mit **anticholinergen Nebenwirkungen** assoziiert werden, sind bei älteren Patienten besonders risikobehaftet: Sehstörungen; Herzrhythmusstörungen, Mundtrockenheit, Obstipation und Harnverhalt.
Als Entscheidungsunterstützung stehen die **FORTA- und PRISCUS-Liste,** international die **BEERS-Kriterien sowie die START/STOPP-Empfehlungen,** zur Verfügung.

Antibiotika	Die Verordnung soll entsprechend den Empfehlungen zum rationalen Einsatz von Antiinfektiva erfolgen. Insbesondere die Anwendung von Fluorochinolonen bei älteren Patienten muss wegen des Nebenwirkungsspektrums (ZNS-Effekte) noch kritischer hinterfragt werden. Bei entsprechender Indikationsstellung sind empfohlen: • β-Laktame: z. B. **Aminopenicilline** • Makrolide: z. B. **Azithromycin**
Antidepressiva	Neben nichtmedikamentösen Maßnahmen können Patienten von der Einnahme von selektiven Serotonin-Wiederaufnahme-Inhibitoren profitieren. • SSRI: **Citalopram, Escitalopram oder Sertralin** Die interaktionsanfälligen SSRI (Fluoxetin, Paroxetin) sollen nicht verordnet werden. Für alle anderen Wirkstoffgruppen (z. B. Trizyklika) sollen insbesondere aufgrund anticholinerger Eigenschaften therapeutische Alternativen erwogen werden.
Antiemetika	Wegen neurologischer (Dimenhydrinat, Metoclopramid) oder kardiologischer (Domperidon) Nebenwirkungen sind klassische Antiemetika nicht für Ältere empfohlen. • **Ondansetron** ist als onkologisches Supportivum empfohlen. Die kurzfristige Verordnung im stationären Aufenthalt mit geeigneter Überwachung muss dabei von einer mittel- oder längerfristigen Anwendung im ambulanten Sektor unterschieden werden.
Delir	Demenzassoziierte Symptome wie Unruhe, Agitation, Verwirrtheit oder Aggressivität können verschiedenste Ursachen haben. • Der Einsatz von **Melperon, Pipamperon, Risperidon oder Quetiapin** gilt mangels besserer Alternativen im akuten Management bei älteren Patienten als vertretbar. Wegen anticholinerger Nebenwirkungen sind andere niedrig-potente Antipsychotika (Levomepromazin, Promethazin) nicht empfohlen. **Wichtig:** nichtmedikamentöse Maßnahmen (Orientierungshilfen).
Herzinsuffizienz	Die meisten Medikamente der Standardtherapie sind auch für ältere Patienten empfohlen. • **Sacubitril/Valsartan, ACE-Hemmer, Angiotensin-Rezeptorblocker, β-Blocker, Eplerenon** Für Spironolacton gilt zur Vermeidung von Elektrolytstörungen eine Maximaldosis von 25 mg/d. Digitalispräparate sind nicht indiziert.

Impfungen	Personen ab 60 Jahren werden zusätzliche Impfungen empfohlen, um schlimmeren Krankheitsverläufen und möglicher Hospitalisierung vorzubeugen. Der Impfstatus soll auf folgende Immunisierungen überprüft werden: • Influenza: jährliche virusadaptierte Auffrischung • Covid-19: jährliche virusadaptierte Auffrischung • Gürtelrose: Impfserie aus zwei Impfungen • Pneumokokken: einmalig 20-valenter Konjugatimpfstoff
Osteoporose	Ab 65 Jahren sollen alle Personen hinsichtlich ausreichender Versorgung mit Calcium und Vitamin D_3 gemonitort und ggf. substituiert werden. Antiresorptive Therapien sind bei Osteoporose empfohlen. Parenterale Applikationsrouten (**Ibandronsäure** i. v., **Denosumab** s. c.) sollen gegenüber der oralen Einnahme (Alendronsäure p. o.) wegen möglicher Schluckstörungen und Ösophagitisrisiko bevorzugt werden.
Urologika	Der Einsatz von Anticholinergika zur Kontinenzunterstützung ist weitverbreitet. Zum Einsatz kommen Wirkstoffe wie z. B. Oxybutynin, Solifenacin, Tolterodin oder Trospium. Alle Substanzen werden mit anticholinergen Nebenwirkungen assoziiert. Die Datenlage in der Literatur ist heterogen, welches Anticholinergikum das geringste Nebenwirkungspotenzial aufweist. Patienten sollen entsprechend einer Nutzen-Risiko-Bewertung niedrig dosiert beginnen und auf Nebenwirkungen überwacht werden. Keine Empfehlung für eine bestimmte Substanz.
Vorhofflimmern	**β-Blocker** und **Apixaban** aus der Gruppe der direkten oralen Antikoagulanzien (DOAK) gelten als Mittel der Wahl im Alter.

Bei Neuverordnung einer Medikation sollen nicht nur bei älteren Patienten Verschreibungskaskaden geprüft werden. Potenzielle Nebenwirkungen können vermutlich durch Dosisreduktionen oder Absetzen reduziert werden und sollen nicht durch neue Medikation behandelt werden. Generell ist bei älteren Patienten zusätzlich die Überprüfung der Medikation mit der Fragestellung „Ist das Medikament noch indiziert?" hinsichtlich Möglichkeiten des Deprescribing sinnvoll.

Internet-Links

- FORTA-Liste: https://forta.umm.uni-heidelberg.de/
- PRISCUS-Liste: https://www.priscus2-0.de/

Therapieempfehlungen: Ernährung

Eine ausreichende Kalorienzufuhr über Ersatzprodukte kann für Patienten aller Fachrichtungen akut, mittelfristig oder chronisch relevant werden. Die Auswahl der Art der alternativen Kalorienzufuhr erfolgt unter Berücksichtigung der aktuellen klinischen Situation sowie bekannter Vorerkrankungen. In schwierigen Fällen sollte ein Experte für klinische Ernährung konsiliarisch hinzugezogen werden.

Trinknahrung

Trinknahrung wird peroral zur Kalorienzufuhr angewendet und kann als Ergänzung der physiologischen Ernährung oder auch zur vollständigen Substitution derer verordnet werden. Die meisten verfügbaren Produkte werden in verschiedenen Geschmacksrichtungen angeboten, die vom Patienten hinsichtlich individueller Vorlieben getestet werden müssen. Die Geschmacksrichtung neutral soll als Zusatz zu akzeptierten geschmacksintensiven Säften oder Suppen angewendet werden.

Enterale Ernährung

Sondenkost oder enterale Ernährung wird über eine Magensonde appliziert. Die Verabreichung kann intermittierend oder kontinuierlich erfolgen und soll insbesondere nach einer Nüchternphase einschleichend mit sehr langsamen Laufraten (10–20 ml/h) begonnen werden.

Applikation oraler Arzneimittel über eine Magensonde	Tabletten können oft gemeinsam mit der Sondenkost in gemörserter Form verabreicht werden. Wichtige Ausnahmen und Spezialfälle bilden: • Nüchterneinnahme (z. B. Levothyroxin oder Levodopa) • Magensaftresistente Formulierungen (z. B. Pantoprazol) • Retard-Arzneimittel (z. B. Metoprolol) Eine Verordnung von Tropfen/Säften statt Tabletten/Kapseln ist für Patienten und Pflegende meist hilfreich.

Parenterale Ernährung

Parenterale Ernährung über intravenöse Zugänge (peripher/zentral) sollte nur zum Einsatz kommen, wenn Alternativen mittels Trinknahrung oder Sondenkost aufgrund von Passagestörungen nicht möglich sind. Die Verordnung muss stets kritisch reevaluiert werden und sollte nur möglichst kurz erfolgen, um die Vitalität der Darmzotten zu erhalten.

Applikation parenteraler Arzneimittel parallel zu einer Ernährungslösung	Injektionen und Infusionen können nur Ausnahmefällen parallel zu einer intravenösen Ernährungslösung appliziert werden. Die direkte Zugabe anderer Arzneimittel in eine Ernährungslösung soll aufgrund mikrobiologischer Einwände und möglichen Inkompatibilitäten mit Ausfällungen oder Wirkverlust vermieden werden. Parallele Gabe möglich: • Kalium, Furosemid, Insulin, Hydromorphon, Morphin, Vitamine, Spurenelemente Parallele Gabe vermeiden: • Natriumhydrogenkarbonat, Calcium/Magnesium (jeweils konzentrationsabhängig), Heparin

Folgende Übersicht stellt verfügbare Produkte für eine klinische Ernährung zusammen:

Trinknahrung: 1 kcal/ml (normokalorisch) oder 1,5–2 kcal/ml (hochkalorisch)	• Mit Ballaststoffen: Standard, bei Diabetes • Saccharidbasiert: bei Kachexie • Proteinbasiert: bei Kachexie, bei Leberzirrhose • Oligopeptidbasiert: bei Entzündung im Magen-Darm-Trakt • Ohne Fette: bei Resorptionsstörungen • Kaliumarm: bei Niereninsuffizienz oder Dialyse
Sondenkost: 1 kcal/ml (normokalorisch) oder 1,5–2 kcal/ml (hochkalorisch)	• Mit Ballaststoffen: Standard, bei Diabetes • Saccharidbasiert: bei Kachexie • Proteinbasiert: bei Kachexie, bei Leberzirrhose • Oligopeptidbasiert: bei Entzündung im Magen-Darm-Trakt • Ohne Fette: bei Resorptionsstörungen • Kaliumarm: bei Niereninsuffizienz oder Dialyse
Parenterale Ernährung, periphervenös	• Applikation kann peripher- oder zentralvenös erfolgen. • Standardprodukt mit z. B. 700 kcal pro 1.000 ml • Ergänzung von Vitaminen/Spurenelementen bedarfsadaptiert • Verabreichung mittels gewichtsadaptierter Laufrate über mindestens 8 bis maximal 24 h
Parenterale Ernährung, zentralvenös	• Applikation muss zur Vermeidung einer Venenreizung zentralvenös separat zu anderen Arzneimitteln erfolgen. • Standardprodukt mit z. B. 1.000–1.200 kcal pro 1.000 ml • Ergänzung von Vitaminen/Spurenelementen bedarfsadaptiert • Verabreichung mittels gewichtsadaptierter Laufrate über mindestens 8 bis maximal 24 h Die Versorgung kritisch kranker Patienten sowie von Patienten mit Organinsuffizienzen erfordert eine individualisierte Zusammensetzung der parenteralen Ernährung.

Bei Patienten mit einer klinischen Ernährung ist eine regelmäßige Evaluierung des Patientenwunsches sowie des optimalen Applikationsweges obligat.

Medikamente[1]

[1] Allergien gelten stets als Kontraindikation und werden im Buch nicht im Einzelnen aufgeführt.

α-Blocker und 5α-Reduktase-Inhibitoren

Indikationen	1. **Prostatahyperplasie, benigne:** Mittel der Wahl sind α-Blocker (Doxazosin, Tamsulosin), mögliche Kombination mit 5α-Reduktase-Inhibitoren (Dutasterid, Finasterid) 2. **Hypertonie, therapierefraktär:** in Kombination mit Erstlinienmedikamenten (Doxazosin, Urapidil) 3. **Hypertonie, Notfallbehandlung:** Akuttherapie (Urapidil)
Wirkmechanismus	In den glatten Muskelzellen von Blutgefäßen sowie im Harntrakt (Blasenhals, Prostata) regulieren α_1-Adrenorezeptoren den Widerstand. α-Blocker, die meist selektiv an α_1-Adrenorezeptoren binden, bewirken eine **Vasodilatation mit Blutdrucksenkung** und einen **herabgesetzten Widerstand beim Blasenausfluss.** 5α-Reduktase-Inhibitoren reduzieren durch Hemmung der 5α-Reduktase-Isoenzyme die Umwandlung von Testosteron in Dihydrotestosteron, was letztendlich das **Prostatavolumen reduziert.**
Dosierung	α-Blocker werden oral eingenommen. Lediglich Urapidil steht als parenterale Arzneiform zur Verfügung. Während Tamsulosin ausschließlich zur Behandlung einer benignen Prostatahyperplasie zugelassen ist, kann Doxazosin zusätzlich aufgrund seiner stärker blutdrucksenkenden Eigenschaften auch im Rahmen einer therapierefraktären Hypertonie verordnet werden. 5α-Reduktase-Inhibitoren werden als Tablette bzw. Kapsel oral eingenommen. Dutasterid steht auch als Kombinationspräparat mit Tamsulosin zur Verfügung. • α-Blocker: – Doxazosin retard: 4 mg/d – Tamsulosin retard: 0,4 mg/d – Urapidil retard: 30–90 mg morgens und abends – Urapidil intravenös: 12,5–25 mg einmalig • 5α-Reduktase-Inhibitoren: – Dutasterid: 0,5 mg/d – Finasterid: 5 mg/d **Nieren- und Leberinsuffizienz:** keine Anpassung.
Schwangerschaft und Stillzeit	Bei Hypertonie sollen Alternativen eingesetzt werden.

Kontraindikationen	• Urapidil: Aortenklappenstenose • Dutasterid, Finasterid: Anwendung bei Frauen
Nebenwirkungen	Wirkmechanismusbedingte Nebenwirkungen sind typisch für die Anwendung von α-Blockern, insbesondere bei Urapidil: • Lagerungsbedingte Hypotension • Schwindel • Synkopen 5α-Reduktase-Inhibitoren werden mit Nebenwirkungen assoziiert, die durch Eingriff in den Testosteron-Haushalt typisch sind: • Verminderte Libido • Impotenz
Wechselwirkungen	• α-Blocker: additive Blutdrucksenkung mit anderen Antihypertensiva insbesondere zu Therapiebeginn • 5α-Reduktase-Inhibitoren: keine relevanten Interaktionen
Kommunikation	Patienten mit benigner Prostatahyperplasie sollen durch die medikamentöse Therapie eine Verbesserung der Beschwerden beim Wasserlassen erfahren. Retard-Arzneimittel sollten bevorzugt angewendet werden, da bei unretardierten Arzneiformen insbesondere zu Beginn der Therapie ein leichter Schwindel auftreten kann. Diese sollten dann vorzugsweise abends bzw. vor dem Schlafen eingenommen werden, während Retard-Arzneiformen morgens oder mittags indiziert sind. Hypertonie-Patienten sollen sowohl im Akutfall als auch im Rahmen einer Dauertherapie informiert werden, dass die Blutdrucksenkung neben der Linderung von akuten Beschwerden (Ohrensausen, Thoraxschmerzen) auch kardiovaskulärer Folgeschäden (Herzinfarkt, Schlaganfall) vermeiden soll. Regelmäßige Blutdruckmessungen dienen der Überwachung des Therapieerfolges.
TIPP	Wenn ein Blutdruck mit RR syst. > 230 mmHg und/oder RR diast. > 130 mmHg vorliegt oder symptomatisch mit Schwindel, Ohrensausen oder Epistaxis einhergeht, ist die notfallmäßige Behandlung indiziert. Zu Beginn sollte eine Reduktion auf 160/100 mmHg nach 2–6 h angestrebt werden. Entsprechend ist die Senkung des Blutdrucks schrittweise um 20–25 % zu starten. Bei weniger kritischen Situation ist die Einstellung des Blutdrucks mittels oraler Arzneiformen über 1–2 d empfohlen.

Acetylcholinesterase-Inhibitoren

A

Indikationen	**Demenz verschiedener Ätiologie:** Einsatz von Donepezil, Galantamin und Rivastigmin als Monotherapie, bei schwerer Demenz auch kombiniert
Wirkmechanismus	Durch Verlangsamung des Abbaus von Acetylcholin wirken Acetylcholinesterase-Inhibitoren als Parasympathomimetika. Der **Verlust cholinerger Neurone** im Rahmen einer Demenzerkrankung soll so **kompensiert** werden.
Dosierung	Die antidementiven Wirkstoffe Donepezil, Galantamin und Rivastigmin werden oral als 1–2× tägliche Gabe angewendet und unterscheiden sich kaum in ihrer Wirkung. Rivastigmin steht in verschiedenen Darreichungsformen zur Verfügung: Kapseln, Saft, transdermale Wirkstoffpflaster. • Donepezil: initial 5 mg/d, ggf. Steigerung bis 10 mg/d • Galantamin: initial 8 mg/d, ggf. Steigerung bis 24 mg/d • Rivastigmin: initial 2 × 1,5 mg/d, ggf. Steigerung bis 12 mg/d • Rivastigmin-Pflaster: 4,6 mg/d, ggf. Steigerung bis 13,3 mg/d **Niereninsuffizienz:** • Donepezil: keine Anpassung • Galantamin: Kontraindikation bei GFR < 10 ml/min • Rivastigmin: Vorsicht ab schwerer Einschränkung **Leberinsuffizienz:** • Donepezil: Vorsicht ab leichter Beeinträchtigung • Galantamin: Anpassung ab mäßiger Beeinträchtigung • Rivastigmin: Vorsicht ab schwerer Beeinträchtigung
Schwangerschaft und Stillzeit	Mangels Humandaten dürfen Acetylcholinesterase-Inhibitoren nur mit Vorsicht unter strenger Indikationsstellung in der Schwangerschaft angewendet werden. In der Stillzeit ist die Gabe aufgrund des Übergangs in die Muttermilch nicht indiziert.

Kontraindikationen	• Donepezil, Rivastigmin: keine • Galantamin: kombinierte schwere Nieren- **und** Leberinsuffizienz • Stillzeit
Nebenwirkungen	Abhängig von der Geschwindigkeit der Aufdosierung treten Nebenwirkungen häufiger oder stärker auf: • Gastrointestinal: Übelkeit, Diarrhö, Obstipation • Kardiologisch: Fallberichte zu Bradykardien
Wechselwirkungen	Neben additiven Effekten mit anderen Cholinergika müssen pharmakokinetische Interaktionen berücksichtigt werden. • Rivastigmin: keine • Donepezil, Galantamin: Abbau erfolgt über CYP2D6 und CYP3A4, weshalb die gleichzeitige Anwendung von Enzyminhibitoren (CYP2D6: z. B. Fluoxetin, Paroxetin; CYP3A4: z. B. Ketoconazol, Ritonavir) eng gemonitort werden muss.
Kommunikation	Die Therapie stellt eine symptomatische Kontrolle, aber keine kausale Behandlung der Erkrankung dar. Initialdosierung sollen mind. 4 Wo. hinsichtlich Wirksamkeit und Verträglichkeit getestet werden. Nach 3-monatiger Therapie soll der Therapieerfolg bewertet werden und bei Nichtansprechen eine Therapieumstellung bzw. ein Therapieende erfolgen.
TIPP	Neben Acetylcholinesterase-Inhibitoren stehen Memantin, Piracetam sowie Ginkgo-Extrakte (hochdosiert mit 240 mg/d, heterogene Datenlage) zur symptomatischen Behandlung einer Demenz zur Verfügung. Neuere immunologische Therapieansätze mit aktiver oder passiver Immunisierung bei Alzheimer-Demenz (β-Amyloid-Peptid) sind Gegenstand aktueller Forschung und Zulassungsverfahren.

Acetylsalicylsäure (ASS)

Indikationen	**Thrombozytenaggregationshemmung (TAH)** bei: 1. **Akutes Koronarsyndrom (ACS) und Apoplex** (nach Ausschluss einer intrakraniellen Blutung) 2. **Sekundärprophylaxe arterieller thrombotischer Ereignisse** bei Patienten mit kardio- und zerebrovaskulären Erkrankungen sowie pAVK-Patienten (periphere arterielle Verschlusskrankheit) 3. **Analgesie:** untergeordnete Rolle bei leichten bis mäßigen Schmerzen und Fieber 4. Sonderfall: **Kawasaki-Syndrom** (entzündungshemmend in der Akutphase, im weiteren Verlauf Prophylaxe bei koronararteriellen Aneurysmen)
Wirkmechanismus	Arterielle thrombotische Ereignisse entstehen typischerweise auf dem Boden einer arteriosklerotischen Plaqueruptur mit konsekutiver Aktivierung von Thrombozyten und plasmatischer Gerinnung. **ASS hemmt durch Acetylierung irreversibel die Cyclooxygenase (COX)** und vermindert dadurch die Synthese des aggregationsfördernden Thromboxan A2 aus Arachidonsäure. Dieser TAH-Effekt von ASS tritt bereits bei geringen Dosen auf. Da die Bindung an COX irreversibel ist und Thrombozyten COX nicht neusynthetisieren können, entspricht die Hemmung der Aggregation der Thrombozyten-Lebensdauer von etwa 7–10 Tagen. In höheren Dosen wirkt ASS zudem analgetisch, antipyretisch und antiphlogistisch.
Dosierung	ASS kann **oral** und **intravenös** verabreicht werden. • Die Bioverfügbarkeit nach oraler Gabe ist sehr hoch. • Bei oraler Gabe kann durch Zerbeißen der Tablette die Resorption beschleunigt werden. • Zur besseren Verträglichkeit sollte ASS postprandial mit viel Flüssigkeit eingenommen werden. **ACS:** • Bereits bei Verdacht soll ASS gegeben werden. • Initiale Dosis i. v.-Applikation: 75–250 mg, orale Gabe: 150–300 mg **Sekundärprophylaxe bei arteriellen thrombotischen Ereignissen:** • Orale Gabe: 75–100 mg/d **Analgesie:** • Dosis zwischen 500 mg bis 1 g, bis zu 3×/d • Tageshöchstdosis: 3 g **Niereninsuffizienz:** Ab einer GFR < 30 ml/min liegt die maximale Dosis bei 150 mg/d. **Leberinsuffizienz:** Bei einer schweren Leberinsuffizienz besteht eine Kontraindikation.
Schwangerschaft und Stillzeit	• **Schwangerschaft:** ASS wird während der gesamten Schwangerschaft nicht empfohlen. Neben dem vorzeitigen Verschluss des Ductus Botalli in der Spätschwangerschaft und Oligohydramnion sind auch Fehlgeburts- und Fehlbildungsrisiko erhöht. • **Stillzeit:** Eine Gabe von ASS wird in der Stillzeit nicht empfohlen.

Kontraindikationen

- **Kinder < 16 Jahre** aufgrund des Risikos für ein **Reye-Syndrom** (seltenes, jedoch lebensbedrohliches Krankheitsbild mit „Hepatoenzephalopathie")
- Erhöhte **Blutungsneigung** (z. B. akute gastrointestinale Ulzera oder hämorrhagische Diathese)
- Schwangerschaft und Stillzeit
- Schwere Leberinsuffizienz

Nebenwirkungen

- Häufige Nebenwirkungen sind **gastrointestinale Beschwerden** bis hin zu Ulkusbildung und GI-Blutung.
- Für die schlechte Magenverträglichkeit sind, neben der lokalen Schleimhautschädigung durch Anreicherung der ASS im sauren Milieu, die verminderte Synthese der zytoprotektiven Prostaglandine (durch COX-1-Hemmung) verantwortlich.
- **Überempfindlichkeitsreaktionen** mit Bronchospasmus oder Urtikaria
- Hohe ASS-Dosen verursachen einen Tinnitus und können bei Überdosierungen zu einer tödlich verlaufenden metabolischen Azidose führen.

Wechselwirkungen

- **Blutungsneigung** besonders bei Kombination mit Heparinen, NOAKs, Marcumar® oder anderen TAH-Substanzen sowie Glukokortikoiden
- **Kombination mit** Glukokortikoiden steigert das GI-Blutungsrisiko.
- **NSAR** oder **Metamizol** blockieren den aggregationshemmenden Effekt von ASS, da die gleiche Bindungsstelle adressiert wird. ASS wird am besten 1 h **vor** NSAR- bzw. Metamizol eingenommen.
- Keine Kombination **von ASS > 250 mg/d mit MTX,** da die renale Elimination von MTX gehemmt wird.

Kommunikation

- Frage nach Überempfindlichkeitsreaktionen auf ASS
- Kombinationen mit NSAR oder Metamizol vermeiden, da die TAH-Wirkung ausbleiben kann.
- Risiko für gastrointestinale Komplikationen besonders in Kombination mit Glukokortikoiden. Zusätzliche PPI-Einnahme erwägen.

TIPP

Nach ASS-Einnahme sind die COX aller Thrombozyten irreversibel gehemmt. Täglich erneuert sich etwa 1/10 aller Thrombozyten und deren COX funktioniert, da sie frisch aus Megakaryozyten gebildet wurden. ASS muss ca. 5 d vor einer OP pausiert werden, um wieder ca. 50 % „funktionierende" Thrombozyten zu haben. Ein Antidot gegen die TAH des ASS existiert nicht, aber es können im Notfall Thrombozytenkonzentrate gegeben werden. Da ASS nur eine sehr kurze Halbwertszeit und keine aktiven Metaboliten besitzt, werden die zugeführten Thrombozyten nicht gehemmt. Das ist bei den ADP-Hemmern anders, da hier lange Halbwertszeiten und aktive Metabolite die zugeführten Thrombozyten hemmen.

Adenosin

Indikationen	1. Terminierung einer **AV-Knoten-Reentry-Tachykardie** (AVNRT) 2. Diagnostisch zur **Demaskierung** von Vorhofflimmern oder -flattern bei **Schmalkomplex-Tachykardie**
Wirkmechanismus	Adenosin ist eine physiologische Substanz, die an verschiedene, spezifische extrazellulär gelegene Adenosin-Rezeptoren bindet. Es gibt verschiedene Adenosin-Rezeptor-Typen, die jeweils nach Bindung von Adenosin zu einer spezifischen Reaktion führen und nicht nur das kardiale Reizleitungssystem betreffen. Bei hoher Konzentration, wie sie nach einer Adenosin-Bolusinjektion kurzfristig erreicht wird, kommt es zu einer **Verlangsamung des Sinusknotens** und der **AV-Knoten wird kurzfristig refraktär.** Dadurch können **im AV-Knoten zirkulierende Reentry-Tachykardien terminiert** werden. Ein Vorhofflattern oder -flimmern kann durch Adenosin nicht terminiert werden. Durch die Hemmung des AV-Knotens können die Vorhofaktionen besser sichtbar werden, da aufgrund der fehlenden Überleitung die QRS-Komplexe kurzfristig im EKG fehlen. Adenosin wird rasch durch z. B. Erythrozyten, Gefäßendothel und Kardiomyozyten aufgenommen und abgebaut. Dieser Mechanismus erklärt die kurze Wirkdauer und die deshalb möglichst proximale Anlage einer Venenverweilkanüle sowie die Bolusgabe.
Dosierung	• Adenosin wird ausschließlich **i. v. als Bolusinjektion** gegeben. • Nach Bolusinjektion sofortiges **Nachspülen** mit 20 ml NaCl 0,9 %. **Wirkungseintritt** nach ca. 10–20 s. • Gabe nur unter laufendem **EKG-Monitoring** mit Aufzeichnung zur **Dokumentation und Auswertung** • **Großvolumiger Venenzugang** möglichst stammnah • Notfallwagen und notfallmedizinische-Expertise müssen anwesend sein. **Reanimationsbereitschaft!** • **Antidot** „Theophyllin" (Dosis: 50–125 mg langsam i. v.) sollte griffbereit vorliegen. • Typische **initiale Dosis:** 6 mg **außer** bei Gabe über **zentralen Zugang** (kurze Wegstrecke – geringer Abbau). Hier Initialdosis: 3 mg. • Bei fehlendem Ansprechen nach frühestens 5 min Dosissteigerung auf 9–12 mg • Ggf. bei fehlender Terminierung der AVNRT Wiederholung nach 5 min • Höhere Dosen von bis zu 18 mg werden in der Literatur teilweise bei Versagen der 12-mg-Dosis vorgeschlagen. **Nieren- und Leberinsuffizienz:** keine Dosisanpassung erforderlich.
Schwangerschaft und Stillzeit	Keine Kontraindikation.

Kontraindikationen	• **Dekompensierte Herzinsuffizienz, symptomatische koronare Ischämie:** Durch die Adenosin-induzierte Bradykardie mit temporärer Abnahme des Herzzeitvolumens kann es zu einer raschen kardialen Dekompensation kommen. Bei einer tachykardiebedingten kardialen Instabilität sollte primär eine Kardioversion erfolgen. • **Asthma bronchiale** und COPD: Adenosin-induzierter Bronchospasmus möglich • **Sick-Sinus-Syndrom, AV-Block Grad II oder III:** Asystolie möglich • **Denervierte Herzen,** wie nach einer Herztransplantation, reagieren sehr stark auf Adenosin, sodass die Dosis mindestens halbiert werden sollte.
Nebenwirkungen	• Meist nur kurzfristige dosisabhängige Bradykardie und Asystolie • Typisch sind folgende meist nur Sekunden anhaltende Beschwerden: Flush-Symptomatik, arterielle Hypotonie, retrosternales Druckgefühl und ein stark beängstigendes Gefühl.
Wechselwirkungen	• **Theophyllin** und **Koffein** vermindern die Wirksamkeit von Adenosin bis zum kompletten Wirkverlust. • **Dipyridamol:** sehr selten verwendeter Thrombozytenaggregationshemmer, der die zelluläre Aufnahme und damit den Abbau von Adenosin stark hemmt. Die dadurch enorm verstärkte Wirkung von Adenosin kann zur Asystolie führen.
Kommunikation	Eine ruhige empathische Atmosphäre und vorherige Aufklärung helfen Patienten und Behandler, die kurze, aber für den Patienten sehr beängstigende Phase nach Adenosingabe gut durchzustehen. Typische Dauer < 30 s und sistiert spontan.
TIPP	AV-Knoten-Reentry-Tachykardien können durch vagusstimulierende Manöver, wie Pressen oder rasches Trinken von eiskaltem Wasser, terminiert werden. Die Karotis-Massage muss mit zunehmendem Patientenalter aufgrund von möglichen hochgradigen Stenosen kritisch betrachtet werden. Prinzipiell ist auch das Auslösen eines Würgereizes (z. B. durch einen Zungenspatel) ein geeigneter Vagusreiz, der aber auch für den Behandler sehr unangenehm enden kann.

ADP-Rezeptor-Antagonisten

A

Indikationen	1. **Thrombozytenaggregationshemmung** (TAH) bei akutem Koronarsyndroms (ACS) und zur Verhinderung der Okklusion eines koronaren Stents, typischerweise in Kombination mit ASS 2. Clopidogrel zur **Sekundärprophylaxe** bei peripherer arterieller Verschlusskrankheit und ischämischem Apoplex, ggf. in Kombination mit ASS 3. Ticagrelor zur **Sekundärprophylaxe** bei Myokardinfarkt vor > 1 J.
Wirkmechanismus	Die Ruptur arteriosklerotischer Plaques resultiert in der Aktivierung von Thrombozyten und der Gerinnungskaskade, was zum partiellen oder kompletten Verschluss der Arterie führt. Adenosindiphosphat (ADP) ist für die Aktivierung von Thrombozyten sehr wichtig. Durch die Hemmung des auf der Oberfläche des Thrombozyten sitzenden ADP-Rezeptors $P2Y_{12}$ kann die Aktivierung, unabhängig von der Cyclooxygenase-abhängigen Reaktion, die durch ASS gehemmt wird, effektiv unterbunden werden.
Dosierung	Aufgeführt werden hier nur die ADP-Rezeptor-Antagonisten in Tablettenform. Das parenteral zu verabreichende Cangrelor wird nicht besprochen. • **Einnahme** aller ADP-Rezeptor-Antagonisten **unabhängig von der Nahrung** • Bei einem ACS erfolgt die Gabe immer in Kombination mit ASS. • **Niereninsuffizienz:** Bei allen ADP-Inhibitoren ist keine Dosisreduktion erforderlich. • **Leberinsuffizienz:** Bei schwerer Leberfunktionsstörung sind alle ADP-Rezeptor-Antagonisten kontraindiziert. **Clopidogrel:** • Aufsättigung ACS: Einmalgabe von 300–600 mg. Volle Wirkung nach 2–5 h. • Erhaltungstherapie: 75 mg/d • Start mit 75 mg/d ohne Aufsättigung: volle Wirkung erst nach ca. 1 Wo. **Prasugrel:** • Aufsättigung (ACS): Einmalgabe von 60 mg unabhängig von Alter und Gewicht. Wirkbeginn nach ca. 30 min. • Erhaltungsdosis: 10 mg/d. **Außer:** Körpergewicht < 60 kg oder Alter > 75 Jahre: 5 mg/d. • In einer Studie zeigte sich Prasugrel gegenüber Ticagrelor hinsichtlich der primären Endpunkte Tod, Myokardinfarkt und Apoplex 1 J. nach ACS signifikant überlegen. Schwere Blutungsereignisse traten allerdings ohne signifikanten Unterschied bei beiden Medikamenten in ca. 5 % der Fälle auf. **Ticagrelor:** • Aufsättigung (ACS): Einmalgabe von 180 mg. Wirkbeginn ca. 30 min. • Erhaltungsdosis bei ACS: 90 mg, 2×/d • **Sekundärprophylaxe** im Anschluss nach initialer TAH bei Myokardinfarkt vor > 1 J.: 60 mg, 2×/d • Ticagrelor wird zudem als **Schmelztablette** angeboten, die nicht geschluckt werden muss.
Schwangerschaft und Stillzeit	• Clopidogrel und Ticagrelor sind in der Schwangerschaft kontraindiziert. • Prasugrel darf nur nach strenger Nutzen-Risiko-Abwägung gegeben werden. • Clopidogrel, Prasugrel und Ticagrelor sind in der Stillzeit kontraindiziert.

Kontraindikationen	• Akute, insbesondere gastrointestinale und intrakranielle Blutungen • Schwere Leberfunktionsstörung • **Prasugrel:** keine Gabe bei ischämischem Hirninfarkt oder einer transitorisch-ischämischen Attacke in der Vorgeschichte • **Ticagrelor:** keine Gabe bei intrakranieller Blutung in der Vorgeschichte
Nebenwirkungen	• Blutungen sind die häufigsten Nebenwirkungen. • **Dyspnoe:** Nicht objektivierbare meist milde und temporäre Dyspnoe ist häufig unter Ticagrelor. Es müssen konkurrierende Ursachen ausgeschlossen werden. Extrem selten kann dies auch unter Clopidogrel und Ticagrelor auftreten. Ursächlich ist womöglich die Hemmung eines neuronal exprimierten ADP-Rezeptors.
Wechselwirkungen	• **Ticagrelor** und **Prasugrel:** keine Kombination mit DOAK oder Vitamin-K-Antagonisten – bei Clopidogrel aber möglich • Kombination mit antikoagulatorisch wirksamen Substanzen wie Heparin oder NSAR erhöht das Blutungsrisiko. • **Clopidogrel** ist ein Pro-Drug und muss hepatisch via Cytochrom P450 (CYP2C19) in die aktive Form umgewandelt werden, was bei einem Teil der Patienten aufgrund genetischer CYP-Varianten nicht oder nur vermindert möglich ist. Die Kombination mit CYP-Inhibitoren vermindert die Umwandlung. Relevante Beispiele sind Omeprazol, Azole und Fluoxetin. Lansoprazol und Pantoprazol inhibieren die Umwandlung von Clopidogrel nicht bzw. kaum. • **Prasugrel** ist ebenfalls ein Pro-Drug, aber weit weniger anfällig für Interaktionen (Non-Responder nur in Einzelfallen). • **Ticagrelor** ist kein Pro-Drug, aber ein CYP-Substrat und darf daher nicht mit starken CYP-Inhibitoren, wie z. B. Clarithromycin (erhöhte Blutungsgefahr) oder CYP-Induktoren, wie z. B. Carbamazepin (verminderte aggregationshemmende Wirkung), kombiniert werden.
Kommunikation	Das vorzeitige Absetzen der ADP-Rezeptor-Antagonisten sollte nur durch den zuständigen Kardiologen vorgenommen werden.
TIPP	Clopidogrel und Prasugrel binden im Gegensatz zu Ticagrelor irreversibel an den ADP-Rezeptor, weswegen die gesamte Lebenszeit eines Thrombozyten (ca. 7–10 d) dieser Rezeptor gehemmt bleibt. Es existiert kein spezifisches Antidot. Zu einer Normalisierung der Thrombozytenfunktion kommt es nach Pausieren bei Ticagrelor nach ca. 3 d, Clopidogrel nach ca. 5 d und bei Prasugrel nach erst ca. 7 d. Bei akuten Blutungen können Thrombozytentransfusionen zwar helfen, die Blutung zu stoppen, allerdings müssen Halbwertszeit und die aktiven Metabolite berücksichtigt werden, die sonst die transfundierten Thrombozyten hemmen. Dies ist bei Clopidogrel und Prasugrel nach ca. 8- und bei Ticagrelor erst nach 24-stündiger Karenz erreicht. Die vorherige Gabe von Thrombozyten ist wenig Erfolg versprechend.

Adrenalin (Epinephrin)

A

Indikationen	1. **Reanimation** 2. **Anaphylaxie:** Mittel der ersten Wahl 3. Inhalativ bei akuter pulmonaler oder laryngealer **Spastik,** z. B. bei der Anaphylaxie 4. Lokale Anwendung bei **Blutungen** (z. B. Endoskopie) oder als **Zusatz bei Lokalanästhetika,** was aber im Weiteren nicht besprochen wird
Wirkmechanismus	Das körpereigene Hormon Adrenalin wirkt agonistisch auf α_1-, α_2-, β_1- und β_2-Rezeptoren. Die α-adrenerge Wirkung führt zur Vasokonstriktion, z. B. im Splanchnikusgebiet. Die β_1-adrenerge Wirkung führt zu Tachykardie, Zunahme der myokardialen Kontraktilität und Steigerung des Herzzeitvolumens. Die β_2-adrenerge Wirkung führt zur Dilatation der muskelversorgenden Gefäße, Dilatation der Bronchialmuskulatur und hemmt die Freisetzung von Mediatoren aus Mastzellen.
Dosierung	• Bei der i. v.- oder intraossären Gabe immer auf 10 ml NaCl 0,9 % verdünnen, als Bolus verabreichen und nachspülen. **Reanimation:** • Defibrillierbarer Rhythmus (Kammerflimmern): – Kardiopulmonale Reanimation 30 : 2 – Defibrillation mit maximaler Energie – Adrenalin 1 mg nach der dritten Defibrillation – Amiodaron 300 mg nach dem dritten Schock • Nichtdefibrillierbarer Rhythmus (Asystolie oder pulslose Entkoppelung): – Kardiopulmonale Reanimation 30 : 2 – Adrenalin 1 mg so rasch wie möglich dann alle 2 Zyklen **Anaphylaxie:** • Adrenalin 0,5 mg **intramuskulär** (i. m.), unverdünnt in den Oberschenkel (ca. in der Mitte zwischen Hüfte und Knie), ist die wichtigste Maßnahme bei der Anaphylaxie mit geringem Nebenwirkungsrisiko. Die Nadel muss lang genug sein, um sicher intramuskulär zu sein. Wenn die Symptome für weitere 5–10 min persistieren, dann Wiederholung mit Adrenalin 0,5 mg i. m. • **i. v.-Gabe** bei der Anaphylaxie **meiden!** Hohes Risiko für schwere Nebenwirkungen. Dosis bei der i. v.-Gabe liegt mit 50 µg viel niedriger. • Volumen 1 l, z. B. Ringer-Laktat • H_1-Antagonisten (z. B. Dimetinden 4–8 mg) und Prednisolon (100–200 mg) haben nur einen untergeordneten Stellenwert. **Pulmonale/laryngeale Spastik:** Vernebler mit 4–5 mg **unverdünntem** Adrenalin befüllen und über Maske mit 100 % Sauerstoff inhalieren lassen. **Nieren- und Leberinsuffizienz:** stellen im Notfall keine Kontraindikation dar.
Schwangerschaft und Stillzeit	Keine Kontraindikationen.

Kontraindikationen	• In der Notfallversorgung gibt es für Adrenalin keine Kontraindikation.
Nebenwirkungen	• Subkutane Gabe kann zu Nekrosen führen. Bei der i. m.-Gabe darauf achten, dass die Nadel lang genug ist. • Arrhythmien bis zum Kammerflimmern • Hypertensive Krise: Bei extremen Blutdruckwerten kann Glyceroltrinitrat („Nitro-Spray") gegeben werden.
Wechselwirkungen	Bei Einnahme von β-Blockern, besonders Propranolol, kann es zu einer Verstärkung der α_1-vermittelten Vasokonstriktion kommen, da die β_2-vermittelte Vasodilatation fehlt.
Kommunikation	Notfälle sind komplex und durch theoretisches Wissen nicht zu beherrschen. Immer Hilfe holen! Die Wirkdauer von Adrenalin liegt bei 3–5 min.

TIPP

Die beste technisch ausgeführte Reanimation und die Gabe von Adrenalin sind zwecklos, wenn reversible Ursachen, die zum Kreislauf-Stillstand führen, nicht behoben werden. Reversible Ursachen sind unter dem Akronym „5 Hs und HITS" subsummiert:

5 Hs	HITS
Hypoxie	**H**erzbeuteltamponade
Hypovolämie	**I**ntoxikation
Hyperkaliämie	**T**hrombose (Lungenembolie und Myokardinfarkt)
Hypothermie	**S**pannungspneumothorax
Hypoglykämie	

Aldosteronantagonisten

Indikationen

Spironolacton:

1. **Primärer Hyperaldosteronismus,** bis zu einer Operation oder falls eine Operation nicht angezeigt ist
2. **Ödeme/Aszites** bei Erkrankungen, die mit einem sekundären Hyperaldosteronismus einhergehen (z. B. Herzinsuffizienz oder Leberzirrhose)
3. **Hypertonie**
4. **Nephrotisches Syndrom**

Eplerenon:

1. Zusätzlich zur Standardtherapie der **Herzinsuffizienz** nach Myokardinfarkt

Wirkmechanismus

Aldosteron gehört zu den Mineralkortikoiden und wird in der Nebennierenrinde produziert. Durch Bindung an Mineralkortikoid-Rezeptoren in den luminalen Epithelzellen der distalen Tubuli der Niere aktiviert Aldosteron die epithelialen Natriumkanäle (ENaC). Dadurch wird die Natrium- und Wasserresorption erhöht, was zu einem Anstieg des Blutdrucks und einer gesteigerten Kaliumausscheidung führt.

Aldosteronantagonisten **blockieren die Wirkung von Aldosteron,** indem sie kompetitiv an den Aldosteron-Rezeptor binden. Dies führt zu einer erhöhten Natrium- und Wasserausscheidung sowie zu einer gleichzeitigen Kaliumretention. Dieser Effekt ist besonders ausgeprägt bei erhöhtem zirkulierendem Aldosteron, wie es bei primärem Hyperaldosteronismus oder einer Leberzirrhose vorkommt.

Dosierung

Es stehen **nur orale Präparate** von Aldosteronantagonisten zur Verfügung. Aldosteronantagonisten sollten als Dauermedikation verordnet werden. Die Dosierung hängt von der jeweiligen Indikation ab, die Tagesdosis sollte auf einmal eingenommen werden.

Standarddosis:

- Aszites bei Leberzirrhose:
  - Spironolacton: Anfangsdosis 100 mg/d (max. Erhöhung bis 400 mg/d)
- Herzinsuffizienz:
  - Spironolacton: 25 mg/d
  - Eplerenon: 25–50 mg/d

Niereninsuffizienz:

- Kontraindikation bei schwerer Niereninsuffizienz (GFR < 30 ml/min)
- Bei leichter und mittelgradiger Niereninsuffizienz sollten regelmäßige Kontrollen des Serum-Kalium-Spiegels erfolgen.

Leberinsuffizienz: keine Dosisanpassung erforderlich. Allerdings muss bei schwerer Leberfunktionsstörung auf das Auftreten einer Hyperkaliämie geachtet werden.

Schwangerschaft und Stillzeit

- Kontraindikation für Spironolacton
- Aufgrund der geringen Datenlage sorgfältige Überprüfung der Indikation einer Therapie mit Eplerenon

Kontraindikationen	• Anurie • Akutes Nierenversagen • Schwere Niereninsuffizienz (GFR < 30 ml/min) • Schwere Leberinsuffizienz (Child-Pugh-Klasse C) (Eplerenon) • Hyperkaliämie • Hyponatriämie • Schwangerschaft und Stillzeit (Spironolacton)
Nebenwirkungen	• Hyperkaliämie → Muskelschwäche, Arrhythmien, Herzstillstand • Gynäkomastie (Spironolacton > Eplerenon) • Leberfunktionsstörungen • Stevens-Johnson-Syndrom mit bullösem Exanthem
Wechselwirkungen	• Erhöhtes Hyperkaliämierisiko bei Kombination von Aldosteronantagonisten mit anderen kaliumerhöhenden Medikamenten, z. B. ACE-Hemmern und ARBs. Eine Kaliumsubstitution sollte nur nach strenger Indikationsstellung und sorgfältiger Überwachung des Serum-Kalium-Spiegels erfolgen. • Da Eplerenon ein Substrat des Cytochrom-P450-Isoenzyms CYP3A4 ist, kann bei einer gleichzeitigen Einnahme von CYP3A4-Induktoren (z. B. Rifampicin) ein Wirkverlust, bei der gleichzeitigen Einnahme von CYP3A4-Hemmern (z. B. Voriconazol) eine Wirkverstärkung auftreten.
Kommunikation	Männer sollten vor Beginn einer Therapie mit einem Aldosteronantagonisten darüber informiert werden, dass Schmerzen und eine Schwellung des Brustgewebes auftreten können. Zusätzlich besteht das Risiko einer Impotenz. Diese Nebenwirkungen sind jedoch reversibel und nicht bedrohlich. Der Patient sollte sich bei Auftreten der Nebenwirkungen vorstellen, damit eine Dosisreduktion erwogen werden kann. Alle Patienten sollten über das Risiko einer Hyperkaliämie aufgeklärt werden, regelmäßige Untersuchungen der Serumelektrolyte sollen empfohlen werden.
TIPP	Aufgrund der relativ schwachen diuretischen Wirkung von Spironolacton erfolgt in der Regel eine Kombinationstherapie mit Thiazid- oder Schleifendiuretika. Durch eine Anpassung der jeweiligen Dosierungen kann dem Hyperkaliämie-Risiko entgegengewirkt und der diuretische Effekt verstärkt werden. So kann z. B. die Behandlung von Aszites bei einer Leberzirrhose mit Spironolacton und Furosemid in einem Verhältnis von 2,5 : 1 begonnen werden (100 mg Spironolacton und 40 mg Furosemid). Im Verlauf erfolgt dann eine weitere Anpassung der Dosis bis max. 400 mg Spironolacton/d.

Allopurinol, Febuxostat

A

Indikationen	1. **Gicht:** Anfallsprophylaxe 2. **Harnsäure- und Calciumoxalat-Nierensteine:** Prophylaxe 3. **Tumorlyse-Syndrom:** Prophylaxe
Wirkmechanismus	Durch Hemmung der Xanthinoxidase können **wasserlösliche Harnsäure-Derivate (Xanthin, Hypoxanthin) vermehrt ausgeschieden** werden, da sie nicht in die schlecht wasserlösliche Harnsäure metabolisiert werden. Dieser Eingriff in die Elimination von Purin-Körpern führt über einen Rückkopplungsmechanismus auch zur **Reduktion der Purin-Neusynthese.**
Dosierung	Beide Wirkstoffe werden 1×/d eingenommen. Allopurinol kann insbesondere bei hohen Dosen auf 2–3 Gaben verteilt werden. • Allopurinol: 100–300-(800) mg/d • Febuxostat: 80–120 mg/d **Niereninsuffizienz:** • Allopurinol: Anpassung ab leichter Einschränkung mit In-Label-Dosisempfehlungen (Intervallverlängerung) • Febuxostat: Anpassung ab schwerer Einschränkung mit Off-Label-Dosisempfehlungen **Leberinsuffizienz:** • Allopurinol: Anpassung bei Beeinträchtigung • Febuxostat: Vorsicht ab schwerer Beeinträchtigung
Schwangerschaft und Stillzeit	Weder Allopurinol noch Febuxostat sollen in Schwangerschaft und Stillzeit mangels Humandaten eingesetzt werden. Für Allopurinol ist der Übergang die Muttermilch beschrieben.

Kontraindikationen	Keine Kontraindikationen..
Nebenwirkungen	**Beide Wirkstoffe** zeigen ein ähnliches Nebenwirkungsprofil: • Erhöhtes Risiko kardiovaskulärer Todesfälle bei vorerkrankten Patienten: Überwachung • Provokation von konsekutiven Gichtanfällen: Therapiebeginn erst nach Abklingen des primären Gichtanfalls, Therapiefortführung zur Stabilisierung des Harnsäurespiegels auch bei erneutem Gichtanfall unter Therapie sinnvoll • Hypersensitivitätssyndrom (DRESS-Syndrom): Überwachung hinsichtlich Fieber, Exanthem, Leukozyten, Transaminasen **Allopurinol** wird deutlich häufiger als Febuxostat mit Nebenwirkungen an der Haut assoziiert: • Milde bis schwere **Hautreaktionen (z. B. Steven-Johnson-Syndrom):** Bereits milde Reaktionen der Haut erfordern eine Therapieunterbrechung, die bei Reexposition mit gleicher Symptomatik, zur Therapieumstellung führen muss.
Wechselwirkungen	**Azathioprin** und **6-Mercaptopurin** müssen **auf maximal 25 %** der Standarddosis reduziert werden, um eine Knochenmarkstoxizität zu vermeiden. Bei gleichzeitiger Anwendung mit Allopurinol oder Febuxostat wird ihre Eliminierung, die über die Xanthinoxidase erfolgt, stark gehemmt. Das Risiko für Hautreaktionen unter Allopurinol-Therapie wird durch die gleichzeitige Verordnung von Aminopenicillinen und ACE-Hemmern verstärkt.
Kommunikation	Patienten sollen über mögliche, kontrollbedürftige Hautreaktionen aufgeklärt werden. Bei Verordnung im Rahmen einer Gichterkrankung soll über Anpassung der Ernährungsgewohnheiten (Vermeidung von Purinen, z. B. aus Fleisch, Innereien, Bier oder Alkoholkonsum) informiert werden.
TIPP	Bei Tumorerkrankungen mit hoher Tumorlast und hohem erwarteten Zellzerfall soll **vor Beginn einer Tumortherapie** die Prophylaxe eines Tumorlyse-Syndroms thematisiert werden. Primär ist eine intensive Wässerung empfohlen. Die Ergänzung von Allopurinol (100–300 mg/d) oder Febuxostat (120 mg/d) soll erwogen werden. Bei stark erhöhten Harnsäurespiegeln ist die Gabe von Rasburicase (z. B. einmalig 3–7,5 mg) angezeigt. **Nach Initialtherapie** bzw. nach Normalisierung der Harnsäurespiegel soll die Therapie mit Allopurinol oder Febuxostat wieder beendet werden.

Aminoglykoside

Indikationen	**Schwere Infektionen,** besonders durch gramnegative Keime: Aminoglykoside (Gentamicin, Amikacin und Tobramycin) werden systemisch verabreicht **als Kombinationspartner** verwendet. Die inhalative und lokale Anwendung (z. B. Augentropfen) wird nicht besprochen.
Wirkmechanismus	**Wirkspektrum:** Aminoglykoside wirken überwiegend im gramnegativen Bereich und bei Staphylokokken und Mykobakterien. Gentamicin ist das Standardaminoglykosid. Amikacin deckt dagegen ein etwas breiteres Spektrum ab und es kann auch bei Gentamicin-Resistenz eine Wirksamkeit haben. Tobramycin hat von allen Aminoglykosiden die beste Wirksamkeit gegenüber Pseudomonaden. **Wirkmechanismus:** Die von Streptomyceten abstammenden Aminoglykoside hemmen die bakterielle Proteinsynthese durch irreversible Bindung an die Ribosomen. Sie wirken **bakterizid.** Es besteht ein synergistischer Effekt bei Kombination mit β-Laktam-Antibiotika, da durch deren Störung der bakteriellen Zellwand Aminoglykoside besser eindringen können.
Dosierung	• Eine Monotherapie sollte nicht erfolgen. Es besteht ein starker Synergismus mit β-Laktam-Antibiotika. • Applikation ausschließlich parenteral • Aminoglykoside sind schlecht gewebegängig. • Zur Reduktion von Nebenwirkungen sollten Aminoglykoside **1×/d als Kurzinfusion** über mindestens 30 min verabreicht werden. **Keine Bolusinjektion,** da dies zu einer neuromuskulären Blockade bis hin zum Atemstillstand führen kann! **Antidot bei neuromuskulärer Blockade:** Calciumglukonat • Eine **IE-Dosis** ist bei keinem Aminoglykosid etabliert. **Gentamicin:** • **Standarddosis:** 6 mg/kg pro Tag **Amikacin:** • **Standarddosis:** 25–30 mg/kg pro Tag • Tageshöchstdosis: 1,5 g **Tobramycin:** • **Standarddosis:** 6–7 mg/kg pro Tag **Niereninsuffizienz:** Aminoglykoside werden renal ausgeschieden. Eine Dosisreduktion wird vom Hersteller je nach Präparat schon ab einer CreaCl < 100 ml/min vorgeschlagen. Siehe auch: Kommunikation und TIPP. **Leberinsuffizienz:** keine Dosisanpassung erforderlich.
Schwangerschaft und Stillzeit	Absolute Kontraindikation.

Kontraindikationen	Schwangerschaft und Stillzeit.
Nebenwirkungen	• **Nephrotoxizität:** Durch Akkumulation in den Tubuluszellen der Niere. Die Nierenfunktionsverschlechterung ist meist reversibel. • **Ototoxizität:** Durch Akkumulation in den Zellen der Cochlea und des Vestibularapparats. Die Ototoxizität ist irreversibel, wobei meist kein kompletter Hörverlust entsteht. Zudem können Tinnitus und/oder Schwindel auftreten.
Wechselwirkungen	• Aminoglykoside werden nicht metabolisiert. • Ototoxizitätsrisiko nimmt bei Kombination mit anderen ototoxischen Substanzen wie z. B. Schleifendiuretika oder Vancomycin zu. • Nephrotoxizitätsrisiko nimmt bei **Kombination** mit anderen **nephrotoxischen Medikamenten zu.**

Kommunikation	• Kontrolliere Talspiegel, da dieser am besten auf eine Akkumulation hinweist, die mit einem erhöhten Risiko für Nephro- und Ototoxizität einhergeht.
	• Messe den Talspiegel erst ab der dritten Gabe, da dann erst ein Steady State erreicht wurde.
	• Talspiegel bei einmal täglicher Gabe:
	  – Gentamicin < 1 mg/l
	  – Amikacin bei < 5 mg/l
	  – Tobramycin < 1 mg/l
	  – Werte oberhalb des Talspiegels deuten auf Akkumulation hin und müssen vermieden werden.
	• Nierenretentionswerte mehrmals wöchentlich kontrollieren
	• Aktiv nach Schwindel, Tinnitus und Veränderung des Hörvermögens fragen

TIPP	Aminoglykoside werden nur bei ausgesuchten schweren Infektionen als Kombinationspartner angewendet. Hierzu zählen z. B. die infektiöse Endokarditis oder schwere Infektionen mit z. B. Pseudomonaden oder *Acinetobacter*-Spezies. Im Gegensatz zu den Herstellangaben empfehlen nationale und internationale Leitlinien die einmal tägliche Gabe. Hierdurch werden im Gegensatz zur mehrfach täglichen Gabe hohe Spitzenspiegel erreicht, die bei der Behandlung schwerer Infektionen essenziell sind. Problematisch ist allerdings die Dosisfindung bei Niereninsuffizienz. In der Literatur wird unter anderem pragmatisch vorgeschlagen: ab einer CreaCl < 60 ml/min Dosisintervall 36 h, bei CreaCl < 40 ml/min 48 h. Bei einer CreaCl < 30 ml/min traditionelle mehrfach tägliche dosisreduzierte Gabe. In jedem Fall muss die regelmäßige Talspiegelkontrolle obligat erfolgen.

Indikationen	**Amoxicillin** und **Ampicillin** gehören zur Gruppe der Aminopenicilline Sie können mit den β-Laktamase-Inhibitoren **Clavulansäure** oder **Sulbactam** kombiniert werden. 1. **Amoxicillin/Ampicillin:** unkomplizierte Infektionen, z. B. der oberen und unteren Atemwege, wie Sinusitis, Otitis media oder ambulant erworbene Pneumonie, sowie unkomplizierte Harnwegsinfekte 2. **Amoxicillin/Ampicillin mit Clavulansäure oder Sulbactam:** schwere Infektionen der unteren Atemwege, der Haut- und Weichteile, des Urogenitaltrakts sowie bei Knochen- oder Gelenkentzündungen
Wirkmechanismus	**Wirkspektrum:** Die vor ca. 65 Jahren entwickelte Aminopenicillin-Gruppe unterscheidet sich vom ursprünglichen Benzylpenicillin allein durch eine zusätzliche „Aminogruppe", die aber die Wirksamkeit besonders gegenüber den gramnegativen Keimen steigert. Aminopenicilline sind nicht stabil gegenüber β-Laktamasen. Daher werden sie zur Erweiterung des Wirkspektrums in den grampositiven wie auch gramnegativen Bereich mit den β-Laktamase-Inhibitoren Clavulansäure oder Sulbactam kombiniert. Typischerweise sind u. a. MRSA, Pseudomonaden, Legionellen und alle intrazellulären Keime resistent. **Wirkmechanismus:** Penicilline, Cephalosporine und Carbapeneme sind β-Laktam-Antibiotika, die aufgrund des β-Laktam-Rings die Verknüpfung der Peptidoglykane in der bakteriellen Zellwand hemmen. Dadurch wird der osmotische Gradient verändert, was zur Lyse führt – sie wirken bakterizid.
Dosierung	Ist ein Erreger gegen Aminopenicillin sensibel getestet worden, bedarf es keiner zusätzlichen Gabe von Sulbactam oder Clavulansäure, was nur die Kosten erhöhen und das Risiko von Resistenzen steigern würde. **Amoxicillin** hat eine **gute orale Bioverfügbarkeit** und wird **oral** verabreicht. **Merkhilfe:** Am-o-xicillin – „o" für oral. • Standarddosis: 500 mg alle 8 h, unabhängig von Nahrungsaufnahme • IE-Dosis: 1.000 mg alle 8 h **Amoxicillin in Kombination mit Clavulansäure:** • Standarddosis 500 mg/125 mg alle 8 h, unabhängig von Nahrungsaufnahme • IE-Dosis: 875 mg/125 mg alle 8 h **Ampicillin** hat eine **geringe orale Bioverfügbarkeit** und wird **parenteral** verabreicht. **Merkhilfe:** Amp-i-cillin – „i" steht für i. v. • Standarddosis: 2 g alle 8 h • IE-Dosis: 2 g alle 4–6 h • Tageshöchstdosis 15 g, die bei einer z. B. Meningitis angestrebt werden sollte **Ampicillin in Kombination mit Sulbactam:** • Standarddosis: 3 g (2 g Ampicillin + 1 g Sulbactam) alle 8 h • IE-Dosis: 3 g (2 g Ampicillin + 1 g Sulbactam) alle 6 h **Niereninsuffizienz:** ab CreaCl < 30 ml/min Verlängerung der Dosisintervalle. **Leberinsuffizienz:** Transaminasen, Bilirubin und die Syntheseleistung regelmäßig überwachen, insbesondere beim Einsatz von Clavulansäure.
Schwangerschaft und Stillzeit	Keine Kontraindikation für Aminopenicilline und die β-Laktamase-Inhibitoren Sulbactam und Clavulansäure.

Kontraindikationen	• **Penicillinallergie.** Dies bezieht sich immer auf alle Penicilline – daher dann auch kein Aminopenicilline. Eine Kreuzallergie mit Cephalosporinen ist bei Patienten, die eine echte Penicillinallergie haben, gering. Die Allergie verursacht nicht der β-Laktam-Ring an sich, sondern die Seitenketten daran. Diese unterscheiden sich bei den Cephalosporinen höherer Generationen vollständig von denen der Penicilline. • **Epstein-Barr-Virusinfektion:** Bereits bei Verdacht darf kein Aminopenicillin gegeben werden. Grund: masernähnliches Exanthem.
Nebenwirkungen	Häufig sind: • Übelkeit, Erbrechen, Diarrhöen • Exanthem Wie bei allen Breitspektrumantibiotika kann es zu einer Antibiotika-induzierten **Clostridioides-difficile-Kolitis** kommen.
Wechselwirkungen	• Die Ausscheidung von **Methotrexat** kann bei Kombination mit Aminopenicillinen vermindert sein, dann mit Gefahr der verstärkten Toxizität. • **Allopurinol:** gesteigertes Risiko für schwere Hautreaktionen Die Wirkung von Antikoagulantien (Heparin und alle oralen Antikoagulanzien) kann verstärkt sein.
Kommunikation	• Besteht eine echte Penicillinallergie? • Bedenke: kein Aminopenicillin bei Verdacht auf Epstein-Barr-Virus-Infektion!
TIPP	Initial sind antibiotische Therapien empirisch und es bedarf der Umsicht des behandelnden Arztes, dies durch kluge Kulturgewinnung in eine evidenzbasierte und zweckmäßige Therapie umzuwandeln. Hierfür müssen aber Kulturen vor der ersten Antibiotikagabe abgenommen werden. Die antibiotische Therapie muss dann dem Antibiogramm angepasst und das Antibiotikum mit dem schmalsten Wirkungsspektrum angewendet werden, das nach klinischer und laborchemischer Besserung auch oralisiert werden sollte.

Indikationen	**Allgemein (vorzugsweise Mesalazin-Präparate):** 1. **Aktive Colitis ulcerosa** (leichte bis mittelschwere Krankheitsaktivität): zur Einleitung und Erhaltung einer klinischen und endoskopischen Remission 2. **Prävention des Colitis-assoziierten Karzinoms** bei Colitis ulcerosa **Sulfasalazin:** 1. **Aktive juvenile idiopathische Oligoarthritis:** Therapie bei Kindern ab dem 6. Lj. ohne ausreichendes Ansprechen auf eine NSAR-Therapie oder lokale Glukokortikoidinjektionen 2. **Aktive juvenile idiopathische Polyarthritis und polyarthritische Spondylarthritis:** Therapie bei Kindern ab dem 6. Lj. ohne ausreichendes Ansprechen auf eine NSAR-Therapie oder lokale Glukokortikoidinjektionen 3. **Arthropathien** bei chronisch entzündlichen Darmerkrankungen
Wirkmechanismus	Der Wirkmechanismus der Aminosalicylate beruht auf der **Freisetzung der 5-Aminosalicylsäure (5-ASA).** 5-ASA besitzt sowohl **entzündungshemmende als auch immunsuppressive Effekte,** die in erster Linie lokal im Darm und nicht systemisch wirken. Formulierungen mit einer verzögerten Freisetzung sind bei der Colitis ulcerosa von zentraler Bedeutung, um eine hohe Wirkung im Dickdarm zu erzielen. Sulfasalazin besteht aus einem 5-ASA-Molekül, das an Sulfapyridin gebunden ist. Diese Verbindung wird im Dickdarm durch bakterielle Enzyme gespalten, wodurch beide Moleküle freigesetzt werden. Da Sulfapyridin bei Colitis ulcerosa keinen therapeutischen Nutzen hat und verschiedene Nebenwirkungen verursacht, werden hier in erster Linie Mesalazin-Präparate eingesetzt. Bei der rheumatoiden Arthritis scheint Sulfapyridin jedoch eine wichtige therapeutische Bedeutung zu haben. Der genaue Wirkmechanismus ist bislang jedoch unbekannt.
Dosierung	**Mesalazin:** • Bei einer Entzündung des Rektums oder des Rektosigmoids sollten initial Mesalazin-Klysmen oder -Suppositorien eingesetzt werden. • Bei einem akuten Schub sollte die Therapie zur Remissionsinduktion für etwa 4–6 Wo. durchgeführt werden, die Gabe sollte alle 12 h erfolgen. • Die Dosis zur Induktion beträgt bei Suppositorien 1.000 mg/d. Bei einer Linksseitenkolitis sollte zusätzlich zur Therapie mit Klysma oder Schaum einer oralen Einnahme von ≥ 3 g/d erfolgen. • Die übliche Dosis zur Remissionserhaltung beträgt ≥ 2 g/d per os und ≥ 1 g rektal. In der kombinierten Therapie sollten 1,5–3 g/d oral und 1–4 g, 4×/Wo. rektal verabreicht werden. **Sulfasalazin:** • Bei der Arthritis erfolgt die Sulfasalazin-Therapie zu Beginn mit einer Dosis von 500 mg/d. Bei guter Verträglichkeit wird die Dosis langsam auf eine Zieldosis von z. B. 2.000 mg/d (verteilt auf zwei Einnahmen) erhöht. Die Therapie sollte durch einen Spezialisten erfolgen. **Nieren- und Leberinsuffizienz:** keine Dosisanpassung bei Leber- oder Niereninsuffizienz, jedoch Kontraindikation bei schwerer Leber- oder Niereninsuffizienz.
Schwangerschaft und Stillzeit	Strenge Indikationsstellung während Schwangerschaft und Stillzeit (**Cave:** Neuralrohrdefekte bei Sulfasalazin!)

Kontraindikationen	• Acetylsalicylsäure-Allergie • Schwere Niereninsuffizienz • Schwere Leberinsuffizienz
Nebenwirkungen	• Gastrointestinale Beschwerden (u. a. Übelkeit, Verdauungsstörungen) • Kopfschmerzen • Veränderungen des Blutbilds (z. B. Leukopenie, Thrombozytopenie etc.) • Verschlechterung der Nierenfunktion • Sulfasalazin: bei Männern Verringerung der Spermienzahl • Schwere Überempfindlichkeitsreaktionen
Wechselwirkungen	Aufgrund der pH-empfindlichen Beschichtung von Mesalazin-Präparaten wird deren Resorption durch Medikamente beeinflusst, die den pH im Gastrointestinaltrakt verändern. Die Erhöhung des pHs im Magen durch PPIs kann z. B. zu einer frühzeitigen Freisetzung von Mesalazin-Präparaten führen, während die Senkung des pHs im Darm durch Laktulose zu einer fehlenden Freisetzung führen kann.
Kommunikation	Der Patient sollte über die jeweilige Indikation der Aminosalicylat-Therapie aufgeklärt werden. Beim Auftreten von Blutungen, Hämatomen oder Zeichen für einen Infekt sollte ein Arzt konsultiert werden. Bei lokalen Mesalazin-Präparaten, wie z. B. Schaum, sollte auf eine ausreichende Information über die Applikation des Präparats geachtet werden. So werden Mesalazin-Schäume häufig vor der Anwendung mit einem Applikator versehen und müssen durch Schütteln über mehrere Sekunden vermischt. Der Applikator wird anschließend tief in das Rektum eingeführt, betätigt und sollte anschließend für 10–15 s in dieser Position gehalten werden, bevor er entfernt und entsorgt wird. Um eine maximale Wirkung zu erzielen, sollte im Anschluss für ca. 1 h keine Stuhlentleerung stattfinden.
TIPP	Bei der oralen Therapie ist der klinische Nutzen bei der einmaligen Gabe der Tagesdosis vergleichbar mit einer Verteilung der Tagesdosis auf zwei Gaben. Die Entscheidung kann in Abhängigkeit von der Präferenz des Patienten getroffen werden.

Amiodaron

Indikationen	**Tachyarrhythmien:** Vorhofflimmern, Vorhofflattern, supra-ventrikulären Tachykardien, ventrikuläre Tachykardien und refraktäres Kammerflimmern, falls andere therapeutische Optionen (medikamentös oder eine elektrische Kardioversion) erfolglos/nicht geeignet sind.
Wirkmechanismus	Amiodaron hat viele Effekte auf Myokardzellen: Blockade von Kalium-, Natrium- und Calciumkanälen sowie der Antagonisierung von α- und β-adrenergen Rezeptoren. Die **spontane Depolarisation, die Erregungsleitung und Refraktärzeit, auch im AV-Knoten, werden vermindert.** Eine Reduktion der Reizüberleitung auf die Herzkammern wird bei Vorhofflimmern und -flattern reduziert. Bei einem Kammerflimmern verbessern sich die Chancen auf eine erfolgreiche Defibrillation, die Wiederherstellung eines Sinusrhythmus kann ermöglicht werden und erneuten ventrikulären Tachykardien wird vorgebeugt.
Dosierung	Amiodaron kann peroral oder intravenös als Infusion verabreicht werden. Eine Infusionslösung muss mit dem Träger Glukose 5 % zubereitet werden und sollte zentral, möglichst an einem separaten Zugang, erfolgen. Aufgrund seiner Pharmakokinetik (sehr langen Halbwertszeit [ca. 1 Mon.], starke Verteilung) ist eine Aufsättigung erforderlich. **Standarddosierung:** • Aufsättigung p. o.: 600–1.000 mg/d über 8–10 d • Erhaltungsdosis p. o.: 200–600 mg/d an 5 d/Wo. • Aufsättigung i. v.: 5 mg/kg, anschließend als Dauerinfusion mit 600–900 mg/d über 10 d • Reanimation: nach der dritten erfolglosen Defibrillation 300 mg Amiodaron als Bolus **Niereninsuffizienz:** keine Anpassung. **Leberinsuffizienz:** keine Anpassung (Monitoring der Leberenzyme).
Schwangerschaft und Stillzeit	Aufgrund des Iod-Gehaltes in Am**IOD**aron sollte der Einsatz in Schwangerschaft und Stillzeit nur kritischen Indikationen vorbehalten bleiben. Bessere Alternative können Flecainid oder Sotalol darstellen.

Kontraindikationen	• Sinusbradykardie < 55/min • Sick-Sinus-Syndrom, AV-Block II. und III. Grades • Schilddrüsenerkrankungen • Bekannte QT-Verlängerung, Behandlung mit Arzneimitteln mit Torsade-de-Pointes-Risiko, Hypokaliämie • Iodallergie • Behandlung mit MAO-Hemmern
Nebenwirkungen	Im Vergleich zu anderen Notfall-Antiarrhythmika vermindert Amiodaron die Herzleistung am wenigsten. Akut kann eine Hypotonie auftreten. In der Dauertherapie sind verschiedene schwerwiegende Nebenwirkungen dokumentiert: • Bradykardie • AV-Block • QT-Zeit-Verlängerung • Pneumonitis • Hepatitis • Photosensibilität • Grauverfärbung der Haut Schilddrüsenfunktionsstörungen (Hypo- und Hyperthyreose) werden dem hohen Iodgehalt in Am**IOD**aron zugeordnet.
Wechselwirkungen	• Bradykardie-Verstärkung mit anderen Medikamenten mit QT-Zeit-Verlängerung: Psychopharmaka, Antiemetika, Antibiotika • Plasmaspiegelerhöhung mit der Empfehlung zur Dosisreduktion von Atorvastatin, Digitoxin, Digoxin, Diltiazem, Metoprolol, Verapamil Aufgrund des hohen Interaktionspotenzials (additive Bradykardie, Hemmung von Transportproteinen und Leberenzymen) ist bei Verordnung von Amiodaron ein Check auf Wechselwirkungen obligat.
Kommunikation	Amiodaron soll einen unregelmäßigen, meist zu schnellen Herzrhythmus einstellen und wird trotz Nebenwirkungen mangels besserer Alternativen häufig im Akutfall eingesetzt. Eine intravenöse Applikation erfordert eine Monitorüberwachung. Zu Therapiebeginn werden Leber- und Schilddrüsenwerte erfasst sowie täglich ein EKG mit QT-Zeit-Auswertung durchgeführt. In der Dauertherapie sollten sich Patienten bei Symptomen wie Luftnot, Husten, Gelbfärbung der Haut, Ruhelosigkeit, Müdigkeit oder Gewichtsveränderung ärztlich vorstellen.
TIPP	Insbesondere an Schnittstellen (z. B. stationäre Aufnahme bzw. Entlassung sowie Verlegung) sollte die Verordnung Amiodaron kritisch hinterfragt werden. Die Indikation sollte mit Vorbefunden regelmäßig reevaluiert werden. Eine Aufsättigung muss nach spätestens 10 d (kann ggf. auch früher) in eine Erhaltungsdosis überführt werden.

Angiotensin-Converting-Enzyme-Inhibitoren (ACE-Hemmer)

A

Indikationen	1. **Arterielle Hypertonie:** Erst- oder Zweitlinienbehandlung der arteriellen Hypertonie zur Senkung des kardiovaskulären Risikos 2. **Symptomatische Herzinsuffizienz:** Erstlinientherapie aller Stadien der symptomatischen Herzinsuffizienz zur Linderung von Beschwerden und Verbesserung der Prognose 3. **Ischämische Herzerkrankungen:** kardiovaskuläre Prävention sowie sekundäre Prävention nach akutem Myokardinfarkt 4. **Diabetische Nephropathie und chronische Niereninsuffizienz (CNI) mit Proteinurie:** Verlangsamung der Progression des Nierenschadens
Wirkmechanismus	ACE-Hemmer binden an das Enzym Dipeptidylcarboxypeptidase I (Angiotensin-Converting-Enzym = ACE) und hemmen dessen Aktivität. Das ACE bewirkt durch die Umwandlung von Angiotensin I in das vasokonstriktorische Angiotensin II sowie den Abbau des Vasodilatators Bradykinin eine Vasokonstriktion. Somit führt die Hemmung des ACEs zu einer **Senkung des peripheren Gefäßwiderstands (Nachlast)** und somit einer **Senkung des Blutdrucks.** In den Nieren bewirken ACE-Hemmer eine Dilatation der efferenten Glomerulusgefäße und somit einen verminderten Druck in den Glomeruli. Durch die Senkung der Angiotensin-II-Konzentration erniedrigen ACE-Hemmer auch die Aldosteronspiegel. Die daraus resultierende erhöhte Ausscheidung von Wasser und Natrium bewirkt eine **Senkung der Vorlast.**
Dosierung	Die Therapie mit ACE-Hemmern erfolgt p. o. Die initiale Dosis richtet sich nach der Therapieindikation. Bei Herzinsuffizienz wird in der Regel eine geringere Dosis verordnet als bei den anderen Indikationen. Diuretika sollten 2–3 Tage vor Erstgabe pausiert werden. Die im Folgenden angegebenen Dosierungen beschränken sich auf Ramipril. • **Hypertonie:** – Ramipril: Anfangsdosis (1,25–)2,5 mg; Dosisverdopplung alle 2–4 Wo. möglich, THD: 10 mg • **Kardiovaskuläre Prävention:** – Ramipril: Anfangsdosis 2,5 mg; Dosisverdopplung nach 1–2 Wo., nach weiteren 2–3 Wo. Zieldosis von 10 mg • **Sekundärprävention nach Myokardinfarkt:** – Ramipril: Anfangsdosis 2,5 mg, 2×/d. Bei Unverträglichkeit 1,25 mg, 2×/d. Bei guter Verträglichkeit Verdopplung der Dosis alle 1–3 d bis zur angestrebten Erhaltungsdosis von 5 mg. Verabreichung in 2 Gaben/d. • **Symptomatische Herzinsuffizienz:** – Ramipril: Anfangsdosis 1,25 mg, Verdopplung alle 1–2 Wo. bis zu THD von 10 mg • **Diabetes und Mikroalbuminurie:** – Ramipril: Anfangsdosis 1,25 mg; Verdopplung nach 2 Wo. auf 2,5 mg und nochmals nach 2 Wo. auf Zieldosis 5 mg • **Diabetes und zusätzlich mind. ein kardiovaskulärer Risikofaktor:** – Ramipril: Anfangsdosis 2,5 mg, Dosisverdopplung nach 1–2 und anschließend 2–3 Wo. bis zur THD 10 mg • **Nichtdiabetische Nephropathie und Makroproteinurie:** – Ramipril: Anfangsdosis 1,25 mg, Verdopplung auf 2,5 mg nach 1–2 Wo., Zieldosis von 5 mg nach 2–3 Wo.

Niereninsuffizienz:

- Ramipril und Perindopril: Dosisanpassung bei CreaCl < 60 ml/min erforderlich
- Lisinopril: Dosisanpassung bei CreaCl < 80 ml/min erforderlich

Leberinsuffizienz: Verabreichung aller ACE-Hemmer nur unter strenger medizinischer Überwachung

Schwangerschaft und Stillzeit

- Eine Behandlung mit ACE-Hemmern sollte nicht während der Schwangerschaft eingeleitet werden.
- Bei Schwangerschaftswunsch wird eine Umstellung auf für die Schwangerschaft geeignete blutdrucksenkende Medikamente empfohlen.
- Bei Feststellung einer Schwangerschaft soll eine ACE-Hemmer-Therapie sofort beendet und auf geeignete Medikamente umgestellt werden.
- Eine Therapie mit ACE-Hemmern während der Stillzeit wird aufgrund der geringen Datenlage nicht empfohlen.

Kontraindikationen

- Angioödem in der Vorgeschichte
- Gleichzeitige Anwendung mit Sacubitril/Valsartan
- Beidseitige Nierenarterienstenose oder Nierenarterienstenose bei nur einer funktionsfähigen Niere
- Zweites und drittes Schwangerschaftstrimester
- Gleichzeitige Einnahme mit Aliskiren-haltigen Arzneimitteln bei Patienten mit Diabetes mellitus oder eingeschränkter Nierenfunktion (GFR < 60 ml/min)

Nebenwirkungen

- Hypotension (insbesondere nach der ersten Einnahme)
- Persistierender trockener Husten (aufgrund des erhöhten Bradykininspiegels)
- Hyperkaliämie
- Auslösung oder Verschlechterung eines Nierenversagens
- Ausbildung eines Angioödems sowie andere anaphylaktoide Reaktionen

Wechselwirkungen

- Aufgrund des Hyperkaliämierisikos sollte die Kombination mit anderen kaliumerhöhenden Medikamenten vermieden werden (u. a. Kaliumsubstitutionen, kaliumsparende Diuretika).
- In Kombination mit Diuretika kann, besonders bei Erstgabe, ein schwerer Blutdruckabfall auftreten.
- Kombination mit NSAIDs erhöht das Risiko einer Nephrotoxizität.

Kommunikation

Erklären Sie dem Patienten, dass Sie ein Medikament verschreiben, das den Blutdruck senkt und die Herzbelastung reduziert. Informieren Sie ihn dabei, dass trockner Husten und Schwindel (als Folge des niedrigen Blutdrucks) auftreten können. In seltenen Fällen kann es zu allergieähnlichen Symptomen kommen. Der Patient soll umgehend einen Arzt aufsuchen, wenn das Gesicht anschwillt oder abdominelle Schmerzen auftreten. Informieren Sie den Patienten außerdem, dass regelmäßige Blutuntersuchungen nötig sind, um den Kaliumspiegel und die Nierenwerte zu überprüfen. Es sollten keine NSAIDs (z. B. Ibuprofen) eingenommen werden, da diese das Risiko für eine Nierenschädigung zusätzlich begünstigen können.

TIPP

Besonders bei Patienten unter Diuretika-Therapie (z. B. Schleifendiuretika) können nach der Erstgabe eines ACE-Hemmers ein schwerer Blutdruckabfall oder eine Flüssigkeits- und Salzrestriktion auftreten. Die Einleitung einer ACE-Hemmer-Therapie sollte daher mit einer niedrigen Dosis begonnen und langsam auftitriert werden. Zusätzlich kann es hilfreich sein, vor der Erstgabe eines ACE-Hemmers das Diuretikum zu pausieren.

Indikationen	Angiotensin-Rezeptorblocker (ARBs) werden in der Regel eingesetzt, wenn unter einer ACE-Hemmer-Therapie Nebenwirkungen auftreten. Es gelten die gleichen Indikationen: 1. **Arterielle Hypertonie:** Erst- oder Zweitlinienbehandlung der arteriellen Hypertonie zur Senkung des kardiovaskulären Risikos 2. **Symptomatische Herzinsuffizienz:** Erstlinientherapie aller Stadien der symptomatischen Herzinsuffizienz zur Linderung von Beschwerden und Verbesserung der Prognose 3. **Diabetische Nephropathie:** Verlangsamung der Progression des Nierenschadens
Wirkmechanismus	Ähnlich wie ACE-Hemmer blockieren ARBs die Wirkung von Angiotensin II. Der Wirkmechanismus unterscheidet sich jedoch dadurch, dass ARBs nicht die Umwandlung von Angiotensin I in Angiotensin II blockieren, sondern die Wirkung von Angiotensin II direkt am Angiotensin-Typ-I-Rezeptor (AT_1-Rezeptor) hemmen. Angiotensin II wirkt direkt vasokonstriktorisch und verstärkt die Aldosteron-Sekretion. Die Hemmung von Angiotensin II führt zu einer **Senkung des peripheren Gefäßwiderstands (Nachlast)** und somit einer **Senkung des Blutdrucks.** Unter anderem tritt dadurch auch eine Dilatation der efferenten Glomerulusgefäße auf, wodurch der Druck in den Glomeruli fällt und der Progression einer chronischen Niereninsuffizienz entgegengewirkt wird. Die Senkung der Aldosteronspiegel führt zusätzlich zur vermehrten Ausscheidung von Wasser und Natrium. Hierdurch kommt es zu einer **Senkung der Vorlast** mit **günstigem Effekt auf eine bestehende Herzinsuffizienz.**
Dosierung	Die Therapie mit ARBs erfolgt p. o. Die initiale Dosis richtet sich nach der Therapieindikation. Bei Herzinsuffizienz wird in der Regel eine geringere Dosis verordnet als bei den anderen Indikationen. • **Hypertonie:** – Losartan: Anfangsdosis 50 mg; THD: 100 mg – Candesartan: Anfangsdosis 8 mg; ggf. Steigerung auf 16–32 mg – Irbesartan: Anfangsdosis 150 mg; Dosisverdopplung auf max. 300 mg möglich • **Herzinsuffizienz:** – Losartan: Initial 12,5 mg p. o. täglich, bei guter Verträglichkeit wöchentliche Dosisverdopplung bis THD 150 mg – Candesartan: initial 4 mg p. o. täglich, bei guter Verträglichkeit wöchentliche Dosisverdopplung bis THD 32 mg • **Diabetes und Mikroalbuminurie:** – Losartan: initial 50 mg p. o. täglich, ggf. Steigerung auf max. 100 mg/d **Niereninsuffizienz:** • Regelmäßige Kontrolle des Serum-Kalium- und -Kreatininspiegels • Candesartan: Anfangsdosis 4 mg/d. Keine ausreichenden Daten für Anwendung bei CreaCl < 15 ml/min. • Irbesartan: keine Dosisanpassung bei Nierenfunktionsstörungen. Bei Hämodialyse ggf. niedrigere Anfangsdosis. • Losartan: keine Dosisanpassung nötig **Leberinsuffizienz:** • Bei allen ARBs keine Erfahrungen bei schwerer Einschränkung der Leberfunktion, daher besteht eine Kontraindikation. • Candesartan: bei leichter oder mäßiger Einschränkung der Leberfunktion Anfangsdosis von max. 4 mg täglich • Irbesartan: keine Dosisreduktion bei leichter oder mäßiger Leberfunktionsstörung • Losartan: Dosisreduktion bei eingeschränkter Leberfunktion

Schwangerschaft und Stillzeit	Eine Behandlung mit ARBs sollte nicht während der Schwangerschaft eingeleitet werden. Bei Schwangerschaftswunsch wird eine Umstellung auf für die Schwangerschaft geeignete blutdrucksenkende Medikamente empfohlen. Bei Feststellung einer Schwangerschaft soll eine ARB-Therapie sofort beendet und auf geeignete Medikamente umgestellt werden. Eine Therapie mit ARBs während der Stillzeit wird aufgrund der geringen Datenlage nicht empfohlen.
Kontraindikationen	• Überempfindlichkeit gegen den Wirkstoff oder einen der Bestandteile des Präparats • Gleichzeitige Anwendung mit Sacubitril/Valsartan • Beidseitige Nierenarterienstenose oder Nierenarterienstenose bei nur einer funktionsfähigen Niere • Zweites und drittes Schwangerschaftstrimester • Gleichzeitige Einnahme mit Aliskren-haltigen Arzneimitteln bei Patienten mit Diabetes mellitus oder eingeschränkter Nierenfunktion (GFR < 60 ml/min) • Schwere Leberinsuffizienz
Nebenwirkungen	• Hypotension (insbesondere nach der ersten Einnahme) • Hyperkaliämie • Auslösung oder Verschlechterung eines Nierenversagens • Ausbildung eines Angioödems sowie andere anaphylaktoide Reaktionen
Wechselwirkungen	• Aufgrund des Hyperkaliämierisikos sollte die Kombination mit anderen kaliumerhöhenden Medikamenten vermieden werden (u. a. Kaliumsubstitutionen, kaliumsparende Diuretika). • In Kombination mit Diuretika kann, besonders bei Erstgabe, eine schwerer Blutdruckabfall auftreten. • Kombination mit NSAIDs erhöht das Risiko der Nephrotoxizität.
Kommunikation	Erklären Sie dem Patienten, dass Sie ein Medikament verschreiben, das den Blutdruck senkt und die Herzbelastung reduziert. Falls der Patient einen ARB wegen des ACE-Hemmer-induzierten trockenen Hustens erhält, erklären Sie ihm, dass dieses Medikament diese Nebenwirkung üblicherweise nicht verursacht. Informieren Sie über häufige Nebenwirkungen wie z. B. Schwindel (als Folge des niedrigen Blutdrucks). In seltenen Fällen können allergieähnliche Symptome auftreten. Der Patient soll umgehend einen Arzt aufsuchen, wenn das Gesicht anschwillt oder abdominelle Schmerzen auftreten. Informieren Sie den Patienten außerdem, dass regelmäßige Blutuntersuchungen nötig sind, um den Kaliumspiegel und die Nierenwerte zu überprüfen. Es sollten keine NSAIDs (z. B. Ibuprofen) eingenommen werden, da diese das Risiko für eine Nierenschädigung zusätzlich begünstigen können.
TIPP	Da ARBs nicht den Bradykinin-Metabolismus beeinflussen, besitzen sie ein wesentlich geringes Risiko, ein Angioödem auszulösen. Das Risiko für ein ACE-Hemmer-induziertes Angioödem ist insbesondere bei Menschen mit dunkler Hautfarbe afrikanischen und karibischen Ursprungs deutlich erhöht (bis zu 5× höher). Aus diesem Grund wird in dieser Patientenpopulation eine Therapie mit ARBs anstelle von ACE-Hemmern empfohlen.

Antiarrhythmika

Indikationen	1. **Symptomatische und behandlungsbedürftige supraventrikuläre Tachykardien:** 2. **Schwere lebensbedrohliche ventrikuläre Tachykardien** 3. **Nach erfolgreicher Kardioversion:** zum Erhalt eines Sinusrhythmus (Flecainid, Propafenon, Dronedaron)
Wirkmechanismus	Antiarrhythmika beeinflussen die Erregungsleitung des Myokards und werden nach der Klassifikation von Vaughan Williams eingeteilt: • **Ajmalin** ist ein Antiarrhythmikum der **Klasse Ia,** die den schnellen Natriumeinstrom hemmen und dadurch die Depolarisationszeit „verzögern" sowie die Erregungsleitung herabsetzen. • **Flecainid und Propafenon** gehören zur **Klasse Ic** nach Vaughan Williams. Auch diese hemmen den schnellen Natriumeinstrom und verlangsamen die Depolarisationszeit. Propafenon besitzt zusätzlich noch β-Blocker-ähnliche Eigenschaften. • **Dronedaron** gehört, wie auch Amiodaron, zur **Gruppe III** nach Vaughan Williams und blockiert Kaliumkanäle. Durch kommt es zu einer Verlängerung des Aktionspotenzials. Zusätzlich besitzt Dronedaron auch Wirkungen der Gruppe Ib (Natriumkanalblocker), II (β-Blocker) und IV (Calciumkanalblocker).
Dosierung	Antiarrhythmika sollten in der Regel nur nach Rücksprache mit einem Kardiologen (idealerweise Rhythmologen) verabreicht werden. Eine manifeste Herzinsuffizienz und eine strukturelle Herzerkrankung müssen ausgeschlossen werden. Ohne Rücksprache sollte eine Anwendung nur in Notfallsituationen nach Sicherung der indikationsgebenden Diagnose und Ausschluss aller Kontraindikationen erfolgen. • **Ajmalin:** – Symptomatische und behandlungsbedürftige Herzrhythmusstörungen mit gesteigerter Herzfrequenz: 0,5–1 mg/kg KG langsam i. v. – Therapierefraktäre, tachykarde ventrikuläre Herzrhythmusstörungen: 20 mg/h, bei Bedarf ggf. Steigerung bis max. 50 mg/h. THD 1.200 mg. • **Flecainid:** – Supraventrikuläre Herzrhythmusstörungen: 50 mg, 2×/d, THD 300 mg – Ventrikuläre Herzrhythmusstörungen: 100 mg, 2×/d, THD 400 mg • **Propafenon:** – Symptomatische und behandlungsbedürftige supraventrikuläre tachykarde Herzrhythmusstörungen, schwerwiegende symptomatische ventrikuläre tachykarde Herzrhythmusstörungen: Therapie p. o. mit individueller Dosisanpassung. Bei 70 kg KG 450–600 mg/d in 3 Gaben. THD 900 mg. Bei geringerem Körpergewicht Anpassung der Dosis. • **Dronedaron:** – Nach erfolgreicher Kardioversion zum Erhalt des Sinusrhythmus: 400 mg, 2×/d p. o. **Nieren- oder Leberinsuffizienz:** • Ajmalin: engmaschige medizinische Überwachung • Flecainid: bei CreaCl < 50 ml/min max. Anfangsdosis von 100 mg/d. Dosiserhöhung max. nach 6–8 d, nicht mehr als 300 mg/d. Bei klinisch manifester Leberfunktionsstörung max. 100 mg/d. • Propafenon: Aufgrund einer möglichen Kumulation bei eingeschränkter Leber- und/oder Nierenfunktion sollten regelmäßig EKG-Kontrollen und Bestimmungen der Plasmakonzentration erfolgen. • Dronedaron: Kontraindikation bei CreaCl < 30 ml/min sowie bei schwerer Leberfunktionsstörung

Schwangerschaft und Stillzeit	**Schwangerschaft:** • Ajmalin: Kontraindikation in den ersten 3 Mon. der Schwangerschaft, anschließend Erwägung nur in schwerwiegenden Fällen • Flecainid: strenge Indikationsstellung • Propafenon: strenge Indikationsstellung • Dronedaron: Da tierexperimentelle Studien eine Reproduktionstoxizität gezeigt haben, wird die Anwendung in der Schwangerschaft und bei Frauen in gebärfähigem Alter, die nicht verhüten, nicht empfohlen. **Stillzeit:** • Ajmalin: kein Hinweis auf Übertritt in Muttermilch • Flecainid: Übertritt in Muttermilch möglich, daher Kontraindikation während Stillzeit • Propafenon: aufgrund der eingeschränkten Datenlage strenge Indikationsstellung • Dronedaron: Übertritt in Muttermilch möglich, strenge Indikationsstellung
Kontraindikationen	• Bradykarde Herzrhythmusstörungen • Bekannte Herzinsuffizienz • Strukturelle Herzveränderungen • Schwere Herzklappenerkrankungen • Kürzlich stattgehabter Myokardinfarkt • Flecainid, Propafenon: Brugada-Syndrom
Nebenwirkungen	• Proarrhythmogene Wirkung • Bradykardien, u. a. Sinusbradykardie, AV-Block II. oder III. Grades • Akute oder sich verschlechternde Herzinsuffizienz • Myokardinfarkt • Schwindel, Benommenheit, Sehstörungen
Wechselwirkungen	• Bei Kombination mit anderen Antiarrhythmika wie β-Blockern, Calciumkanalblockern oder Herzglykosiden können additive Effekte auftreten. In jedem Fall sollten EKG-Kontrollen erfolgen. • Vorsicht bei Kombination mit Medikamenten die zu einer Verlängerung der QT-Zeit führen (z. B. Clarithromycin)
Kommunikation	In einem lebensbedrohlichen Notfall ist die Kommunikation von untergeordneter Bedeutung. Bei einem kommunikationsfähigen Patienten ist es jedoch wichtig, ihn zu beruhigen.
TIPP	Bei vital bedrohlichen tachykarden Herzrhythmusstörungen sollte primär eine Kardioversion angestrebt werden und anschließend ggf. (je nach Herzrhythmus) Amiodaron verabreicht werden.

Anticholinergika (Pneumologie)

A

Indikationen	1. **COPD:** Bei der chronisch obstruktiven Lungenerkrankung werden initial **lang wirksame Anticholinergika (LAMA)** zur Vermeidung von Dyspnoe und Exazerbationen eingesetzt. **Kurz wirksame Anticholinergika (SAMA)** können – auch in Kombination mit β_2-Sympathomometika – in Akutphasen mit Atembeschwerden die Symptomatik lindern. 2. **Asthma:** Anticholinergika sind bei Asthma nachrangig zu inhalativen Kortikosteroiden und β_2-Sympathomometika bei akuten Exazerbationen mit Dyspnoe indiziert.
Wirkmechanismus	Anticholinergika hemmen verschiedene Funktionen des Parasympathikus („rest & digest"), indem sie die Bindung von Acetylcholin an muskarinische Acetylcholinrezeptoren verhindern: • Augen: **keine** Verengung der Pupille • Mundschleimhaut: **keine** Erhöhung der Speichelsekretion • Herz: **keine** Abnahme der Frequenz/Reizleitung • Lunge: **keine** Kontraktion der glatten Muskulatur • Harnblase: **keine** Verminderung des Auslasswiderstands • Darm: **keine** Erhöhung der Sekretion bzw. Motilität
Dosierung	Wichtiger als die Auswahl eines bestimmten Wirkstoffs ist die Auswahl eines geeigneten Inhalationsgeräts, das im besten Fall durch den Patienten mitbestimmend ausgesucht werden sollte. Prinzipiell sollen Pulverinhalatoren auch wegen der erleichterten Inhalationstechnik gegenüber Dosieraerosolen bevorzugt werden. • SAMA Ipratropium: 40–500 µg, bis zu 4 Gaben/d • LAMA Tiotropium, Glycopyrronium, Aclidinium: 1–2 Gaben/d, Dosierungen abhängig vom Inhalationsdevice **Niereninsuffizienz:** nicht relevant **Leberinsuffizienz:** nicht relevant
Schwangerschaft und Stillzeit	Inhalative Anticholinergika dürfen in Schwangerschaft und Stillzeit eingesetzt werden.

Kontraindikationen	Keine.
Nebenwirkungen	Nach Inhalation werden Anticholinergika schnell in der Lunge resorbiert und inaktiviert (Hydrolyse). Bei korrekter Inhalationstechnik (Schulung!) sind Nebenwirkungen unter Therapie mit inhalativen Anticholinergika seltener als bei oraler oder intravenöser Anwendung. Als lokale Reaktionen können Reizungen der Atemwege mit Sinusitis oder Husten auftreten. Typische anticholinerge Nebenwirkungen treten hingegen bei (versehentlicher) systemischer Applikation auf: • Augen: Mydriasis/Sehstörungen, Glaukom • Mundschleimhaut: Mundtrockenheit • Herz: Tachykardie • Lunge: Bronchodilatation, Hemmung der Sekretion • Harnblase: Harnverhalt • Darm: Obstipation
Wechselwirkungen	Keine.
Kommunikation	Besprechen Sie folgende wichtige Aspekte mit dem Patienten: • Die Behandlung erfolgt zur Erleichterung der Atmung durch Weitstellung der Atemwege. • Die Therapie verbessert die Symptome, ist jedoch nicht kurativ. • Vergewissern Sie sich, ob der Patient sowohl die Anwendung als auch die Anwendungszeitpunkte (akut versus regelmäßig) verstanden hat. • Weisen Sie auf die Nebenwirkung Mundtrockenheit und mögliche Gegenmaßnahmen (zuckerfreie Kaugummi, Zähneputzen nach Anwendung) hin.
TIPP	Bei stationärer Aufnahme von COPD-Patienten mit Pneumonie oder Exazerbation soll neben der akuten Therapie mit kurz wirksamen β_2-Sympathomimetika und SAMA auch die Therapie des häuslichen Inhalators fortgeführt werden. Prüfen Sie die langfristige inhalative Therapie hinsichtlich Adhärenz, Doppelverordnungen und Vollständigkeit.

Anticholinergika (Kardiologie, Gastroenterologie)

A

Indikationen	1. **Bradykardie:** Einsatz von intravenösem Atropin 2. **Spasmolyse, gastrointestinal:** Einsatz von Butylscopolamin 3. **Hypersalivation:** Einsatz von intravenösem Glycopyrronium perioperativ sowie Off-Label-Use von Butylscopolamin subkutan oder Scopolamin transdermal palliativmedizinisch
Wirkmechanismus	Anticholinergika hemmen verschiedene Funktionen des Parasympathikus („rest & digest"), indem sie die Bindung von Acetylcholin an muskarinische Acetylcholinrezeptoren verhindern: • Augen: **keine** Verengung der Pupille • Mundschleimhaut: **keine** Erhöhung der Speichelsekretion • Herz: **keine** Abnahme der Frequenz/Reizleitung • Lunge: **keine** Kontraktion der glatten Muskulatur • Harnblase: **keine** Verminderung des Auslasswiderstands • Darm: **keine** Erhöhung der Sekretion bzw. Motilität
Dosierung	Anticholinergika mit kardiologischer oder gastroenterologischer Indikation werden aufgrund ihrer geringen Bioverfügbarkeit hauptsächlich parenteral als Injektion und Infusion eingesetzt. • Atropin: intravenös 500 µg, bis max. 3 mg (Monitor!) • Butylscopolamin: intravenös/subkutan 20 mg, bis max. 100 mg • Glycopyrronium: intravenös 0,2–0,4 mg • Scopolamin: transdermal 1 mg/72 h **Niereninsuffizienz:** nicht relevant. **Leberinsuffizienz:** nicht relevant.
Schwangerschaft und Stillzeit	Die Anwendung von Atropin und Butylscopolamin ist in Schwangerschaft und Stillzeit vertretbar.

Kontraindikationen	• Engwinkelglaukom • Tachykardie und Tachyarrhythmie • Mechanische Stenosen des Magen-Darm-Trakts, paralytischer oder obstruktiver Ileus, Megakolon • Harnverhaltung bei subvesikaler Obstruktion (z. B. Prostataadenom) • Myasthenia gravis
Nebenwirkungen	Typische anticholinerge Nebenwirkungen treten bei systemischer Applikation auf: • Augen: Mydriasis/Sehstörungen, Glaukom • Mundschleimhaut: Mundtrockenheit • Herz: Tachykardie • Lunge: Bronchodilatation, Hemmung der Sekretion • Harnblase: Harnverhalt • Darm: Obstipation
Wechselwirkungen	Additive Wirkung und Nebenwirkung mit anderen Anticholinergika, vor allem Psychopharmaka, müssen überwacht werden: • Trizyklika • Niedrig potente Antipsychotika
Kommunikation	Die Dosisfindung der Anticholinergika richtet sich nach einem ausgewogenen Verhältnis zwischen Wirkung und Nebenwirkung. Die Aufklärung über typische Nebenwirkungen (Sehstörungen, Mundtrockenheit) ist entsprechend essenziell.
TIPP	Insbesondere bei älteren Patienten sollen Anticholinergika nur nach strenger Nutzen-Risiko-Bewertung möglichst kurz angewendet werden. Neben den oben genannten Nebenwirkungen kann es zu zentralnervösen Störungen (Benommenheit, Verwirrtheit) kommen.

Anticholinergika (Urologie)

A

Indikationen	**Hyperaktive Blase:** Einsatz von beispielsweise Oxybutynin, Solifenacin, Trospium
Wirkmechanismus	Anticholinergika hemmen verschiedene Funktionen des Parasympathikus („rest & digest"), indem sie die Bindung von Acetylcholin an muskarinische Acetylcholinrezeptoren verhindern: • Augen: **keine** Verengung der Pupille • Mundschleimhaut: **keine** Erhöhung der Speichelsekretion • Herz: **keine** Abnahme der Frequenz/Reizleitung • Lunge: **keine** Kontraktion der glatten Muskulatur • Harnblase: **keine** Verminderung des Auslasswiderstands • Darm: **keine** Erhöhung der Sekretion bzw. Motilität
Dosierung	Nach einem erfolglosen Blasentraining soll eine pharmakologische Therapie mit Trospium (2–3×/d) begonnen werden. Urologische Anticholinergika werden oral eingenommen, als parenterale Alternative kann Oxybutynin als transdermales Pflaster eingesetzt werden. Alternativ kann Solifenacin als einmal tägliche Gabe verordnet werden. • Trospium: 3 × 15 mg, Dauertherapie mit 2 × 15 mg erwägen • Oxybutynin: 1 × 7,5 mg (1 × 5 mg für Ältere), max. 20 mg • Oxybutynin-Pflaster: 3,9 mg/24 h • Solifenacin: 1 × 5 mg, Steigerung nach Vertragen 1 × 10 mg **Niereninsuffizienz:** • Trospium: Anpassung ab leichter Einschränkung • Oxybutynin: Vorsicht ab schwerer Einschränkung • Solifenacin: Anpassung ab schwerer Einschränkung **Leberinsuffizienz:** Vorsicht ab schwerer Beeinträchtigung.
Schwangerschaft und Stillzeit	Oxybutynin, der Wirkstoff mit der größten Erfahrung, ist in Schwangerschaft und Stillzeit vertretbar.

Kontraindikationen	• Engwinkelglaukom • Tachykardie und Tachyarrhythmie • Mechanische Stenosen des Magen-Darm-Trakts, paralytischer oder obstruktiver Ileus, Megakolon • Harnverhaltung bei subvesikaler Obstruktion (z. B. Prostataadenom) • Myasthenia gravis
Nebenwirkungen	Typische anticholinerge Nebenwirkungen treten bei systemischer Applikation auf: • Augen: Mydriasis/Sehstörungen, Glaukom • Mundschleimhaut: Mundtrockenheit • Herz: Tachykardie • Lunge: Bronchodilatation, Hemmung der Sekretion • Harnblase: Harnverhalt • Darm: Obstipation
Wechselwirkungen	Additive Wirkung und Nebenwirkung mit anderen Anticholinergika vor allem Psychopharmaka müssen überwacht werden: • Trizyklika • Niedrig potente Antipsychotika
Kommunikation	Die Therapie dient der Entspannung der Harnblase und soll die Harnfrequenz senken und den Harndrang reduzieren. Klären Sie über typische Nebenwirkungen (Sehstörungen, Mundtrockenheit) und mögliche Gegenmaßnahmen (z. B. zuckerfreie Kaugummi, Zahnpflege) auf.
TIPP	Insbesondere bei älteren Patienten sollen Anticholinergika nur nach strenger Nutzen-Risiko-Bewertung möglichst kurz angewendet werden. Neben den oben genannten Nebenwirkungen kann es zu zentralnervösen Störungen (Benommenheit, Verwirrtheit) kommen.

Antidepressiva, selektive Serotonin-Wiederaufnahme-Inhibitoren (SSRI)

A

Indikationen	1. **Depression:** Erstlinientherapie 2. **Angststörung** 3. **Zwangsstörung**
Wirkmechanismus	Die selektive Hemmung der Wiederaufnahme von Serotonin im synaptischen Spalt erhöht die Verfügbarkeit des Neurotransmitters. **Symptome einer Depression sowie einer Angst- oder Zwangsstörung werden so verbessert.** Aufgrund ihrer selektiven Rezeptoraffinität mit übersichtlichem Nebenwirkungsprofil werden SSRI gegenüber trizyklischen Antidepressiva bevorzugt.
Dosierung	SSRI werden einmal täglich oral am Morgen appliziert. Neben Tabletten stehen auch Tropfen zur Verfügung. Citalopram ist als intravenöse Arzneiform im Handel. **Standarddosierung:** • Citalopram: initial 20 mg/d, ggf. Steigerung bis 40 mg/d • Escitalopram: initial 10 mg/d, ggf. Steigerung bis 20 mg/d • Fluoxetin: initial 20 mg/d, ggf. Steigerung bis 60 mg/d • Sertralin: initial 50 mg/d, ggf. Steigerung bis 200 mg/d **Niereninsuffizienz:** • SSRI der Wahl: Sertralin (keine Anpassung) **Leberinsuffizienz:** • SSRI der Wahl: Citalopram (Vorsicht ab schwerer Beeinträchtigung)
Schwangerschaft und Stillzeit	SSRI der Wahl sind Citalopram oder Sertralin in der Schwangerschaft bzw. Sertralin oder Paroxetin in der Stillzeit.

Kontraindikationen	• Anwendung mit Monoaminoxidase-Inhibitoren, Linezolid • Citalopram: bekannte Verlängerung des QT-Intervalls • Fluoxetin: Kombination mit Metoprolol
Nebenwirkungen	• Abdominelle Beschwerden • Hyponatriämie (Verwirrtheit, Bewusstseinsstörung) • Suizidgedanken, suizidales Verhalten • QT-Zeit-Verlängerung: Vor Therapiebeginn sowie im Verlauf sollte eine EKG-Kontrolle erfolgen. Abruptes Absetzen kann zu abdominellen Beschwerden, neurologischen und grippeartigen Symptomen, Entzugssymptomen sowie Schlafstörungen führen und sollte entsprechend vermieden werden.
Wechselwirkungen	• Blutungsrisiko: Eine Säurehemmung sollte bei Komedikation mit ASS oder NSAID erwogen werden. Patienten mit therapeutischer Antikoagulation müssen hinsichtlich Blutungszeichen überwacht werden. • Serotoninsyndrom bei Kombination mit Monoaminoxidase-Inhibitoren (**cave:** Linezolid) oder serotonergen Wirkstoffen (z. B. Tramadol) • QT-Zeit-Verlängerung: Der additive Effekt muss bei Kombination mit anderen Psychopharmaka, Antiemetika oder bestimmten Antibiotika berücksichtigt und ggf. gemonitort werden. • CYP2D6-Inhibition durch Fluoxetin: erhöhte Metoprolol- (Bradykardie) oder Risperidonspiegel (Sedierung); reduzierte Tamoxifen-Wirkung aufgrund der Hemmung der Bildung des aktiven Metaboliten
Kommunikation	Die Verordnung von SSRI sollte für einen langfristigen Therapieerfolg begleitend zu einer psychologischen Behandlung erfolgen. Bis zum Eintritt der Wirkung leiden Patienten häufig unter Nebenwirkungen, bevor die antidepressive Wirkung nach einigen Wochen einsetzt. Eine Dosissteigerung sollte erst nach 4–8 Wo. guten Ansprechens erwogen werden. Patienten sollten informiert sein, auch bei Verbesserung der Symptomatik die Medikation nicht plötzlich abzusetzen.
TIPP	Multimorbide Patienten mit Polymedikation sollten eher Citalopram oder Sertralin erhalten, da gegenüber Fluoxetin oder Paroxetin ein geringeres Wechselwirkungspotenzial über das CYP-System zu erwarten ist.

Antidepressiva, trizyklische und ähnliche

A

Indikationen	1. **Depression:** Zweitlinientherapie nach SSRI 2. **Neuropathische Schmerzen** (Amitriptylin)
Wirkmechanismus	Die Hemmung der Wiederaufnahme von Serotonin und Noradrenalin im synaptischen Spalt erhöht die Verfügbarkeit dieser Neurotransmitter. **Symptome einer Depression oder neuropathischer Schmerzen werden so verbessert.** Trizyklische Antidepressiva wie Amitriptylin inhibieren außerdem adrenerge, dopaminerge, histaminerge und muskarinerge Rezeptoren, was in einer Vielzahl von potenziell therapielimitierenden Nebenwirkungen resultiert. Mirtazapin hemmt neben präsynaptischen α_2-Adrenorezeptoren selektiv Histamin-Rezeptoren.
Dosierung	**Amitriptylin** wird peroral angewendet und kann in Tabletten oder als Lösung verabreicht werden. **Mirtazapin** kann als Film- oder Schmelztablette angewendet werden. Der Dosisschwerpunkt von Amitriptylin oder Mirtazapin sollte initial und bei höheren Dosierungen aufgrund möglicher Müdigkeit am Abend liegen. • **Depression:** – Amitriptylin: 2 × 25 mg, ggf. Steigerung bis 150 mg/d – Mirtazapin: 1 × 15 mg, ggf. Steigerung bis 45 mg/d • **Neuropathische Schmerzen:** – Amitriptylin: 10–25 mg/d, max. 100 mg **Niereninsuffizienz:** keine Anpassung. **Leberinsuffizienz:** Vorsicht ab leichter Beeinträchtigung.
Schwangerschaft und Stillzeit	Der Einsatz von Amitriptylin oder Mirtazapin ist in Schwangerschaft und Stillzeit vertretbar.

Kontraindikationen	• Anwendung mit Monoaminoxidase-Inhibitoren, Linezolid • Amitriptylin: kürzlicher Herzinfarkt, AV-Block jeden Grades, Herzrhythmusstörungen • Amitriptylin: schwere Leberfunktionsstörungen
Nebenwirkungen	Die Nebenwirkungen von **Amitriptylin** lassen sich weitestgehend aus der unselektiven Hemmung verschiedenster Rezeptoren ableiten. Eine Überdosierung von Amitriptylin und anderen trizyklischen Antidepressiva kann lebensgefährliche Folgen mit schwerer Hypotension, Arrhythmien, Krampfanfällen, Koma und respiratorischem Versagen zur Folge haben. • Blockade muskarinerger Rezeptoren: Mundtrockenheit, Obstipation, Sehstörungen, Harnverhalt, Glaukom, Symptome einer Prostatahypertrophie, Arrhythmien • Blockade histaminerger Rezeptoren: Sedierung • Blockade adrenerger Rezeptoren: Hypotonie • Blockade dopaminerger Rezeptoren: Brustveränderungen, sexuelle Dysfunktion, extrapyramidale Symptome • Neurologie allgemein: Anfälle, Halluzinationen, Manie • QT-Zeit-Verlängerung: Vor Therapiebeginn sowie im Verlauf sollte eine EKG-Kontrolle erfolgen. Die Nebenwirkungen von **Mirtazapin** umfassen vor allem die über Histamin-Rezeptoren vermittelte Sedierung. Abruptes Absetzen kann zu abdominellen Beschwerden, neurologischen und grippeartigen Symptomen, Entzugssymptomen sowie Schlafstörungen führen und sollte entsprechend vermieden werden.
Wechselwirkungen	• Serotoninsyndrom bei Kombination mit Monoaminoxidase-Inhibitoren (**cave:** Linezolid) oder serotonergen Wirkstoffen (z. B. Tramadol) • QT-Zeit-Verlängerung: Der additive Effekt muss bei Kombination mit anderen Psychopharmaka, Antiemetika oder bestimmten Antibiotika berücksichtigt und ggf. gemonitort werden. Darüber hinaus können additive, anticholinerge, sedierende oder blutdrucksenkende Effekte mit Amitriptylin auftreten.
Kommunikation	Die Verordnung von Amitriptylin sollte für einen langfristigen Therapieerfolg begleitend zu einer psychologischen Behandlung erfolgen. Bis zum Eintritt der Wirkung leiden Patienten häufig unter Nebenwirkungen, bevor die antidepressive Wirkung nach einigen Wochen einsetzt. Eine Dosissteigerung sollte erst nach 4–8 Wo. guten Ansprechens erwogen werden. Patienten sollten informiert sein, auch bei Verbesserung der Symptomatik die Medikation nicht plötzlich abzusetzen.
TIPP	Aufgrund der anticholinergen Nebenwirkungen ist Amitriptylin für ältere Patienten nicht geeignet. Sollten Sie bei Aufnahme Sehstörungen, Mundtrockenheit, Tachyarrhythmie oder schwere Obstipation feststellen, kann nach Ausschluss anderer Ursachen eine Dosisreduktion (nicht pausieren, nicht absetzen) erwogen werden.

Antiemetika – Dopamin-D_2-Rezeptor-Antagonisten

Indikationen	Prophylaxe und Behandlung von **Übelkeit und Erbrechen** aufgrund verschiedener Ursachen, aber besonders im Rahmen einer **reduzierten intestinalen Motilität**
Wirkmechanismus	Übelkeit und Erbrechen werden durch verschiedene Mechanismen ausgelöst und es kommt schließlich zur Reizung des Brechzentrums in der Medulla oblongata. Dopamin und der D_2-Rezeptor sind darin in zweifacher Hinsicht relevant. Zum einen ist der D_2-Rezeptor einer der wichtigsten Rezeptoren des Brechzentrums, der im Blut gelöste emetogene Substanzen detektiert, so dass D_2-Rezeptor-Antagonisten bei z. B. medikamentös induzierter Übelkeit und Erbrechen wirksam sind. Da das Brechzentrum überwiegend außerhalb der Blut-Hirn-Schranke liegt, wirkt auch Domperidon, obwohl es die Blut-Hirn-Schranke nicht passieren kann. Zum anderen ist Dopamin ein wichtiger Neurotransmitter im Darm und führt dort zur Erschlaffung der glatten Muskulatur des Magens und des ösophagealen Sphinkters und hemmt die gastroduodenale Motilität. D_2-Rezeptor-Antagonisten haben daher auch einen prokinetischen Effekt mit beschleunigter Magenentleerung, was deren antiemetischen Effekt besonders bei verlangsamter Darmmotilität (wie unter Opioidtherapie oder diabetischer Gastroparese) bedingt.
Dosierung	**Metoclopramid (MCP):** • **Keine Gabe von MCP bei Parkinson-Syndrom!** • **Intravenöse, orale oder rektale Gabe** • 10 mg alle 8 h • Auch bei persistierendem Erbrechen ist eine Verkürzung des 8-h-Intervalls nicht zulässig. • i. v.-Gabe langsam über mindestens 3 min • Tageshöchstdosis: 30 mg • Maximale Therapiedauer von 5 d, da es zu einem Wirkverlust kommt **Niereninsuffizienz:** • CreaCl < 60 ml/min: Dosisreduktion um 50 % • CreaCl < 15 ml/min: Dosisreduktion um 75 % **Leberinsuffizienz:** bei schwerer Leberfunktionsstörung Dosisreduktion um 50 %. **Domperidon:** • Da Domperidon die Blut-Hirn-Schranke nicht passiert, kann es bei Patienten mit Parkinson-Syndrom gegeben werden. • **Orale Gabe (Tropfen, Tabletten)** • 10 mg alle 8 h • Auch bei persistierendem Erbrechen ist eine Verkürzung des 8-h-Intervalls nicht zulässig. • Tageshöchstdosis: 30 mg **Niereninsuffizienz:** Bei schwerer Niereninsuffizienz (CreaCl < 30 ml/min) wird eine Dosisreduktion auf 1–2 Gaben/d vorgeschlagen. **Leberinsuffizienz:** Bereits bei mäßiger Leberfunktionsstörung besteht eine Kontraindikation.
Schwangerschaft und Stillzeit	**Metoclopramid (MCP):** • Schwangerschaft: Es besteht keine Kontraindikation. • Stillzeit: Gabe nicht empfohlen **Domperidon:** • Schwangerschaft: Es besteht keine Kontraindikation. • Stillzeit: Gabe nicht empfohlen

Kontraindikationen	**Metoclopramid (MCP):** • Morbus Parkinson • Epilepsie: gesteigerte Krampfanfallshäufigkeit **Domperidon:** • Gleichzeitige Anwendung von z. B. Antiarrhythmika, Antidepressiva auch SSRI, Chinolone und Antimykotika ist kontraindiziert, da erhöhtes Risiko für Rhythmusstörungen. • Mäßige und schwere Leberfunktionsstörung
Nebenwirkungen	**Metoclopramid (MCP):** • Diarrhöen sind die häufigste Nebenwirkung. • Extrapyramidale Symptome bis hin zum Parkinsonismus: Da MCP die Blut-Hirn-Schranke passiert, sind zentralnervöse Nebenwirkungen typisch. Akute dystone Reaktionen wie Blickkrämpfe treten am häufigsten auf. • Schläfrigkeit **Domperidon:** • Diarrhöen sind eine häufige Nebenwirkung. • Erhöhtes arrhythmogenes Risiko aufgrund Verlängerung der QT-Zeit
Wechselwirkungen	**Metoclopramid (MCP):** • Neuroleptika: Das Risiko extrapyramidaler Wirkungen wird erhöht. • Alkohol oder anderen zentral dämpfenden Substanzen (wie z. B. H_1-Rezeptor-Antagonisten, Clonidin): verstärken die sedierende Wirkung von MCP. • Die prokinetische Wirkung von MCP verändert die Aufnahme anderer Substanzen, auch z. B. von Kontrazeptiva und Antibiotika. Es droht Wirkverlust! **Domperidon:** • QT-Zeit-verlängernde Medikamente: erhöhtes Risiko von schweren Rhythmusstörungen. Achte auf ausgeglichene Elektrolyte. • Die prokinetische Wirkung verändert die Aufnahme anderer Substanzen, auch z. B. von Kontrazeptiva und Antibiotika. Es droht der Wirkverlust!
Kommunikation	**MCP:** • **Fahrverbot** unter MCP • Beachte: rascher Wirkungsverlust bei prolongierter Gabe • Aufklärung über Gefahr extrapyramidaler Störungen, insbesondere wenn die Dosis überschritten wird. Erhöhte Sturzneigung bei geriatrischen Patienten. • Bedenke sedierenden Effekt, der in Kombination mit Alkohol oder anderen zentral dämpfenden Substanzen verstärkt wird. **Domperidon:** • Sichtung der aktuellen Medikation hinsichtlich der Gefahr einer QT-Zeit-Verlängerung!
TIPP	Olanzapin gehört zur Gruppe der atypischen Neuroleptika und wird üblicherweise bei der Behandlung der Schizophrenie eingesetzt. Es hat antagonistische Wirkung an einer Vielzahl von Rezeptoren unter anderem Dopamin- und Serotonin-Rezeptoren. Als Off-Label-Einsatz wird Olanzapin (Dosis: 5 mg/d) in der Onkologie zur Prophylaxe von Chemotherapie-induzierter Übelkeit eingesetzt. Darüber hinaus konnten für Olanzapin (Dosis: 2,5 mg/d) in einer Placebo-kontrollierten Studie Appetitsteigerung und Gewichtszunahme bei Patienten mit fortgeschrittener Tumorerkrankung gezeigt werden. Auch hierbei handelt es sich um einen Off-Label-Einsatz.

Antiemetika – Histamin-H_1-Rezeptor-Antagonisten

Indikationen	1. Prophylaxe und Behandlung von **Übelkeit und Erbrechen** aufgrund verschiedener Ursachen, aber besonders im Rahmen von Schwindel und Reisekrankheit 2. Andere Medikamente dieser Klasse werden in der **Behandlung von Allergien** verwendet (siehe dort).
Wirkmechanismus	Das „Brechzentrum" in der Medulla oblongata kann über verschiedene Wege angeregt werden wie die Chemorezeptortriggerzone, der Nucleus tractus solitarii (der auch vom N. vagus innerviert wird), das vestibuläre System und höhere neurologische Zentren. Rezeptoren für Histamin (H_1-Rezeptor) und Acetylcholin sind vorwiegend am Brechzentrum vorhanden und spielen eine Rolle in der Signalübertragung aus dem vestibulären System. Dimenhydrinat ist ein zentralwirkendes und damit auch **sedierendes Antihistaminikum mit anticholinergen Eigenschaften.** Da es den H_1-Rezeptor blockiert, besteht eine Wirksamkeit bei verschiedenen Ursachen für Übelkeit und Erbrechen (z. B. medikamenteninduziert, postoperativ), aber **besonders bei Reisekrankheit und Schwindel.**
Dosierung	• Sehr gute Bioverfügbarkeit nach rektaler und oraler Applikation • Insgesamt aber geringe therapeutische Breite. Hauptgefahr sind sedierende und anticholinerge Nebenwirkungen. • **Antidot** bei anticholinergen Nebenwirkungen: Physiostigmin • **I. v.-Gabe:** bis zu maximal 3×/d 62 mg (entspricht einer Ampulle) als langsame Kurzinfusion. **Keine Bolusinjektion!** • **I. m.-Gabe:** spezielle Formulierung, die nicht i. v. gegeben werden darf, da zum einen die Wirkstoffmenge höher ist und sie zum anderen venenreizende Stabilisatoren enthält. Dosis: 100 mg, bis zu 3×/d. • **Orale** (Tablette, Dragee oder Saft) oder **rektale Gabe:** typischerweise 50 mg, bis zu 4×/d oder 150 mg, 2×/d • Tageshöchstdosis: 400 mg • Wirkdauer nach oraler oder rektaler Gabe: 3–6 h **Niereninsuffizienz:** prinzipiell keine Einschränkung. Bei fortgeschrittener Niereninsuffizienz ist trotzdem Vorsicht geboten, da die Metabolite des Dimenhydrinats renal eliminiert werden und akkumulieren. **Leberinsuffizienz:** starke hepatische Metabolisierung und hoher First-pass-Effekt. Daher darf Dimenhydrinat bei Leberinsuffizienz nur mit größter Vorsicht angewendet werden.
Schwangerschaft und Stillzeit	• **Schwangerschaft:** keine Kontraindikation. Vorsicht im dritten Trimester, da **vorzeitige Wehen** ausgelöst werden können. • **Stillzeit:** geht in die Muttermilch über und sollte daher gemieden werden.

Kontraindikationen	• Porphyrie • Akuter Asthmaanfall oder chronisch asthmatische Beschwerden • Epilepsie: Absenken der Krampfschwelle • Herzrhythmusstörungen
Nebenwirkungen	• Typisch für ältere, zentral wirksame H_1-Blocker sind sedierender Effekt und anticholinerge Symptome wie Tachykardie, Störungen der Akkomodation und Mundtrockenheit. • Kutane Nebenwirkungen wie Ekzem oder Erythem können selten auftreten. • Es besteht ein photosensibilisierender Effekt.
Wechselwirkungen	**Keine Kombination** mit: • **Alkohol** oder andere **zentral dämpfende Substanzen** (wie z. B. Opiate, MCP, Clonidin): unkontrollierbare Verstärkung des sedierenden Effekts möglich • **Anticholinerge Substanzen,** z. B. Atropin oder trizyklischen Antidepressiva: unkalkulierbare Potenzierung der anticholinergen Wirkung • **Monoaminooxidase-Hemmer** (MAO-Hemmer), z. B. Selegillin, Moclobemid: Es drohen Blutdruckabfall, Ileus, Harnverhalt. • **QT-Zeit-verlängernde** Substanzen
Kommunikation	Aufklärung über: • Sedierender Effekt • Verzicht auf Alkohol • Fahrverbot • Vermeidung direkter Sonneneinstrahlung: photosensibilisierender Effekt
TIPP	Übelkeit ist ein häufiges Begleitsymptom von Patienten in der Notaufnahme und Klinik. Die Wahl des richtigen Antiemetikums kann aber durchaus schwierig sein. Bei milder Übelkeit kann das Riechen über 3 min an einem mit gewöhnlichem Isopropylalkohol-getränkten Tupfer eine rasche Erleichterung verschaffen. Dies kann auch die nachfolgende Verwendung von Antiemetika überflüssig machen. Diese „Aromatherapie“ mit gewöhnlichem Händedesinfektionsmittel wurde auch in Studien auf seine Wirksamkeit positiv überprüft. Es ist kein Wundermittel, aber frei von Neben- und Wechselwirkungen und einen Versuch wert.

Antiemetika – Serotonin-5-HT_3-Rezeptor-Antagonisten

Indikationen	**Prophylaxe und Behandlung von Übelkeit und Erbrechen** aufgrund verschiedener Ursachen, aber besonders im Rahmen der Anästhesie und bei Chemotherapie bzw. Bestrahlung
Wirkmechanismus	Übelkeit und Erbrechen werden meist durch Irritation des Darms, Medikamente, Bewegung und vestibuläre Störungen verursacht. **Serotonin** (5-Hydroxytryptamin = 5-HT) kann durch verschiedene Stimuli (wie Chemotherapie oder Bestrahlung) aus dem Dünndarm freigesetzt werden. Es stimuliert den N. vagus und zentral die Area postrema (Brechzentrum) und induziert so einen Brechreiz. 5-HT wird dagegen nicht bei vestibulären Störungen freigesetzt. 5-HT_3-Antagonisten hemmen hochselektiv die Bindung von Serotonin. Daher sind sie in der Prophylaxe und Therapie von Übelkeit und Erbrechen bedingt durch Chemotherapie und intestinale Stimuli (z. B. Bestrahlung), aber nicht bei der Reisekrankheit wirksam.
Dosierung	• Die kombinierte antiemetische Therapie im Rahmen der Chemotherapie wird hier **nicht** beschrieben. • Orale Applikation empfiehlt sich bei der Prophylaxe; die i. v.-Form ist direkt wirksam und kann z. B. unmittelbar vor einer Chemotherapie gegeben werden. Auf dem Markt sind drei Serotonin-5-HT_3-Rezeptor-Antagonisten: **Granisetron:** • **Typische i. v.-Dosis:** 1–3 mg (10–40 µg/kg), 1×/d langsam i. v. oder als Kurzinfusion. Tageshöchstdosis: 9 mg. • **Typische p. o.-Dosis:** 1 mg, 2×/d • **Transdermales Pflaster:** 24–48 h vor Beginn der Chemotherapie muss das Pflaster aufgetragen werden und darf bis zu 5 d belassen werden. **Ondansetron** • **Typische i. v.- und p. o.-Dosis:** 4–8 mg alle 12 h • **Höchste i. v.-Einzeldosis:** 16 mg als Kurzinfusion über > 15 min (kritische QT-Zeit-Verlängerung möglich) • **Tageshöchstdosis:** 32 mg **Palonosetron** • **Typische i. v.-Dosis:** 0,25 mg einmalig über 30 s • **Typische p. o.-Dosis:** 0,25–0,5 mg einmalig • Palonoserton hat eine sehr lange Halbwertszeit von 40 h und eine **Wirkdauer von 5 d!** **Niereninsuffizienz:** keine Dosisanpassung notwendig. **Leberinsuffizienz:** Ondansetron Tageshöchstdosis 8 mg. Für Grani- und Palonosetron ist keine Dosisanpassung erforderlich.
Schwangerschaft und Stillzeit	Nicht empfohlen.

Kontraindikationen	Keine.
Nebenwirkungen	• Insgesamt geringes Nebenwirkungspotenzial • Typisch Nebenwirkungen sind Obstipation und Kopfschmerzen • QT-Zeit-Verlängerungen können dosisabhängig auftreten.
Wechselwirkungen	• Kombination mit **QT-Zeit-verlängernden Medikamenten** meiden bzw. QT-Zeit kontrollieren sowie Kalium und Magnesium auf hochnormale Werte einstellen. **Auswahl kritischer Kombinationspartner:** Amiodaron, Azole, Gyrasehemmer, Makrolide, β-Blocker, Psychopharmaka, aber auch Anthrazykline. • Die Kombination mit **Neuroleptika** erhöht das Risiko für extrapyramidale Nebenwirkungen.
Kommunikation	Die Potenz der Serotonin-5-HT_3-Rezeptor-Antagonisten als Monotherapie darf nicht überschätzt werden. Übelkeit und Erbrechen unter Chemotherapie müssen ernst genommen und rasch behandelt werden.
TIPP	Das emetische Potenzial von Chemotherapeutika wird aufgeteilt in: minimal, gering, moderat und hoch. Dies gilt für parenterale wie auch enterale Chemotherapeutika. Das emetogene Potenzial der Chemotherapeutika kann auf den Seiten der einschlägigen Fachgesellschaften nachgelesen werden. Eine alleinige Serotonin-5-HT_3-Rezeptor-Antagonisten-Prophylaxe ist nur bei Substanzen mit „gering emetogenen Potenzial" ausreichend. Bei allen höher emetogenen Substanzen/Kombinationen werden bis zu vier Substanzen kombiniert. Typisch ist eine Kombination aus: Serotonin-5-HT_3-Rezeptor-Antagonisten, Dexamethason, $Neurokinin_1$-Rezeptorantagonisten und Olanzapin.

Antihistaminika (H_1-Rezeptor-Antagonisten)

Indikationen	1. **Allergien:** insbesondere Heuschnupfen 2. **Pruritus und Urtikaria:** z. B. Insektenstiche, Infektionen, Allergie 3. **Anaphylaxie:** Prophylaxe und Therapie
Wirkmechanismus	H_1-Antihistaminika hemmen die Wirkung von Histamin an H_1-Rezeptoren. Die Ödembildung aufgrund einer erhöhten Kapillarpermeabilität durch Histamin und Vasodilatation, die mit Ausschlag und Juckreiz assoziiert ist, wird antagonisiert – auch im Rahmen einer systemischen Histaminfreisetzung (Anaphylaxie). Ebenso werden bei Heuschnupfen trotz Histaminausschüttung Nasenreizung, Rhinorrhö und Juckreiz unterdrückt.
Dosierung	H_1-Antihistaminika (z. B. DesLoratadin, LevoCetirizin) werden bei Heuschnupfen, Juckreiz oder Urtikaria peroral angewendet. Für viele Patienten ist die Einnahme am Abend vorteilhaft, um Schlafstörungen zu vermeiden, die vor allem bei älteren H_1-Antihistaminika (z. B. Clemastin, Dimetinden) auftreten. Bei der Prophylaxe oder Behandlung einer Anaphylaxie werden H_1-Antihistaminika (Clemastin, Dimetinden) intravenös verabreicht. Im Vordergrund stehen jedoch andere lebensrettende Interventionen, wie die Gabe von Adrenalin, Flüssigkeit und/oder Sauerstoff. **Standarddosierung:** • DesLoratadin: 5 mg/d, respektive Loratadin: 10 mg/d • LevoCetirizin: 5 mg/d, respektive Cetirizin: 10 mg/d • Clemastin: 0,05 mg/kg einmalig, üblich 2–4 mg • Dimetinden: 0,1 mg/kg einmalig, üblich 4–8 mg **Niereninsuffizienz:** keine Anpassung. **Leberinsuffizienz:** keine Anpassung.
Schwangerschaft und Stillzeit	Cetirizin und Loratadin gelten als Mittel der Wahl in Schwangerschaft und Stillzeit. Wenn der sedierende Effekt von Clemastin bzw. Dimetinden vertreten werden kann, können beide Wirkstoff ebenfalls eingesetzt werden.

Kontraindikationen	Keine.
Nebenwirkungen	H_1-Antihistaminika unterscheiden sich je nach Entwicklungszeitpunkt (Generation) stark hinsichtlich ihres Nebenwirkungsspektrums, da jüngere H_1-Antihistaminika die Blut-Hirn-Schranke nicht überwinden: • 1. Generation: starke Sedierung, anticholinerge Eigenschaften • 2. Generation: kaum Sedierung, wenig anticholinerg Insgesamt haben H_1-Antihistaminika ein günstiges Sicherheitsprofil.
Wechselwirkungen	• Additive anticholinerge Wirkungen • Additive QT-Zeit-Verlängerung
Kommunikation	Die Linderung der Symptome Juckreiz, Ausschlag und Naselaufen steht im Fokus der Behandlung. Bei DesLoratatin und LevoCetirizin sind kaum Nebenwirkungen zu erwarten. Bei Gabe von Clemastin oder Dimetinden können vermehrte Müdigkeit und Konzentrationsstörungen auftreten, die einer aktiven Teilnahme am Straßenverkehr entgegenstehen. Außerdem ist die Kombination mit Alkohol mit additiver Sedierung assoziiert.
TIPP	Im Akutfall einer Anaphylaxie muss bei Erwachsenen über 40 kg KG erwogen werden, zwei Ampullen Clemastin oder Dimetinden zu applizieren. Die zusätzliche Applikation eines H_2-Antihistaminikums zur weiteren Reduktion einer Vasodilatation wird in der Literatur diskutiert. In Deutschland steht jedoch nur noch orales Famotidin zur Verfügung, das entsprechend lediglich mit ausreichend Vorlauf (30–60 min) in der Prophylaxe eingesetzt werden kann.

Indikationen	1. **Prophylaxe oder Behandlung systemischer, invasiver Candida (C.)- oder Aspergillus (A.)-Infektionen,** auch bei Patienten mit einer Immunsuppression 2. Behandlung **lokaler Pilzinfektionen des Oropharynx, der Vagina und der Haut** entweder topisch (Nystatin, Clotrimazol) oder systemisch (z. B. Fluconazol)
Wirkmechanismus	Pilzzellen enthalten im Gegensatz zu Säugetieren Ergosterol in ihrer Zellmembran und Glukane in ihrer Zellwand. Diese Strukturbestandteile stellen Ziele für die antimykotische Therapie dar. Der fungizide Wirkungsmechanismus der **Polyene** (z. B. Amphotericin B und Nystatin) beruht womöglich auf der **Störung der sterolhaltigen Zellmembran der Pilze.** Die Gruppe der **Azole** (z. B. Clotrimazol, Fluconazol, Posaconazol) **hemmt die Synthese** des für die Zellwand der Pilze wichtigen **Ergosterols.**
Dosierung	**Topische Antimykotika** werden entweder aufgetragen oder bei Schleimhaut-Candidosen geschluckt. **Systemische Azole** Klinisch angewendet werden Fluconazol, Voriconazol, Posaconazol und Isavuconazol. Im Weiteren werden nur Fluconazol und Voriconazol beschrieben. **Fluconazol** wird ausschließlich bei Fluconazol-sensiblen C.-Infektionen angewendet, typischerweise bei Schleimhautinfektionen. Invasive C.-Infektionen sollen primär nicht mit Fluconazol behandelt werden. Es kann aber nach erfolgreicher Initialtherapie eine Anschlusstherapie mit Fluconazol erfolgen. Bei A.-Infektionen hat Fluconazol keine Wirksamkeit. • Nach oraler Gabe sehr hohe Bioverfügbarkeit • Einnahme unabhängig von der Nahrung • Unter allen Azolen hat Fluconazol die beste Verträglichkeit. • **Dosis p. o. und i. v.:** – Schwere invasive C.-Infektionen (nachgewiesen mittels Blutkultur oder histopathologisch): 800 mg Tag 1, danach 400 mg/d. Dauer in Abhängigkeit von dem Verlauf der Infektion. Maximaldosis: 1,2 g/d. – Nicht schwere C.-Infektionen (z. B. Soorösophagitis): 400 mg Tag 1, danach 100–200 mg/d, üblicherweise über 2–3 Wochen **Voriconazol** hat auch eine Wirksamkeit bei Aspergillus und wird daher zur Prophylaxe und Therapie der A.- wie auch C.-Infektionen verwendet. • Bei Nüchterneinnahme (1 h vor bzw. nach einer Mahlzeit) sehr gute Bioverfügbarkeit, sonst vermindert • Intravenöse Therapie sollte aufgrund Nebenwirkungen nur durch den Experten erfolgen. • **Dosis p. o.:** Tag 1: 2× 400 mg im Abstand von 12 h, ab Tag 2: 200 mg, 2×/d (Erhaltungstherapie) **Topisch** angewendete Antimykotika haben keine wesentlichen Warnungen oder Dosisanpassungen bei Niereninsuffizienz oder Leberfunktionsstörung. **Niereninsuffizienz:** • **Fluconazol** muss ab einer CreaCl < 50 ml/min in der Dosis reduziert werden, kann aber prinzipiell auch bei dialysepflichtiger NI verabreicht werden. • Bei **Voriconazol** ist auch bei schwerer Niereninsuffizienz bei der oralen Gabe keine Dosisanpassung erforderlich. Dagegen sollte Voriconazol in der i. v.-Formulierung nicht bei Niereninsuffizienz gegeben werden, da die Trägersubstanz rasch kumuliert. **Leberfunktionsstörung:** Bei bereits leichter Leberfunktionsstörung müssen alle Azole mit größter Sorgfalt verabreicht, ggf. dosisreduziert werden und sie sind bei schwerer Leberfunktionsstörung kontraindiziert.

Schwangerschaft und Stillzeit	Eine systemische Therapie mit Fluconazol soll vermieden werden und ist für Voriconazol kontraindiziert.
Kontraindikationen	• Allergie auf Azole • Leberfunktionsstörungen: Beachte Dosisreduktion und ggf. absetzen. • Voriconazol: systemische Therapie in Schwangerschaft und Stillzeit und bei Nereninsuffizienz
Nebenwirkungen	• Gastrointestinale Beschwerden • Kopfschmerzen • Anstieg der Transaminasen • Meist milde Hautreaktionen • Selten sind schwerwiegende Reaktionen wie z. B. Hepatitis bis hin zum Leberversagen, anaphylaktische Reaktion, QT-Zeit-Verlängerung sowie schwere Hautreaktionen. • Voriconazol intravenös: Es kann zu temporären Farbsehstörungen kommen.
Wechselwirkungen	Azole hemmen das Cytochrom-P450-Enzym und haben damit ein klinisch bedeutsames hohes Wechselwirkungspotenzial! Ausgewählte Wechselwirkungen: • Carbamazepin, Phenytoin • SSRI wie Escitalopram • Amiodaron • Vitamin-K-Antagonisten • Clopidogrel, **cave:** Wirkverlust möglich! • Statine QT-Zeit-Verlängerung ist möglich. Bei **topisch verabreichten Antimykotika** muss auf keine Wechselwirkungen geachtet werden.
Kommunikation	• Kontrolliere Leberwerte: anfänglich wöchentlich • Kontrolliere Wechselwirkungen • Kontrolliere Infektionsverlauf z. B. mittels Blutkulturen • Eine Kontrolle des Wirkstoffspiegels (Drug Monitoring) soll erfolgen. Menschen mit CYP-Variationen metabolisieren Voriconazol sehr schnell, was zu verminderten Wirkstoffspiegeln führen kann mit der Gefahr von Therapieversagen. • Die Kontrolle der QT-Zeit sowie der Elektrolyte, besonders bei einer Kombination mit anderen (potenziell) QT-Zeit-verlängernden Medikamenten, ist wichtig.
TIPP	Der Nachweis von Candida in einer Blutkultur darf nie als Kontamination gewertet werden, sondern muss als behandlungsbedürftige Fungämie angesehen werden. Obwohl die meisten Infektionen durch *C. albicans* verursacht werden und daher fast immer Fluconazol-sensibel sind, muss primär immer mit einem Echinocandin behandelt werden. Zentrale Venenkatheter sollen entfernt und die Gefahr einer mykotischen Endokarditis bedacht werden. Die Identifikation der C.-Subspezies und die Erregerempfindlichkeit gegenüber Antimykotika ist obligat.

Indikationen	**Amphotericin B (AmB)** und **Echinocandine** werden zur Behandlung systemischer und invasiver **Candida-(C.-)** wie auch **Aspergillus-(A.-)** Infektionen, auch bei Patienten mit einer Neutropenie oder Immunsuppression angewendet. AmB als lokales Antimykotikum ist nicht Bestandteil dieses Kapitels.
Wirkmechanismus	Im Gegensatz zu menschlichen und tierischen Zellen enthalten Pilzzellen Ergosterol (Zellmembran) und Glukane (Zellwand). Diese Strukturbestandteile stellen somit Targets für die antimykotische Therapie dar. Die Gruppe der **Echinocandine,** deren Ursubstanz einem Pilz entstammt, **hemmen die Synthese** des für die Zellwand vieler Fadenpilze und Hefen essenziellen **β-(1, 3)-D-Glukan.** Der Wirkungsmechanismus der ebenfalls auf natürlichen Ursprung zurückgehenden **Polyene** (z. B. AmB und Nystatin) ist nicht ganz geklärt. Womöglich beruht er auf der **Interaktion mit den in der Zellmembran der Pilze eingelagerten Sterole.** Dadurch nimmt die Permeabilität der Zellwand zu, was schließlich zum Tod der Zelle führt.
Dosierung	Systemmykosen sollten ausschließlich stationär und unter der Aufsicht eines in der Therapie von Systemmykosen erfahrenen Arztes durchgeführt werden. **Liposomales AmB** • **Nicht liposomales AmB** soll aufgrund der teils fatalen Nebenwirkungen **nicht** mehr angewendet werden. • Liposomales AmB muss langsam über > 1 h infundiert werden, da bei zu schneller Infusion das Risiko von allergischen Reaktionen stark ansteigt. • **Dosis liposomales AmB:** typische Tagesdosis 3 mg/kg – Steigerung der Tagesdosis bei lebensbedrohlichen Infektionen oder speziellen Pilzinfektionen (z. B. Zygomyceten): 5 mg/kg – Tageshöchstdosis: 10 mg/kg, jedoch ohne Zunahme der Wirksamkeit – Therapiedauer ist abhängig von der Infektion, dem Immunstatus des Patienten und dem Infektionsverlauf. **Nieren- und Leberinsuffizienz:** keine Dosisanpassung notwendig, aber wöchentliche Kontrollen des Blutbilds, Transaminasen und Nieren-Retentionswerte sollten erfolgen. **Echinocandine** • Es gibt vier Echinocandine **(Anidulafungin, Caspofungin, Micafungin und Rezafungin),** die ausschließlich intravenös verabreicht werden. • Therapiedauer ist abhängig von der Infektion, dem Immunstatus des Patienten und dem Infektionsverlauf. • Alle Echinocandine müssen langsam über mindestens 1 h infundiert werden, da bei zu schneller Infusion das Risiko von allergischen Reaktionen stark ansteigt. **Anidulafungin:** • Indikation: invasive C.-Infektionen • Dosis: 200 mg Tag 1; ab Tag 2: 100 mg/d **Caspofungin:** • Indikation: invasive C.- oder A.-Infektionen • Dosis: 70 mg Tag 1; ab Tag 2 bei Körpergewicht > 80 kg mit 70 mg/d und bei Gewicht < 80 kg mit 50 mg/d ggf. Steigerung auf 70 mg/d **Micafungin:** • Indikation: invasive C.-Infektionen • Dosis: 100 mg/d ggf. Steigerung auf 200 mg/d • Eine Aufsättigungsdosis ist nicht erforderlich. **Rezafungin** • Indikation: invasive C.-Infektionen • Dosis: 400 mg an Tag 1 danach 200 mg einmal **wöchentlich**

	Niereninsuffizienz: keine Dosisanpassung erforderlich. Dialyse eliminiert Echinocandine nur unzureichend. **Leberinsuffizienz:** Caspofungin und Micafungin dürfen bei schwerer Leberfunktionsstörung nicht gegeben werden. Bei Anidulafungin müssen die Leberenzyme überwacht, aber es muss wie auch bei Rezafungin keine Dosisreduktion durchgeführt werden.
Schwangerschaft und Stillzeit	• Liposomales Amphotericin B und Echinocandine dürfen prinzipiell in der Schwangerschaft gegeben werden. • Außer Caspofungin dürfen alle anderen Echinocandine und liposomales Amphotericin B prinzipiell in der Stillzeit gegeben werden.
Kontraindikationen	• Kontraindikation für Caspofungin und Micafungin bei schwerer Leberfunktionsstörung • Allergien auf Echinocandine oder Amphotericin B
Nebenwirkungen	**Liposomales AmB:** Häufige Nebenwirkungen sind: • Gefühl der Dyspnoe • Blutdruckabfall mit Palpitationen • Anstieg der Transaminasen • Überempfindlichkeitsreaktionen mit Schüttelfrost und Fieber Akute Nierenfunktionsstörung oder eine schwere Leberfunktionsstörung sind im Gegensatz zur nicht liposomalen Formulierung selten. **Echinocandine** sind gut verträglich. Häufige Nebenwirkungen sind: • Blutbildveränderungen, besonders Anämie und Leukopenie • Gefühl der Dyspnoe • Anstieg der Transaminasen • Überempfindlichkeitsreaktionen besonders bei Infusion • Eine akute Nierenfunktionsstörung oder eine schwere Leberfunktionsstörung bzw. ikterische Hepatitis sind selten.
Wechselwirkungen	**Echinocandine** haben ein sehr geringes Wechselwirkungspotenzial. **Liposomales AmB** hat ein geringes Interaktionsrisiko. Kristalloide Trägerlösungen (wie NaCl) zerstören die Liposomen und dürfen nicht zusammen verwendet werden.
Kommunikation	• Kontrolliere Infektionsverlauf, z. B. mittels Blutkulturen, β-(1, 3)-D-Glukan • Echinocandine: kontrolliere Leberwerte • Bedenke, dass zwar liposomales AmB und Caspofungin ein sehr breites Spektrum an C.- und A.-Stämmen abdeckt, aber es gibt Ausnahmen. Beispielsweise kann es bei Infektionen mit *C. glabrata, C. dubliensis* und *A. terreus* unter liposomalem AmB zu einem Therapieversagen kommen.
TIPP	In Mitteleuropa gibt es nur Pilzinfektionen durch opportunistische Hefen (überwiegend *C. albicans*) und Schimmelpilze (überwiegend *A. fumigatus*), aber es existieren keine primär humanpathogenen Pilzarten. Damit sich eine opportunistische Pilzinfektion entwickeln kann, bedarf es einer Immunsuppression (z. B. Neutropenie, Immunsuppressiva, Nierenversagen, Diabetes mellitus) sowie häufig weiterer iatrogener Maßnahmen (z. B. ZVK, parenterale Ernährung). Auf klinischer und laborchemischer Basis kann nicht zwischen einer bakteriellen und einer mykotischen Sepsis unterschieden werden. Daher muss bei fehlendem Ansprechen auf ein Antibiotikum bei schwer kranken Patienten frühzeitig auch an eine Pilzsepsis gedacht werden, ausreichend Blutkulturen abgenommen und mit einer antimykotischen Therapie (primär Echinocandine) begonnen werden.

Antipsychotika, atypische

Indikationen	1. **Agitation:** mit gefährlichem oder gewalttätigem Verhalten 2. **Schizophrenie:** Erstlinie 3. **Bipolare Störung:** in akuten Phasen (Manie, Hypomanie) 4. **Übelkeit und Erbrechen (off-label):** Chemotherapie-assoziiert
Wirkmechanismus	Der antipsychotische Effekt von Clozapin, Olanzapin, Quetiapin und Risperidon ist noch nicht vollständig aufgeklärt und beruht vermutlich auf einer Blockade von postsynaptischen Dopamin-D_2-Rezeptoren sowie von anderen Rezeptoren (insbesondere 5-HT_{2A}). Diese Unselektivität resultiert in einer gleichwertigen (teils besseren) **antipsychotischen Wirkung** und einem anderen (atypischen) Nebenwirkungsprofil als Haloperidol ohne extrapyramidale Störungen.
Dosierung	Bei akuter Agitation können **Quetiapin oder Risperidon peroral** eingesetzt werden. Kurzwirksame parenterale Arzneiformen stehen nicht zur Verfügung, sodass im Delirmanagement z. B. niedrig potente Antipsychotika als Alternative gesucht werden sollten. Zur **Therapieeinstellung bei Schizophrenie oder manischen Episoden** werden atypische Antipsychotika **peroral als Tabletten oder Schmelztabletten** vorzugsweise am Abend appliziert. Durch einen Psychiater kann die Therapie im Verlauf **auf langwirksame i. m.-Depotpräparate** (z. B. Risperidon) zur Sicherstellung der Therapie umgestellt werden. Auch bei stationären Aufenthalten soll eine antipsychotische Therapie nicht unterbrochen werden. • Olanzapin: Schizophrenie initial 10 mg, Bereich 5–20 mg/d • Clozapin: Schizophrenie initial 12,5 mg, Ziel 300 mg/d • Quetiapin: bipolare Störung 100 mg, max. 800 mg/d • Risperidon: Agitation 2× 0,25 mg, max. 2× 1,0 mg **Niereninsuffizienz:** • Olanzapin, Risperidon: Anpassung ab leichter Einschränkung • Clozapin: keine Gabe ab schwerer Einschränkung • Quetiapin: keine Anpassung **Leberinsuffizienz:** Vorsicht ab leichter Beeinträchtigung (initial halbe Dosierung).
Schwangerschaft und Stillzeit	Quetiapin gilt als Mittel der Wahl in Schwangerschaft und Stillzeit. Clozapin, Olanzapin oder Risperidon gelten jedoch auch als vertretbar. Bei Clozapin ist ein Übergang in die Muttermilch mit einem Agranulozytose-Risiko beim Säugling beschrieben.

Kontraindikationen	• Olanzapin, Risperidon: keine • Clozapin: bekannte Agranulozytose, Granulozytopenie, schwere Erkrankungen der Niere, der Leber, des Herzens (Myokarditis) oder der Knochenmarkfunktion, Epilepsie, paralytischer Ileus • Quetiapin: Anwendung mit CYP3A4-Hemmern
Nebenwirkungen	Aufgrund der unselektiven Rezeptorwirkungen ist mit verschiedensten Nebenwirkungen zu rechnen: • Clozapin: Agranulozytose • Sedierung • Metabolische Störungen: Gewichtszunahme, Diabetes mellitus, Lipidveränderungen • QT-Zeit-Verlängerung, Arrhythmien • Extrapyramidale Symptome (selten, vgl. Haloperidol)
Wechselwirkungen	**Additive Effekte durch pharmakodynamische Effekte:** • Sedierung mit anderen Sedativa • QT-Zeit-Verlängerung mit z. B. Amiodaron, Makroliden, SSRI • Granulozytopenie mit anderen Noxen (z. B. Metamizol) • Dopamin-Hemmung mit Metoclopramid, Domperidon **Schwere Nebenwirkungen durch pharmakokinetische Interaktionen:** • Quetiapin: Spiegelerhöhung durch CYP3A4-Hemmer, z. B. Clarithromycin, Erythromycin (Einmalgabe!), Voriconazol • Risperidon: Spiegelerhöhung durch CYP2D6-Hemmer, z. B. Fluoxetin, Paroxetin, Chinidin
Kommunikation	Informieren Sie Clozapin-Patienten über die Wichtigkeit der regelmäßigen Blutbildkontrollen mit der Empfehlung, sich bei Infektzeichen ärztlich vorzustellen. Weiterhin sollen Kontrollen des Gewichts, der Lipidwerte und des Nüchternblutzuckerspiegels sowie kardiologischer Parameter durchgeführt werden. Informieren Sie bei Konsilanforderungen über die antipsychotische Therapie, sodass die zahlreichen Interaktionen bei Therapieempfehlungen berücksichtig werden können.
TIPP	Olanzapin kann nachrangig zu klassischen Antiemetika auch off-label im Rahmen einer emetogenen Chemotherapie eingesetzt werden. Patienten können unter Berücksichtigung der QT-Zeit-Verlängerung (Antibiotika? weitere Antiemetika?) von 2,5–5 mg zum Abend profitieren.

Antipsychotika, niedrig potente

Indikationen	1. **Akute Unruhe- und Erregungsstörung** 2. **Schlafstörungen**
Wirkmechanismus	Levomepromazin, Melperon, Promethazin und Pipamperon hemmen Dopamin-Rezeptoren nur in geringem Ausmaß und wirken aufgrund dessen nur gering antipsychotisch. Levomepromazin und Promethazin wirken antihistaminerg, antimuskarinerg und antiserotonerg. Ferner blockiert Promethazin α-Rezeptoren. Melperon und Pipamperon wirken weder antihistaminerg, noch antimuskarinerg.
Dosierung	Levomepromazin, Melperon, Promethazin und Pipamperon stehen als Tabletten und Tropfen bzw. Saft zur Verfügung. Als parenterale Applikationsformen können Levomepromazin und Promethazin i. v. oder i. m. angewendet werden. Die Gabe erfolgt am besten zur Nacht. In der Palliativmedizin wird Levomepromazin auch off-label s. c. als Koanalgetikum oder Antiemetikum eingesetzt. Während Melperon und Pipamperon bei strenger Indikationsstellung langfristig als sichere Therapie gelten, sollen Levomepromazin und Promethazin nur kurzfristig verordnet werden. • Levomepromazin: 25 mg, max. 150 mg/d (ggf. bis zu 600 mg/d) • Melperon: 25 mg, max. 200 mg/d (ggf. bis zu 400 mg • Promethazin: 12,5 mg, max. 200 mg/d • Pipamperon: 40 mg, max. 360 mg/d **Niereninsuffizienz:** • Vorsicht ab leichten Funktionseinschränkungen • Präferenz für Einsatz von Melperon **Leberinsuffizienz:** • Levomepromazin, Promethazin, Melperon: Vorsicht • Melperon: keine Gabe ab schwerer Beeinträchtigung • Präferenz für Einsatz von Pipamperon
Schwangerschaft und Stillzeit	Promethazin ist das niedrig-potente Antipsychotikum der Wahl in der Schwangerschaft. Der Einsatz in der Stillzeit ist vertretbar.

Kontraindikationen	• Anamnestisch bekanntes malignes Neuroleptika-Syndrom • Akute Intoxikation mit Alkohol, Hypnotika, Opioiden, Antidepressiva und anderen zentraldämpfenden Substanzen • Levomepromazin, Promethazin: Kreislaufschock, Koma, Erkrankung des Knochenmarks • Melperon: schwere Leberinsuffizienz
Nebenwirkungen	Antipsychotika sollen **bei Patienten mit Demenz** und generell älteren Patienten nur **zurückhaltend und mit Vorsicht** angewendet werden. Bei diesen Patienten besteht erhöhtes Risiko für das Auftreten zerebrovaskulärer Ereignisse sowie eine erhöhte Letalität. • Müdigkeit • Hypotonie, orthostatische Dysregulation • QT-Zeit-Verlängerung (Torsade-de-Pointes, Arrhythmien) • Extrapyramidale Symptome (selten, vgl. Haloperidol) • Blutbildveränderungen • Malignes Neuroleptisches Syndrom
Wechselwirkungen	Additive Effekte durch pharmakodynamische Effekte: • Sedierung mit anderen Sedativa • QT-Zeit-Verlängerung mit z. B. Amiodaron, Makroliden, SSRI • Anticholinerge-Effekte mit anderen Anticholinergika • Dopamin-Antagonisten inkl. Metoclopramid führen zu einer Wirkabschwächung von Dopamin-Agonisten (Levodopa). Bei Gabe von Adrenalin kann eine paradoxe Hypotonie auftreten.
Kommunikation	Neben der Pharmakotherapie ist eine ruhige Gesprächsführung bei einer Agitation sehr wichtig. Hier können auch mögliche Ursachen (Dehydrierung, Infektionen) und deren geplante Behebung angesprochen werden.
TIPP	Im Delirmanagement sind vor allem in Akutsituationen auf Normal- und Intensivstationen präventive Maßnahmen empfohlen: • Orientierungshilfen (Kalender, Uhr, Tag-Nacht-Rhythmus) • Seh- und Hörhilfen • Frühzeitige Mobilisation • Frühzeitige Entfernung von Drainagen

Antipsychotika, typische, sehr stark potente

Indikationen	1. **Agitation:** mit gefährlichem oder gewalttätigem Verhalten 2. **Schizophrenie:** nachrangig zu atypischen Antipsychotika 3. **Bipolare Störung:** in akuten Phasen (Manie, Hypomanie) 4. **Übelkeit und Erbrechen (teilweise off-label):** postoperativ, Chemotherapie-assoziiert, palliativ
Wirkmechanismus	Der **antipsychotische Effekt** von Haloperidol ist noch nicht vollständig aufgeklärt und beruht vermutlich auf einer Blockade von postsynaptischen Dopamin-2-Rezeptoren. Der **antiemetische Effekt** kann über die Hemmung von Dopamin-Rezeptoren in der Chemorezeptortriggerzone erklärt werden.
Dosierung	Bei akuter gefährlicher Agitation kann Haloperidol i. m. als Einmalgabe eingesetzt werden. Die intravenöse Gabe stellt aufgrund schwerwiegender Nebenwirkungen (Torsade-de-Pointes, Monitor!) seit einigen Jahren einen Off-Label-Use dar. Ältere Patienten benötigen deutlich geringere Dosen als junge Patienten, weshalb Alternativen im Delirmanagement (z. B. atypische oder niedrig potente Antipsychotika) gesucht werden sollten. Zur Therapieeinstellung bei Schizophrenie oder manischen Episoden wird Haloperidol peroral als Tabletten oder Tropfen appliziert. Durch einen Psychiater kann die Therapie im Verlauf auf langwirksame i. m. Depotpräparate zur Sicherstellung der Therapie umgestellt werden. Parenterale Applikation (i. m. oder off-label s. c.) bietet sich zur Behandlung von Übelkeit an. • Agitation: 0,5–5 mg als Einmalgabe i. m., max. 10 mg/d • Schizophrenie: 2–10 mg/d p. o., max. 20 mg/d • Übelkeit/Erbrechen: 3× 0,5 mg/d p. o., i. m., off-label s. c. **Niereninsuffizienz:** Anpassung ab schwerer Einschränkung. **Leberinsuffizienz:** Anpassung ab leichter Beeinträchtigung.
Schwangerschaft und Stillzeit	Der Einsatz von Haloperidol ist in Schwangerschaft und Stillzeit vertretbar. Bessere Alternativen sind ggf. Quetiapin oder Risperidon.

Kontraindikationen	• Neurologie: Koma, Depression, Morbus Parkinson, Lewy-Körper-Demenz, Blickparese • Kardiologie: Long-QT-Syndrom, verlängerte QT-Zeit, kürzlicher akuter Myokardinfarkt, dekompensierte Herzinsuffizienz, bekannte ventrikuläre Arrhythmie, Torsade-de-Pointes, Hypokaliämie, andere QT-Zeit-verlängernde Arzneimittel
Nebenwirkungen	Wichtigste Nebenwirkung, die auch zu Therapieabbruch führen kann, ist das **extrapyramidale Syndrom:** • Unwillkürliche Bewegungen oder Muskelspasmen • Akathisie Selten, aber lebensbedrohlich, ist das **Maligne Neuroleptische Syndrom:** Rigidität, Verwirrtheit, autonome Dysregulation, Fieber. Weitere Nebenwirkungen: • Schläfrigkeit • Hypotension • QT-Zeit-Verlängerung • Erektile Dysfunktion • Symptome einer Hyperprolaktinämie (Galaktorrhö, Menstruationsstörungen, Brustschmerzen) Spätdyskinesien (unwillkürliche, sinnlose, repetitive Bewegungen – z. B. Schmatzen) können Monate oder Jahre nach Therapiebeginn auftreten und können, müssen aber nicht, bei Therapieende bestehen bleiben.
Wechselwirkungen	• Additive QT-Zeit-Verlängerung mit anderen Risikoarzneimitteln (Amiodaron, SSRI, trizyklische Antidepressiva, Antibiotika, Antiemetika) • Dopamin-Antagonisten inkl. Metoclopramid führen zu einer Wirkabschwächung von Dopamin-Agonisten (Levodopa).
Kommunikation	Das Ziel der Therapie mit Haloperidol ist eine gute Symptomkontrolle, weshalb der Patient diesbezüglich und bezüglich der Verträglichkeit gemonitort werden sollte. Es können mehrere Wochen (ggf. mit Dosisanpassungen) vergehen, bis ein zufriedenstellendes Therapieergebnis erreicht wird. Hierbei spielt auch die Förderung der Therapietreue eine wichtige Rolle.
TIPP	Bei Versagen nichtmedikamentösen Maßnahmen (Valsalva-Manöver, Luftanhalten, Eiswasser trinken) kann Haloperidol beim Singultus in sehr niedriger Dosis versucht werden. Am besten eignet sich hier der Einsatz von Tropfen: 5 Tropfen (respektive 0,5 mg) bis zu 3 Gaben.

Azathioprin

Indikationen	1. In Kombination mit anderen Immunsuppressiva zur **Vorbeugung einer Abstoßungsreaktion nach allogener Transplantation** 2. **In schweren Fällen verschiedener chronisch entzündlicher Erkrankungen,** wenn Kortikosteroide nicht vertragen werden, ein Steroid-abhängiger Verlauf eintritt oder keine ausreichende Wirkung durch Steroide erzielt werden kann: – Schwere aktive rheumatoide Arthritis – Schwere oder mittelschwere entzündliche Darmerkrankungen (Morbus Crohn oder Colitis ulcerosa) – Systemischer Lupus erythematodes – Dermatomyositis – Autoimmunhepatitis – Polyarteriitis nodosa – Pemphigus vulgaris – Refraktäre autoimmune hämolytische Anämie durch IgG-Wärmeautoantikörper – Chronisch refraktäre idiopathische thrombozytopenische Purpura
Wirkmechanismus	Bei Azathioprin handelt es sich um eine Prodrug, die selbst keine pharmakologische Wirkung besitzt. Durch seinen Metabolismus entstehen aktive Substanzen. Der Hauptmetabolit, 6-Mercaptopurin, wird weiter zu mehreren aktiven Metaboliten umgewandelt. Diese **hemmen die Replikation von DNA und RNA durch Blockade der Purinsynthese.** Da Lymphozyten auf eine konstante Neusynthese von Purinen angewiesen sind, reagieren diese besonders empfindlich auf eine Azathioprin-Therapie.
Dosierung	Aufgrund des immunsuppressiven Effekts von Azathioprin und den zahlreichen möglichen Nebenwirkungen sollte die Therapie durch einen Spezialisten oder durch dessen Anweisung erfolgen. • Die Dosierung erfolgt gewichtsadaptiert mit 1–3 mg/kg KG pro Tag, verteilt auf zwei Gaben. • Eine schrittweise Steigerung der Dosis, z. B. wöchentlich um 25 oder 50 mg, beugt unter Umständen leichten Nebenwirkungen vor. **Nieren- und Leberinsuffizienz:** Bei Patienten mit Nierenfunktionsstörungen und/oder leichten bis mittelschwerer Leberfunktionsstörung wird eine Dosierung im unten Bereich des empfohlenen Dosisspektrums empfohlen.
Schwangerschaft und Stillzeit	Während einer Schwangerschaft sollte die Indikation für eine Azathioprin-Therapie streng gestellt werden (**Cave:** Leukopenie und/oder Thrombozytopenie bei Neugeborenen). Während der Stillzeit ist eine Therapie mit Azathioprin kontraindiziert.

Kontraindikationen	• Impfung mit Lebendvakzinen • Stillzeit
Nebenwirkungen	• Knochenmarksuppression: Leukopenie mit erhöhter Infektanfälligkeit • Am Metabolismus von Azathioprin sind die Enzyme Xanthinoxidase und Thiopurin-Methyltransferase (TPMT) beteiligt. Bei einigen Patienten liegt eine reduzierte oder fehlende Aktivität von TPMT vor. Bei fehlender TPMT-Aktivität sollte Azathioprin nicht, bei reduzierter Aktivität nur durch Spezialisten verordnet werden. • Übelkeit, kann durch Aufteilung der Tagesdosis reduziert werden. • Überempfindlichkeitsreaktionen • Venenverschlusskrankheit (sinusoidales Obstruktionssyndrom der Leber) • Hepatotoxizität • Erhöhtes Tumorrisiko (u. a. Lymphome, weißer Hautkrebs)
Wechselwirkungen	• Erhöhtes Infektrisiko bei Kombination mit anderen Immunsuppressiva • Erhöhte Toxizität bei gleichzeitiger Therapie mit Xanthinoxidase-Inhibitoren (z. B. Allopurinol, Febuxostat) • Erhöhtes Leukopenie-Risiko bei gleichzeitiger Therapie mit myelosuppressiven Medikamenten oder Inhibitoren der Purinsynthese • Ggf. verringerte Phenoprocoumonwirkung unter Azathioprin-Therapie
Kommunikation	Der Patient sollte über die Indikation und den zu erwartenden Nutzen der Azathioprin-Therapie aufgeklärt werden. Es sollte darauf hingewiesen werden, dass es längere Zeit, ggf. bis zu 3 Monate, bis zu einem Erreichen der maximalen Wirkung dauern kann. Der Patient sollte bei Zeichen einer Infektion, einer Blutung oder einer Überempfindlichkeit (Ausschlag, Diarrhö, Erbrechen, abdominelle Schmerzen) einen Arzt aufsuchen. Patientinnen im gebärfähigen Alter sollten über mögliche Komplikationen einer Schwangerschaft während einer Azathioprin-Therapie aufgeklärt werden.
TIPP	Die Indikation und Einleitung einer Therapie mit Immunsuppressiva sollte von einem erfahrenen Arzt durchgeführt werden. Sie werden jedoch bereits als Assistenzarzt im klinischen Alltag Patienten mit einer entsprechenden Therapie behandeln. Sie sollten in einer solchen Situation eine Immunsuppressiva-Therapie nicht eigenständig beenden, können diese jedoch bei V. a. schwere Nebenwirkungen pausieren. In diesem Fall sollten umgehend die Spezialisten (z. B. Hepatologe nach Lebertransplantation oder bei Autoimmunhepatitis), welche die Therapie initiiert haben, kontaktiert werden. In Absprache sollten die jeweiligen Vorteile und Risiken einer Fortführung der Therapie diskutiert werden.

Benzodiazepine

Indikationen	1. **Epilepsie und Status epilepticus** 2. **Alkoholentzugserscheinungen** 3. **Sedierung vor Operationen oder Interventionen** 4. **Angstzustände** 5. **Schlafstörungen**
Wirkmechanismus	Als GABAA-Rezeptor-Agonisten modulieren Benzodiazepine diesen Chlorid-Kanal. Durch Einstrom von Chlorid in die Zelle wird diese unempfindlich gegenüber Depolarisation. Es resultieren **verringerte Angst, erhöhte Müdigkeit/Sedierung und antikonvulsive Effekte.** Ethanol führt bei chronischem Abusus zu einer Toleranzentwicklung des GABAA-Rezeptors. Ein plötzlicher Entzug verursacht eine verstärkte Aktivität, die durch Benzodiazepine gehemmt werden kann.
Dosierung	Benzodiazepine sind eine große Gruppe, deren Substanzen sich bei gleichem Wirkmechanismus hauptsächlich in ihrer Wirkdauer unterscheiden. Die Applikation kann je nach Wirkstoff über verschiedenste Routen erfolgen: peroral, nasal (off-label), intrabukkal, rektal, intravenös, intramuskulär, subkutan (off-label). • Epilepsie/Status epilepticus: – Lorazepam: 4 mg i. v.; Diazepam: 10 mg i. v., rektal; Midazolam: 10 mg i. m., intrabukkal, intranasal • Alkoholentzugserscheinungen: – Lorazepam (off-label): 2 mg nach Bedarf, max. 6 mg • Sedierung vor Operationen/Interventionen: – Midazolam: 7,5 mg • Angstzustände: – Alprazolam: 3× 0,25–0,5 mg, max. 3 mg • Schlafstörungen: – Temazepam: 10–20 mg **Niereninsuffizienz:** • Alprazolam, Diazepam: Anpassung ab leichter Einschränkung • Lorazepam, Midazolam, Temazepam: keine Anpassung **Leberinsuffizienz:** • Diazepam, Lorazepam, Midazolam, Temazepam: 50 % Dosis
Schwangerschaft und Stillzeit	In Schwangerschaft und Stillzeit gilt der kurzfristige Einsatz als vertretbar. Langfristig sollen Alternativen gesucht werden.

Kontraindikationen	• Myasthenia gravis • Spinale und zerebrale Ataxien • Akute Vergiftung mit Alkohol, zentraldämpfenden Pharmaka • Atemfunktionsstörung (Schlafapnoe, COPD)
Nebenwirkungen	Alle Benzodiazepine verursachen neurologische Nebenwirkungen, die bei höherem Alter stärker ausgeprägt sein können: • Benommenheit • Sturzgefahr • Sedierung (bis hin zu Koma) • Verlegung der Atmung Bei einer längeren Anwendung über mehr als 4 Wochen sind Abhängigkeit und bei Therapieende Entzugssymptomatik (ähnlich zum Alkoholentzug) beschrieben.
Wechselwirkungen	• Additive Sedierung: Alkohol, Antihistaminika, Opioide Einige Benzodiazepine (z. B. Alprazolam, Diazepam, Midazolam) werden über CYP-Enzyme verstoffwechselt: • Wirkverstärkung über CYP3A4-Hemmung durch Clarithromycin, Erythromycin (Einmalgabe!), Voriconazol • Wirkverlust über CYP3A4-Induktion durch Carbamazepin, Rifampicin, Phenytoin
Kommunikation	Benzodiazepine sollen Patienten kurzfristig bei Angst- oder Schlafstörungen unterstützen. Insbesondere die kurzfristige Anwendung zur Entlastung des Alltags in Akutsituationen (z. B. Unruhe vor geplanter Operation, Trauerfall) stellt eine klare Indikation dar. Bei kurzfristiger Anwendung unter 2–4 Wochen ist eine Abhängigkeit unwahrscheinlich. Informieren Sie den Patienten, nicht aktiv am Straßenverkehr teilzunehmen oder schwere Geräte zu bedienen. Für Z-Substanzen ist analog zu Benzodiazepinen ein Hang-Over in den nächsten Tag beschrieben. Stationäre Patienten, die hochdosierte oder intravenöse Benzodiazepine erhalten haben, müssen bezüglich ihres klinischen Status und ihrer Vitalparameter gemonitort werden.
TIPP	Bei Intoxikation mit Benzodiazepinen kann Flumazenil als spezifisches Antidot eingesetzt werden. Vor Gabe muss jedoch eine Abwägung zwischen dem Risiko einer (zu) tiefen Sedierung und dem schwierigen Management von Krampfanfällen – ohne Benzodiazepine – bei potenziellen Mischintoxikationen erfolgen.

Bismut (Pylera)

Indikationen	In Kombination mit Omeprazol, Metronidazol und Tetracyclin: 1. **Eradikation** von *Helicobacter pylori* 2. **Prävention rezidivierender peptischer Ulcera** bei Patienten mit *H. pylori*
Wirkmechanismus	Das in der *H-pylori*-Therapie eingesetzte Bismut wird als Bismutsalz in Verbindung mit Zitronensäure verabreicht. Im Magen wird die Verbindung aus Bismut und Zitronensäure gespalten. Anschließend bildet Bismut dort verschiedene andere Salzformen mit **bakterizider und antimikrobiotischer Aktivität.** Zusätzlich **hemmen** die Bismutsalze **die Bindung und das Wachstum von Bakterien** an gastralen Epithelzellen und die **Aktivität verschiedener Enzyme** von *H. pylori,* z. B. Phospholipase, Protease und Urease. Neben den antimikrobiotischen Effekten **hemmt** Bismut die **Darmsekretion** und wird daher auch bei Durchfällen eingesetzt (keine Zulassung in Deutschland). Diese Effekte werden auf eine Hemmung der Prostaglandin-Bildung und eine Stimulation der Resorption von Flüssigkeit, Natrium und Chlorid zurückgeführt.
Dosierung	Bei der Therapie von *H. pylori* wird Bismut als feste Kombination mit **Metronidazol** und Tetracyclin (Pylera) verschrieben, zusätzlich wird **Omeprazol** verordnet **(Quadrupel-Therapie).** Die Behandlung erfolgt über 10 d mit jeweils 3 Kapseln Bismut/Metronidazol und Tetracyclin (140 mg/125 mg/125 mg) 4×/d (12 Kapseln/d) sowie 2×/d 20 mg Omeprazol. **Nieren- und Leberinsuffizienz:** Kontraindikation bei Nieren- und Leberfunktionsstörungen.
Schwangerschaft und Stillzeit	Kontraindikation während Schwangerschaft und Stillzeit.

Kontraindikationen	• Kinder und Jugendliche (bis 12 Jahre) • Nieren- und Leberfunktionsstörungen • Schwangerschaft und Stillzeit
Nebenwirkungen	• Gastrointestinale Nebenwirkungen: u. a. Übelkeit, bitterer Geschmack, Diarrhö, schwarzer/dunkler Stuhlgang • Wenige Berichte über Enzephalopathien unter sehr hohen Dosen bismutaltiger Arzneimittel • Bezüglich der Nebenwirkungen von Metronidazol und Tetracyclin siehe dort.
Wechselwirkungen	Omeprazol erhöht ebenfalls die Bismut-Resorption. Daher sollte die Quadrupel-Therapie von *H. pylori* nach einer Mahlzeit eingenommen werden, um die Bismut-Resorption zu reduzieren.
Kommunikation	Der Patient sollte über die Indikation der bismuthaltigen Quadrupel-Therapie und die Bedeutung der Therapie in ausreichender Dosierung und Therapielänge aufgeklärt werden. Erklären Sie dem Patienten, dass die Einnahme nach einer Mahlzeit erfolgen sollte. Informieren Sie den Patienten, dass ein dunkler Stuhlgang sowie Verfärbungen der Zähne bzw. der Zunge auftreten oder auch die oben genannten gastrointestinalen Beschwerden möglich sind. Beim Auftreten neurologischer Symptome (z. B. Geschmacksstörungen, Hypoästhesie, Parästhesie, Anmnesie, Tremor etc.) sollte ein Arzt aufgesucht werden.
TIPP	Da Bismut Röntgenstrahlen absorbiert, können radiologische Untersuchungen im Bereich des Gastrointestinaltrakts beeinträchtigt werden.

Bisphosphonate und Denosumab

Indikationen	1. **Osteoporoseprophylaxe/-therapie:** Alendronat, Ibandronat, Risedronat, Denosumab 2. **Hyperkalzämie, tumorbedingt:** z. B. Zoledronat, Ibandronat 3. **Skelettbezogene Komplikationen bei Tumorerkrankungen:** z. B. Ibandronat, Pamidronat, Zoledronat, Denosumab 4. **Osteodystrophia deformans (Morbus Paget):** z. B. Zoledronat 5. **Riesenzelltumore des Knochens:** Denosumab
Wirkmechanismus	Bisphosphonate und Denosumab **reduzieren den Knochenverlust und steigern die Knochenmasse:** • Bisphosphonate akkumulieren in den Knochen, hemmen dort die Aktivität der Osteoklasten, induzieren deren Apoptose und reduzieren den Knochenumbau. • Denosumab greift in die Kommunikation zwischen Osteoblasten und Osteoklasten durch Bindung an RANKL (Receptor Activator of Nuclear Factor Kappa B-Ligand) der Osteoblasten ein. Ausbildung, Funktion und das Überleben von Osteoklasten werden durch die fehlende Aktivierung ihres RANK-Rezeptors limitiert.
Dosierung	Bisphosphonate stehen zur p. o. Einnahme oder zur i. v. Gabe zur Verfügung. Denosumab (monoklonaler Antikörper) wird s. c. verabreicht. Orale Bisphosphonate werden schlecht resorbiert, sollten nüchtern 30 min **vor** dem Frühstück mit reichlich Wasser in **aufrechter Position** eingenommen werden. Ergänzend zur Therapie soll eine ausreichende Substitution von Calcium und Vitamin D erwogen werden. Bei Denosumab ist diese obligat. • Alendronsäure: Osteoporose 70 mg/Wo. • Zoledronsäure: Osteoporose 5 mg/J., Knochenkomplikationen 4 mg/Mon. • Denosumab: Osteoporose 60 mg alle 6 Mon., Knochenkomplikationen 120 mg/Mon. **Niereninsuffizienz:** • Alendronsäure: keine Gabe bei GFR < 35 ml/min • Zoledronsäure: keine Gabe bei GFR < 35 ml/min • Denosumab: keine Anpassung **Leberinsuffizienz:** keine Anpassung.
Schwangerschaft und Stillzeit	Die Anwendung ist in Schwangerschaft und Stillzeit nicht empfohlen.

Kontraindikationen	• Hypokalzämie • Erkrankungen des Ösophagus • Bisphosphonate (nicht Ibandronat): schwere Niereninsuffizienz • Erkrankungen des Zahnapparats
Nebenwirkungen	Der saure Charakter der Bisphosphonate kann bei oraler Gabe eine schwere Ösophagitis verursachen. Weitere Nebenwirkungen sind mit der Pharmakologie assoziiert: • Hypophosphatämie • Kieferosteonekrose (BRONJ, MRONJ) • Femurfrakturen • Skelett- und Extremitätenschmerzen • Denosumab: Zweitmalignome
Wechselwirkungen	Absorptionsverlust durch zeitgleiche Einnahme mit mehrwertigen Kationen, wie Calcium, Magnesium, Eisen.
Kommunikation	Die Therapie mit Bisphosphonaten oder Denosumab soll die Knochen stärken und Frakturen verhindern. Patienten sollen über die korrekte Einnahme oraler Bisphosphonate (möglichst im Stehen), über das korrekte Einnahmeintervall sowie gründliche Zahnpflege und regelmäßige zahnärztliche Kontrollen informiert werden. Bei Irritationen der Speiseröhre soll ein Arzt aufgesucht werden. Die verschiedenen Indikationen von Bisphosphonaten und Denosumab erfordern verschiedene Maßnahmen zur Überwachung des Therapieerfolgs: • Osteoporose: DEXA (Dual-Röntgen-Absorptiometrie) alle 1–2 J., Kontrolle von Calcium-, Phosphat- und Vitamin-D-Spiegel • Hyperkalzämie: Calcium-, Phosphatspiegel, Symptomlinderung • Multiples Myelom, Knochenmetastasen, Morbus Paget: Knochenschmerzen, Frakturen, Calcium-, Phosphatspiegel
TIPP	Die meisten Bisphosphonate sind bei einer schweren Nierenfunktionsstörung kontraindiziert. Ibandronsäure kann bei einer GFR unter 30 ml/min als langsame Infusion mit 2 mg statt 6 mg dosiert werden. Dies gilt auch für Hämodialyse und andere Nierenersatzverfahren und stellt eine valide kostengünstige Alternative zu Denosumab dar.

β-Blocker

Indikationen	1. **Koronare Herzerkrankungen:** zur Therapie der Symptome und zur Reinfarktprophylaxe 2. **Chronische Herzinsuffizienz** 3. **Arrhythmien:** Vorhofflimmern (VHF), supraventrikuläre Tachykardien (SVT), ventrikuläre Extrasystolen, adrenerge ventrikuläre Tachykardien 4. **Hyperkinetisches Herzsyndrom** 5. **Phäochromozytom:** gleichzeitig mit α-Blockade 6. **Arterielle Hypertonie:** nicht als Erstlinientherapie, können jedoch eingesetzt werden, wenn andere Therapeutika unzureichend wirken oder kontraindiziert sind. 7. **Hyperthyreose** 8. **Migräneprophylaxe**
Wirkmechanismus	β-Blocker führen zu einer kompetitiven Blockade von β_1- (selektive β-Blocker) oder β_1- und β_2-Adrenorezeptoren (unselektive β-Blocker). β_1-Adrenorezeptoren werden in erster Linie im Herz exprimiert, β_2-Adrenorezeptoren finden sich auf der glatten Muskultur von Blutgefäßen und Atemwegen. Durch die Hemmung der β_1-Rezeptoren bewirken β-Blocker eine verminderte Kontraktionskraft und Leitungsgeschwindigkeit des Herzens. Als Folge davon sinken die Herzarbeit und der kardiale Sauerstoffverbrauch, wodurch die myokardiale Ischämie vermindert wird. Hierdurch wird die **Prognose bei schwerer Herzinsuffizienz verbessert.** Bei VHF führen β-Blocker durch eine Verlängerung der Refraktärzeit des Atrioventrikular(AV)-Knotens zu einer **Senkung der Herzfrequenz.** Dieser Effekt führt auch zur Beendigung einer SVT im Falle eines selbst erhaltenden (Re-Entry-) Kreislaufs mit Beteiligung des AV-Knotens. Bei der arteriellen Hypertonie wirken β-Blocker u. a. durch eine **verringerte Sekretion von Renin aus den Nieren.**
Dosierung	• β-Blocker werden in der Regel regelmäßig p. o. verordnet. Die Dosierung ist abhängig von Indikation und Wirkstoff. Die initiale Dosis ist bei einer Herzinsuffizienz niedriger als bei einer ischämischen Herzerkrankung oder bei arterieller Hypertonie. Die initiale Dosierung sollte sich nach der Empfehlung der Fachinformation richten. • i. v.-Präparate (z. B. Metoprolol) werden bei Indikationen mit der Notwendigkeit eines raschen Wirkungseintritts eingesetzt (z. B. Akutbehandlung des Myokardinfarkts, tachykarde Rhythmusstörungen). **Nieren- oder Leberinsuffizienz:** • Da keine Daten für eine Therapie der chronischen Herzinsuffizienz bei Patienten mit Nieren- und/oder Leberinsuffizienz vorliegen, sollte eine Dosissteigerung bei diesen Patienten nur vorsichtig und unter engmaschiger Kontrolle erfolgen. • Bei eingeschränkter Leberfunktion ist ggf. eine Dosisreduktion nötig.
Schwangerschaft und Stillzeit	β-Blocker stellen Antihypertensiva der Wahl während der Schwangerschaft und der Stillzeit dar. Da nach Therapie mit β-Blockern teilweise ein geringeres Geburtsgewicht beobachtet wurde, sollten Wachstumskontrollen des Fetus erfolgen.

Kontraindikationen	• AV-Block II. und III. Grades • Sick-Sinus-Syndrom (außer bei Patienten mit permanentem Herzschrittmacher) • Höhergradige SA-Blockierungen • Schock • Bradykardie (HF < 50 Schläge/min in Ruhe vor Behandlung) • Hypotonie • Azidose • Schwere periphere Durchblutungsstörungen • Bronchiale Hyperreagibilität • Gleichzeitige Gabe von Monoaminooxidase (MAO)-Hemmstoffen
Nebenwirkungen	• Bei Patienten mit Asthma können (vor allem unselektive) β-Blocker zu lebensbedrohlichen Bronchospasmen führen und sollten daher vermieden werden. • Bei der COPD können β-Blocker in der Regel sicher eingesetzt werden, es sollten jedoch selektive Präparate (z. B. Metoprolol oder Bisoprolol) eingesetzt werden. • Bei Herzinsuffizienz sollte mit einer niedrigen Dosis begonnen werden. Die Dosis sollte nur langsam gesteigert werden, da die Kontraktilität des Herzens anfangs vermindert und dadurch die Herzfunktion reduziert werden kann. • Weitere häufigere Nebenwirkungen sind: Gewichtszunahme, depressive Verstimmung, Konzentrations- und Schlafstörungen, Müdigkeit, Schwindelgefühl, Kopfschmerz, Bradykardie, orthostatische Hypotonie, vorübergehende GI-Beschwerden (Übelkeit, abdominelle Schmerzen, Diarrhö), Hautreaktionen, Muskelkrämpfe.
Wechselwirkungen	• Bei gleichzeitiger Anwendung mit Calciumkanalblockern vom Nicht-Dihydropyridin-Typ (z. B. Verapamil, Diltiazem) kann es zu Hypotonie sowie negativ inotropen Effekten, Bradykardie und sogar Asystolie kommen. • Im Gegensatz zu Bisoprolol handelt es sich bei Metoprolol um ein Substrat von Cytochrom-P450. CYP-Inhibitoren (z. B. Makrolide) können daher die kardiale Wirkung verstärken, während CYP-Induktoren (z. B. Phenytoin, Rifampicin) die Wirkung verringern können.
Kommunikation	Sie sollten dem Patienten den Hintergrund der Behandlung und die möglichen Effekte der β-Blocker-Therapie erläutern. Beschreiben Sie mögliche Nebenwirkungen und gehen Sie bei Männern auf das Risiko einer Impotenz ein. Warnen Sie bei einer Herzinsuffizienz vor dem Risiko einer initialen Verschlechterung der Symptome. In diesem Fall sollte sich der Patient umgehend bei einem Arzt vorstellen. Patienten mit einer obstruktiven Atemwegserkrankung sollten darüber informiert werden, dass Atembeschwerden auftreten können. Die Patienten sollten dann die Therapie beenden und einen Arzt aufsuchen.
TIPP	Bei einem akuten Beginn einer β-Blocker-Therapie (z. B. bei einem akuten Koronarsyndrom) sollten Sie ein Präparat mit einer eher kurzen Halbwertszeit auswählen (z. B. Metoprolol p. o.). Diese erlauben eine einfachere Dosisanpassung und können ggf. schneller beendet werden. Sobald der Patient stabil und gut eingestellt ist, sollte auf ein Präparat mit längerer Halbwertszeit und nur einer täglichen Gabe (z. B. Bisoprolol) gewechselt werden. β-Blocker sollten aufgrund des Risikos einer Reflextachykardie nicht plötzlich abgesetzt, sondern ausgeschlichen werden.

Indikationen	1. **Asthma:** Bei Asthma werden bei akuter Atemnot kurz wirksame β_2-Sympathomimetika (SABA) eingesetzt. Bei chronischem Asthma werden lang wirksame β_2-Sympathomimetika (LABA) eingesetzt, wenn eine alleinige Therapie mit inhalativen Steroiden nicht mehr ausreicht. Eine LABA-Therapie erfolgt jedoch immer in Kombination mit inhalativen Steroiden. 2. **Chronisch obstruktive Lungenerkrankung (COPD):** Bei COPD werden SABA bei akuter Atemnot eingesetzt. LABA stellen nach lang wirksamen Anticholinergika (LAMA) eine mögliche Zweitlinientherapie zur Verbesserung der Symptome und Reduktion der Häufigkeit von Exazerbationen dar. 3. **Hyperkaliämie:** Zur Senkung der Serumkaliumkonzentration kann vernebeltes Salbutamol zusätzlich zur Behandlung mit Insulin und Glukose oder Calciumglukonat eingesetzt werden. Salbutamol vermittelt jedoch nur eine Kaliumverteilung und keine -elimination.
Wirkmechanismus	β_2-Sympathomimetika aktivieren β_2-Rezeptoren auf glatten Muskelzellen von Bronchien, des Verdauungstrakts, des Uterus und von Gefäßen. Die Aktivierung der β_2-Rezeptoren vermittelt durch eine G-Protein-abhängige Signalkaskade die **Relaxation der glatten Muskelzellen.** Dadurch wird der **Luftstrom durch die verengten Atemwege bei Asthma oder COPD verbessert** und die **Symptome gelindert.** Die kaliumsenkende Wirkung von β_2-Sympathomimetika wird durch die Aktivierung der Na^+-K^+-Adenosin-Triphosphatase (ATPase) an der Oberfläche von Zellmembranen vermittelt, die zu einer Aufnahme von Kalium in Zellen und dadurch einer geringeren extrazellulären Kaliumkonzentration führt. Da der Effekt jedoch im Vergleich zu anderen Maßnahmen gering ist, sollten β_2-Sympathomimetika nicht allein eingesetzt werden. In Abhängigkeit von der Wirkungsdauer werden kurz (z. B. Salbutamol, Terbutalin) und lang wirksame (z. B. Salmeterol, Formoterol) β_2-Sympathomimetika unterschieden.
Dosierung	Inhalative kurz wirksame β_2-Sympathomimetika (SABA) werden bei Bedarf eingesetzt. Inhalative lang wirksame β_2-Sympathomimetika (LABA) stellen eine Erhaltungstherapie dar und werden in regelmäßigen Intervallen eingesetzt: • Salbutamol: 100–200 µg p. i.; bei stationärer Therapie 2,5 µg über Vernebler alle 4 h • Salmeterol: 0,20–0,5 µg p. i. 2 × 2–4 Sprühstöße täglich • Formoterol: 12–24 µg, 2×/d p. i. • Indacaterol: 150–300 µg, 1×/d p. i. **Nieren- und Leberinsuffizienz:** keine Dosisanpassung nötig.
Schwangerschaft und Stillzeit	Keine Einschränkung für Salbutamol, Salmeterol und Formoterol. Bei Indacaterol aufgrund der eingeschränkten Datenlage strenge Indikationsstellung.

Kontraindikationen	Da β_2-Sympathomimetika eine Tachykardie und in der Folge Angina pectoris sowie Arrhythmien auslösen können, sollten sie bei kardiovaskulären Erkrankungen nur mit Vorsicht eingesetzt werden.
Nebenwirkungen	• Die Aktivierung von β_2-Rezeptoren ist physiologisch für die Auslösung einer Fluchtreaktion („fight or flight") verantwortlich. Diese Reaktion kann mit Tachykardie, Palpitationen, Angstzuständen, Tremor etc. einhergehen. • Durch eine verstärkte Glykogenolyse können β_2-Sympathomimetika zu erhöhten Serum-Glukosespiegeln führen. In hohen Dosierungen ist ein Anstieg der Serum-Laktatwerte möglich. • LABA können Muskelkrämpfe auslösen.
Wechselwirkungen	• Eine gleichzeitige Therapie mit β-Blockern kann die Wirkung von β_2-Sympathomimetika reduzieren. • Der gleichzeitige Einsatz mit Theophyllin und Glukokortikoiden kann zu einer Hypokaliämie führen. Entsprechend sollten bei einer derartigen Therapie engmaschige Serumkaliumkontrollen erfolgen.
Kommunikation	Informieren Sie den Patienten, dass die Therapie mit β_2-Sympathomimetika zu einer Entspannung der Atemwege führen und die Atmung verbessern soll. Erklären Sie, dass die Maßnahme lediglich die Symptome, nicht aber die Erkrankung und deren Verlauf beeinflusst. Erläutern Sie genau den Einsatz des Inhalators, sodass dem Patienten bewusst ist, wie und wann er eingesetzt werden soll. Der Patient sollte einen Arzt aufsuchen, wenn er die Bedarfsmedikation häufig einsetzen muss. Bei häufigen Gaben innerhalb kurzer Zeit können Zittrigkeit und Ängstlichkeit auftreten.
TIPP	Es ist wichtig anzugeben, ob der Vernebler mit Sauerstoff oder Luft angetrieben wird. Bei Asthma sollte Sauerstoff eingesetzt werden. Bei COPD ohne Hinweis auf Hypoxämie sollte, aufgrund des höhten Risikos einer CO_2-Retention, Luft verordnet werden.

Calcium und Vitamin D

Indikationen	1. **Osteoporose:** Verabreichung von Calcium und Vitamin D zur Sicherstellung eines ausreichenden Calciumstoffwechsels, wenn dies mit Nahrungsaufnahme und/oder Sonnenlichtexposition nicht gewährleistet ist 2. **Chronische Nierenerkrankung (CNI):** Vorbeugung eines sekundären Hyperparathyreoidismus und einer renalen Osteodystrophie durch Gabe von Calcium und Vitamin D 3. **Schwere Hyperkaliämie:** Therapie mit Calcium (Calciumglukonat) zur Verhinderung lebensbedrohlicher Arrhythmien 4. **Hypokalzämie:** Substitution von Calcium bei symptomatischer Hypokalzämie (z. B. Parästhesien, Tetanie, Krämpfe) oder Serumcalcium < 1,9 mmol/l 5. **Vitamin-D-Mangel:** Gabe von Vitamin D zur Prävention und Behandlung einer Rachitis (bei Kindern) oder Osteomalazie (bei Erwachsenen)
Wirkmechanismus	Calcium ist ein entscheidender Faktor für die Funktion von Muskeln, Nerven, für den Knochenmetabolismus und die Blutgerinnung. Das Calciumgleichgewicht im Körper wird einerseits durch Parathormon und Vitamin D reguliert, die den Serumcalciumspiegel anheben und die Knochenmineralisation fördern. Andererseits vermittelt Calcitonin eine Senkung des Serumcalciumspiegels und eine Freisetzung von Calcium aus der Knochensubstanz. Bei **Osteoporose** kommt es zu einem Verlust von Knochenmasse, wodurch das Risiko für Frakturen steigt. Eine positive Calciumbilanz, z. B. durch diätetische Maßnahmen oder Supplementierung von Calcium und Vitamin D, kann den Verlust der Knochendichte verringern. Es ist jedoch unklar, ob dadurch das Frakturrisiko verringert wird. Bei einer **schweren CNI** führen eine verminderte Phosphatausscheidung und eine reduzierte Vitamin-D-Aktivierung zu einer Hyperphosphatämie und einer Hypokalzämie. Der dadurch entstehende **sekundäre Hyperparathyreoidismus** hat Knochenveränderungen im Sinne einer renalen Osteodystrophie zur Folge. Eine Therapie erfolgt hierbei mit oralem Calcium, das überschüssiges Phosphat im Darm, und Alfacalcidol, das Vitamin D bereitstellt, ohne auf eine renale Aktivierung angewiesen zu sein. Bei eine **Hyperkaliämie** hat Calcium einen membranstabilisierenden Effekt und senkt so die Reizschwelle im Myokard, wodurch das Arrhythmierisiko reduziert wird.
Dosierung	Orale Calciumpräparate sollten eher gekaut als geschluckt werden. Es sollte ein ausreichender Einnahmeabstand von etwa 4 h zu interagierenden Medikamenten (siehe Wechselwirkungen) eingehalten werden. Es sind auch Interaktionen mit einigen Nahrungsmitteln möglich (u. a. Spinat, Bananen und Vollkornprodukte). Der zeitliche Abstand sollte hier mindestens 2 h betragen. Calciumglukonat sollte langsam über 5–10 min i. v. verabreicht werden. • Osteoporose: 1–1,2 g Calcium und 800 I. E. Vitamin D pro Tag • Hyperkaliämie: 10 ml Calciumglukonat 10 % langsam i. v. Bei schwerer symptomatischer Hypokalzämie, schwerem Vitamin-D-Mangel und bei der Verabreichung von Kalium und Vitamin D im Rahmen einer schweren CNI sollte die Dosierung nach RS mit Experten erfolgen. **Nieren- oder Leberinsuffizienz:** • Kontraindikation für Calcium und Vitamin D bei schwerer Niereninsuffizienz • Keine Dosisanpassung bei Leberinsuffizienz
Schwangerschaft und Stillzeit	Strenge Indikationsstellung bei Schwangerschaft und während Stillzeit.

Kontraindikationen	• Hyperkalzämie • Hyperkalziurie • Schwere Niereninsuffizienz
Nebenwirkungen	• Bei Überdosierung: Leberversagen • Veränderungen des Blutbilds • Überempfindlichkeitsreaktionen (Erythem, Urtikaria, anaphylaktischer Schock), Bronchospasmus
Wechselwirkungen	• Bei oraler Einnahme von Calcium wird die Resorption vieler Medikamente wie Eisen, Bisophosphonate, Tetrazykline und Levothyroxin vermindert. • Bei einer i. v.-Gabe sollte Calcium nicht mit Bikarbonat und Ceftriaxon gemischt werden, da hierbei Ausfällungen auftreten können.
Kommunikation	Informieren Sie den Patienten über den Grund für die Verabreichung des oder der Präparate. Legen Sie ihm nahe, sich ärztlich vorzustellen, wenn abdominelle Schmerzen oder Gliederschmerzen auftreten, da diese ein Zeichen für eine Hyperkalzämie sein können, welche zur weiteren Abklärung eine Blutuntersuchung erfordert.
TIPP	Eine Hyperkaliämie tritt bei hospitalisierten Patienten häufig auf und kann potenziell lebensbedrohlich verlaufen. Die Gabe von Calciumglukonat stellt bei einer Hyperkaliämie mit EKG-Veränderungen die erste Notfallmaßnahme dar. Die Dosierung beträgt dabei 10 ml Calciumglukonat 10 % i. v. über 5–10 min.

Calciumkanalblocker

C

Indikationen	1. **Erst- und Zweitlinientherapie der arteriellen Hypertonie:** Amlodipin und in geringerem Ausmaß Nifedipin 2. **Symptomkontrolle bei stabiler Angina pectoris:** alle Calciumkanalblocker 3. **Supraventrikuläre Arrhythmien** (supraventrikuläre Tachykardie, Vorhofflattern, Vorhofflimmern): Diltiazem und Verapamil
Wirkmechanismus	Calciumkanalblocker senken durch einen verminderten Einstrom von Calciumionen (Ca^{2+}) in Herz- und Gefäßmuskelzellen die intrazelluläre Calciumkonzentration. Es gibt zwei unterschiedlichen Klassen an Calciumblockern. Während Dihydropyridine (Amlodipin und Nifedipin) in erster Linie an Gefäßmuskelzellen wirken, wirken Nicht-Dihydropyridine in erster Linie am Herzen. Verapamil hat die höchste Kardioselektivität, während Diltiazem auch auf Gefäße wirkt. In Gefäßen wird dadurch eine Entspannung der glatten Gefäßmuskulatur und somit eine **Dilatation der Arterien mit Absenkung des Blutdrucks bewirkt.** Im Herzen führt die Senkung des intrazellulären Calciums zu einer verminderten Kontraktilität des Myokards. Zusätzlich wird die Leitfähigkeit, besonders des atrioventrikulären (AV-)Knotens gehemmt, woraus eine langsamere Kammerfrequenz resultiert. Die Effekte führen zu einer **Reduktion des myokardialen Sauerstoffbedarfs** und können so eine **Angina pectoris verhindern.**
Dosierung	Calciumkanalblocker-Präparate werden in der Regel p. o. verschrieben. Eine Ausnahme stellt z. B. Verapamil dar, das als i. v.-Präparat auch zur Behandlung akuter Arrhythmien eingesetzt werden kann. Im Gegensatz zu Nifedipin, Verapamil und Diltiazem besitzt Amlodipin eine relativ lange Halbwertszeit von 35–50 h und eignet sich daher für eine tägliche Einmalgabe. • Arterielle Hypertonie: Amlodipin 5–10 mg p. o. täglich. • Angina pectoris: Diltiazem 90 mg p. o. alle 12 h • Supraventrikuläre Arrhythmien: Verapamil 40–120 mg p. o. alle 8 h **Nieren- und Leberinsuffizienz:** keine Dosisanpassung nötig.
Schwangerschaft und Stillzeit	• Amlodipin: strenge Indikationsüberprüfung • Verapamil: Kontraindikation im ersten und zweiten Trimenon, Einnahme im dritten Trimenon und in der Stillzeit nur nach strenger Indikationsstellung • Diltazem, Nifedipin: Kontraindikation während Schwangerschaft und Stillzeit

Kontraindikationen	• Eingeschränkte linksventrikuläre Funktion: mögliche Begünstigung eines Herzversagens durch Verapamil und Diltiazem • Leitungsverzögerung im Bereich des AV-Knotens: Kontraindikation für Verapamil und Diltiazem, da ein AV-Block III° auftreten kann • Instabile Angina pectoris: Amlodipin und Nifedipin sollten vermieden werden, da die Vasodilatation zu einer reaktiven Erhöhung der Kontraktilität und einer Tachykardie mit vermehrtem myokardialen Sauerstoffbedarf führen kann. • Schwere Aortenstenose: Amlodipin und Nifedipin können das Auftreten eines Kreislaufversagens begünstigen.
Nebenwirkungen	Amlodipin, Nifedipin und Diltiazem: • Knöchelödeme • Gesichtsrötung • Kopfschmerzen • Palpitationen Verapamil und Diltiazem: • Obstipation • Bradykardie • Reizleitungsblockade • Herzversagen
Wechselwirkungen	• Nicht-Dihydropyrdin-Calciumkanalblocker (Verapamil und Diltiazem) wirken negativ inotrop und chronotrop und können bei einer gemeinsamen Therapie mit β-Blockern zu Herzversagen, Bradykardie und sogar Asystolie führen. • Aufgrund eines erhöhten Myopathierisikos sollten bei einer gleichzeitigen Therapie mit Simvastatin und Amlodipin nur max. 20 mg Simvastatin pro Tag verordnet werden. • Calciumkanalblocker werden durch Cytochrom-P450 metabolisiert: CYP-Inhibitoren (z. B. Makrolide) können die Wirkung verstärken, CYP-Induktoren (z. B. Phenytoin, Rifampicin) können die Wirkung hemmen.
Kommunikation	Erklären Sie dem Patienten die Indikation und den zu erwartenden Nutzen der Calciumkanalblocker-Therapie. Klären Sie den Patienten über mögliche Nebenwirkungen, u. a. Knöchelödeme, auf.
TIPP	Da einzelnen Präparate von Nifedipin und Diltiazem sind möglicherweise nicht bioäquivalent. Daher sollte stets das Präparat vom selben Hersteller verschieben werden und „aut idem“ durch Ankreuzen auf dem Rezept gestrichen werden.

Carbamazepin

Indikationen	1. **Epilepsie:** Carbamazepin ist für die Therapie bei einfachen und komplexen partiellen Anfällen (fokal/psychomotorisch), Grand mal (fokale Genese) sowie gemischten Epilepsieformen zugelassen. 2. **Trigeminusneuralgie:** Als Mittel der Wahl werden Carbamazepin oder Oxcarbazepin angewendet. 3. **Weitere:** Neuropathien, nichtepileptische Anfälle bei Multipler Sklerose, Prophylaxe manisch-depressiver Phasen, Anfallsprophylaxe bei Alkoholentzug
Wirkmechanismus	Bisher konnte der Wirkmechanismus von Carbamazepin und Oxcarbazepin nicht vollständig aufgeklärt werden. Die Stabilisierung des Membranpotenzials über neuronale Natriumkanäle verhindert vermutlich die Weiterleitung der Anfallsaktivität im Gehirn sowie die Schmerzreizübertragung im spinalen Trigeminuskern.
Dosierung	Die Therapie mit Carbamazepin sollte ausschließlich durch oder in Rücksprache mit einem erfahrenen Neurologen initiiert werden. **Epilepsie (oral):** • Initialtherapie: 200–300 mg am Abend • Dauertherapie: 400–1.200 (maximal 1.600) mg, verteilt auf zwei Gaben • Dosisänderungen: langsames Ein-/Ausschleichen • Spiegelmessungen: zur Dosiseinstellung 4–12 µg/ml **Trigeminusneuralgie (oral):** • Initialtherapie: 150–400 mg am Abend • Dauertherapie: 300–900 mg, verteilt auf zwei Gaben • Dosisänderungen: langsames Ein-/Ausschleichen • Spiegelmessungen: nicht indiziert **Niereninsuffizienz:** Anpassung ab schwerer Einschränkung. **Leberinsuffizienz:** Anpassung ab schwerer Beeinträchtigung.
Schwangerschaft und Stillzeit	Carbamazepin gilt als teratogen. Bei Kinderwunsch sowie in Schwangerschaft und Stillzeit sollen andere Therapieoptionen erwogen werden. Unter Überwachung kann Carbamazepin jedoch indiziert sein.

Kontraindikationen	• Vorliegen einer Knochenmarkschädigung/-depression • Porphyrie • Atrioventrikulärer Block • Monoaminoxidase-Hemmer, Linezolid • Voriconazol
Nebenwirkungen	Neben dosisabhängigen gastrointestinalen und neurologischen Nebenwirkungen können vor allem in den ersten Monaten teils febrile allergische Hautreaktionen (Urtikaria, Juckreiz) auftreten. Lange Sonnenexposition soll wegen potenzieller Photosensibilisierung vermieden werden. Hyponatriämie sowie reversible Leberschädigung wurden berichtet. Mögliche Blutbildveränderungen sollen gemonitort werden.
Wechselwirkungen	Das **sehr hohe Wechselwirkungspotenzial** unter Carbamazepin-Therapie kann einen limitierenden Faktor in der Pharmakotherapie darstellen: • Risiko für **Serotonin-Syndrom** mit Monoaminoxidase-Hemmer, wie Tranylcypromin, Linezolid (Abstand 14 d) • CYP3A4-Induktion durch Carbamazepin führt zu **Wirkverlust bis Therapieversagen** von DOAK, Vitamin-K-Antagonisten, Tyrosinkinase-Inhibitoren, Chemotherapeutika, Azol-Antimykotika, Opioiden, Statinen, Glukokortikoiden und hormonellen Kontrazeptiva. • CYP3A4-Induktion durch Rifampicin oder Johanniskraut bzw. Carbamazepin selbst führt zu Wirkverlust von Carbamazepin. • Komplexe Interaktionen bei antiepileptischer Kombitherapie
Kommunikation	Die Behandlung einer Epilepsie erfolgt mit dem Ziel der Reduktion der Anfallshäufigkeit und erfordert eine starke Adhärenz des Patienten. Die regelmäßige, unterbrechungsfreie Einnahme ist essenziell. Abruptes Absetzen kann die Anfallshäufigkeit akut erhöhen. Nach einem epileptischen Anfall besteht ein **Fahrverbot** für mindestens 12 Mon.
TIPP	Bei einer Therapie mit Carbamazepin ist ein Interaktionscheck bei Therapiebeginn, -umstellung und -beendigung obligat. Häufig stehen bei schwerwiegenden Interaktionen valide therapeutische Alternativen zur Verfügung: • Umstellung der antiepileptischen Therapie in Rücksprache mit der Neurologie auf z. B. Levetiracetam • Umstellung der Therapie neuropathischer Schmerzen auf Pregabalin/Gabapentin oder Amitriptylin Lediglich die Trigeminusneuralgie sollte primär mit Carbamazepin behandelt werden. Bei dringender Indikation eines Interaktionspartners (Chemotherapie wie Bortezomib oder Venetoclax) soll eine Umstellung auf Gabapentin versucht werden.

Indikationen	**Ertapenem, Imipenem** und **Meropenem** sind Breitspektrumantibiotika und gehören zur Gruppe der Carbapeneme. 1. **Komplizierte oder nosokomiale Infektionen** des unteren Respirationstrakts, des Urogenitaltrakts, des Abdomens sowie von Haut und Weichteilen 2. Imipenem und Meropenem sind zusätzlich zur empirischen Therapie des **Fiebers in der Neutropenie** zugelassen. Zudem wird Meropenem bei der Therapie **der bakteriellen Meningitis** eingesetzt.
Wirkmechanismus	Carbapeneme entstammen wie Penicilline und Cephalosporine ursprünglich einem Pilz aus der Streptomyces-Gruppe. Carbapeneme decken ein sehr breites Erregerspektrum ab, das bei Ertapenem etwas kleiner als bei den beiden anderen Carbapenemen ist. **Resistent** sind stets MRSA, Legionellen, *Enterococcus faecium, Stenotrophomonas* und alle intrazellulären Erreger. **Ertapenem** hat keine Wirksamkeit gegen Pseudomonaden. **Wirkmechanismus:** Carbapeneme sind wie Penicilline und Cephalosporine β-Laktam-Antibiotika, die aufgrund des β-Laktam-Rings die Verknüpfung der Peptidoglykane in der bakteriellen Zellwand hemmen. Dadurch wird der osmotische Gradient verändert, was zur Lyse führt – sie wirken bakterizid. Imipenem wird in der Niere rasch metabolisiert und daher in Kombination mit Cilastatin gegeben, welches das abbauende Enzym Dehydropeptidase-I hemmt.
Dosierung	Alle auf dem deutschen Markt erhältlichen Carbapeneme können ausschließlich parenteral verabreicht werden. Es existieren in Japan und Indien Zulassungen für oral applizierbare Carbapeneme. **Ertapenem:** • Standarddosis: 1 g, 1×/d. Laufzeit 30 min. • IE-Dosis nicht etabliert • Es besteht keine Wirksamkeit gegenüber Pseudomonaden. **Imipenem:** • Standarddosis: 500 mg Imipenem + 500 mg Cilastatin alle 6 h • **IE-Dosis:** 1.000 mg Imipenem + 1.000 mg Cilastatin alle 6 h • Laufzeit 30 min **Meropenem** • Standarddosis: 1.000 mg alle 8 h. Laufzeit 30 min. • **IE-Dosis oder Meningitis:** 2.000 mg alle 8 h • Laufzeit insbesondere bei schweren Infektionen und Meningitis auf 3 h verlängern! **Niereninsuffizienz:** Die Dosis aller Carbapeneme muss bei Niereninsuffizienz reduziert werden. Imipenem und Meropenem können bei entsprechender Dosisreduktion bei Dialysepflichtigkeit gegeben werden. Allerdings müssen sie, da sie durch die Dialyse eliminiert werden, nach der Dialyse erneut verabreicht werden. **Leberinsuffizienz:** Bei allen Carbapenemen ist keine Dosisanpassung notwendig.
Schwangerschaft und Stillzeit	Keine Kontraindikation.

Kontraindikationen	Carbapeneme sind mit den Penicillinen chemisch gesehen strukturverwandt. Daher kann es bei einer echten Penicillin- aber auch Cephalosporin-Allergie ebenfalls unter Carbapenemen zu einer allergischen Reaktion kommen.
Nebenwirkungen	• Häufigsten Nebenwirkungen: Übelkeit und Diarrhöen • Bei hoher Dosis und eingeschränkter Nierenfunktion können epileptische Krampfanfälle auftreten. • Ein Anstieg der Transaminasen bis hin zu einer cholestatischen Hepatitis kann auftreten. • Wie bei allen Breitspektrumantibiotika kann es zu einer Antibiotika-induzierten **Clostridioides-difficile-Kolitis** kommen.
Wechselwirkungen	• Der **Valproinsäure-Spiegel** fällt bei der Kombination mit Carbapenemen drastisch ab, mit der Gefahr von epileptischen Krampfanfällen – daher darf diese Kombination nicht gegeben werden. • Unter **Ganciclovir** kombiniert mit Imipinem wurden epileptische Krampfanfälle beobachtet – daher wird diese Kombination nicht empfohlen. • Die Wirkung von Antikoagulanzien (Heparin und alle oralen Antikoagulanzien) kann verstärkt sein.
Kommunikation	• Besteht eine Allergie gegenüber Carbapenemen? • Besteht eine schwere Allergie gegenüber Penicillinen oder Cephalosporinen?
TIPP	Mit Relebactam steht ein neuer β-Laktamase-Inhibitor zur Verfügung, der unter anderem auch bei multiresistenten Keimen wie ESBL-Bildner und Carbapenemasen-produzierenden-Klebsiellen wirksam ist. Relebactam ist selbst nicht antibakteriell wirksam. Er wird als fixe Kombination mit Imipenem und Cilastatin angeboten und ist bei der nosokomialen Pneumonie und deren bakteriämischen Verlauf sowie bei Infektionen mit multiresistenten Keimen, deren β-Laktamasen durch Relebactam gehemmt werden können, indiziert. Da es sich um ein Reserveantibiotikum handelt, sollte vor Anwendung die Indikation mit der Klinikhygiene abgesprochen werden.

Cephalosporine, Teil I

C

Indikationen	Die Gruppe der Cephalosporine umfasst mehrere Generationen, die uneinheitlich definiert sind. In Teil I werden die Basis-Cephalosporine **(Cefazolin)** und Intermediär-Cephalosporine **(Cefuroxim)** dargestellt. 1. **Infektionen der unteren Atemwege, des Urogenitaltrakts, der Haut- und Weichteile, der Knochen und Gelenke** 2. Cefuroxim: **intraabdominale Infektionen** 3. Cefazolin: *Staphylococcus-aureus*-**Bakteriämie** (neben Flucloxacillin Mittel der ersten Wahl), **Endokarditis, Sepsis** (nur nach Antibiogramm)
Wirkmechanismus	**Wirkspektrum:** Cefazolin ist β-Laktamase-stabil, wirkt besonders im grampositiven Bereich und hat eine gute Wirksamkeit bei Staphylokokken, wenn auch nicht bei MRSA. Daher ist es bei der *Staphylococcus-aureus*-Bakteriämie (SAB) neben Flucloxacillin Mittel der Wahl. Cefuroxim, das auch β-Laktamase-stabil ist, besitzt im gramnegativen Erregerspektrum eine bessere Wirksamkeit als Cefazolin und deckt mehr Keime ab. **Enterokokken** sind stets resistent gegenüber Cephalosporinen. **Wirkungsmechanismus:** Cephalosporine, Penicilline und Carbapeneme sind β-Laktam-Antibiotika, die aufgrund des β-Laktam-Rings die Verknüpfung der Peptidoglykane in der bakteriellen Zellwand hemmen, wodurch der osmotische Gradient verändert wird, was zur Lyse führt – sie wirken bakterizid.
Dosierung	**Cefazolin:** Cefazolin deckt nur ein schmales Keimspektrum ab und sollte daher nur bei vorliegendem Antibiogramm gegeben werden. • **Standarddosierung:** 1 g alle 6–8 h • **IE-Dosis und Dosis bei SAB:** 2 g alle 8 h. **Tageshöchstdosis:** 12 g. Therapiedauer der SAB mindestens 14 d ab dem Tag der ersten negativen Blutkultur, wenn: Folgeblutkulturen steril bleiben, eine klinische Besserung eingetreten ist, der Patient keine Implantate trägt, keine metastatische Infektabsiedelungen nachgewiesen werden und vor allem eine Endokarditis ausgeschlossen wird. **Cefuroxim:** • i. v.-Applikation: – Standarddosierung und IE-Dosis: 1,5 g alle 8 h – Tageshöchstdosis: 6 g • Orale Gabe (Cefuroximaxetil): – Schlechte Bioverfügbarkeit! Die Einnahme muss mit/nach einer Mahlzeit erfolgen! – **Standarddosierung:** 500 mg alle 12 h **Niereninsuffizienz:** Bei Cefazolin und Cefuroxim muss ab einer CreaCl < 30 ml/min je nach Schwere der Nierenfunktionsstörung entweder nur das Intervall verlängert oder auch die Dosis reduziert werden. **Leberinsuffizienz:** Beide Medikamente werden renal eliminiert, daher ist keine Dosisreduktion erforderlich.
Schwangerschaft und Stillzeit	Keine Kontraindikation.

Kontraindikationen	**Allergien gegenüber Cephalosporinen** sind insgesamt selten und treten seltener auf als Penicillinallergien. Besteht eine Allergie auf Cephalosporine, gilt dies dann für alle Cephalosporine. Eine Kreuzreaktion bei bestehender Penicillin- oder Carbapenem-Allergie wird als unwahrscheinlich eingestuft, ist aber nicht ausgeschlossen.
Nebenwirkungen	• Am häufigsten sind gastrointestinale Nebenwirkungen wie Übelkeit, Erbrechen und Diarrhöen. • Milde Überempfindlichkeitsreaktionen mit Urtikaria und Exanthem können gelegentlich auftreten. Anaphylaktische Reaktionen sind sehr selten. • Eine nach dem Absetzen reversible Leuko- oder Neutropenie kann auftreten. Eine Agranulozytose oder Panzytopenie ist sehr selten. • Ein milder und reversibler Anstieg der Transaminasen kann gelegentlich vorkommen. • Kommt es zu anhaltenden Diarrhöen, muss an eine **Clostridioides-difficile-induzierte Kolitis** gedacht werden.
Wechselwirkungen	Die Wirkung von Antikoagulanzien kann unter der Therapie mit einem Cephalosporin verstärkt sein. Bei einer Kombination mit anderen nephrotoxischen Substanzen (z. B. Aminoglykosiden) besteht die Gefahr der Nierenschädigung.
Kommunikation	Vor dem Beginn einer Antibiotikatherapie muss nach Allergien gefragt werden.
TIPP	Bei vielen alten, heute nicht mehr im Handel verfügbaren, Cephalosporinen war die Nephrotoxizität eine typische unerwünschte Wirkung, die bei den heute verfügbaren Cephalosporinen so nicht mehr besteht. Insgesamt sind die unerwünschten Wirkungen der Cephalosporine gering. Daher ist insbesondere bei einem septischen Krankheitsbild oder einer SAB eine Unterdosierung bei bestehender Niereninsuffizienz oder akutem Nierenversagen unbedingt zu vermeiden. Eine Überdosierung ist meist weniger kritisch als eine fehlende Erregereradikation

Indikationen	Die Gruppe der Cephalosporine umfasst mehrere Generationen, die uneinheitlich definiert sind. Im Teil II der Cephalosporine werden die 3. Generation (Ceftriaxon, Cefotaxim) und die 4. Generation (Ceftazidim und Cefepim) dargestellt. 1. **Komplizierte, septisch verlaufende und nosokomiale Infektionen der unteren Atemwege, des Bauchraums, des Urogentialtrakts, Knochen-, Gelenk- sowie komplizierte Haut- und Weichteilinfektionen** sowie Therapie der **bakteriellen Meningitis** 2. Cefepim, Ceftriaxon und Ceftazidim sind zur Behandlung bei **Fieber in der Neutropenie (FN)** zugelassen. 3. Ceftriaxon ist zugelassen zur Therapie der **bakteriellen Endokarditis** (mit z. B. Streptokokken), **Syphilis, Gonorrhö und disseminierten Borreliose.**
Wirkmechanismus	**Wirkspektrum:** Die Cephalosporine der 3. und 4. Generation weisen gegenüber den Basis- und Intermediär-Cephalosporinen eine deutliche Erweiterung des Erregerspektrums, besonders im gramnegativen Bereich auf. Ceftriaxon, Cefotaxim besitzen eine sehr gute Wirksamkeit im grampositiven Bereich. Dagegen ist die Wirksamkeit bei Pseudomonaden gering bis nicht vorhanden. Cefepim, Ceftriaxon und Ceftazidim haben eine geringere Wirksamkeit im grampositiven Bereich, wirken aber besser bei gramnegativen Keimen wie Pseudomonaden. Weder 3. noch 4. Generation sind gegen MRSA oder Enterokokken wirksam. **Wirkmechanismus:** Cephalosporine, Penicilline und Carbapeneme sind β-Laktam-Antibiotika, die aufgrund des β-Laktam-Rings die Verknüpfung der Peptidoglykane in der bakteriellen Zellwand hemmen, wodurch der osmotische Gradient verändert wird, was zur Lyse führt – sie wirken bakterizid.
Dosierung	Alle Cephalosporine der 3. und 4. Generation werden ausschließlich i. v. gegeben. **Ceftriaxon:** • Standarddosis: 2 g, 1×/d • IE-Dosis, Behandlung bakterielle Meningitis oder FN: 4 g/d (entweder einmal 4 g oder 2 g alle 12 h) **Cefotaxim:** • Standarddosis: 1 g alle 8 h • IE-Dosis; Behandlung Sepsis oder Meningitis: 2 g alle 6–8 h • Tageshöchstdosis sind 12 g. **Ceftazidim:** • Standarddosis: 1 g alle 8 h • IE-Dosis; Behandlung Sepsis oder FN: 2 g alle 8 h • Tageshöchstdosis: 9 g **Cefepim:** • Standarddosis: 2 g alle 12 h • IE-Dosis; Behandlung Sepsis oder FN: 2 g alle 8 h **Niereninsuffizienz:** • Ceftriaxon: keine Dosismodifikation auch bei dialysepflichtiger Niereninsuffizienz. Keine Elimination durch Dialyse. • Bei allen anderen oben genannten Cephalosporinen sind ab einer CreaCl < 50 ml/min Intervallverlängerungen und ggf. bei sehr schwerer Nierenfunktionsstörung Dosisreduktionen nötig. Prinzipiell ist bei entsprechender Dosisanpassung auch eine Gabe bei dialysepflichtiger Niereninsuffizienz möglich. **Leberinsuffizienz:** • Bei Ceftriaxon besteht bei schwerer Leberinsuffizienz (insbesondere in Kombination mit einer Niereninsuffizienz) die Gefahr der Kumulation. Bei allen anderen oben genannten Cephalosporinen muss keine Dosisreduktion erfolgen, da ausschließlich eine renale Elimination erfolgt.

Schwangerschaft und Stillzeit	Die einzelnen Substanzen unterscheiden sich. Ceftazidim und Ceftriaxon sind z. B. nicht kontraindiziert.
Kontraindikationen	**Allergien gegenüber Cephalosporinen** sind insgesamt selten und treten seltener auf als Penicillin-Allergien. Besteht eine Allergie auf Cephalosporine, gilt dies dann für alle Cephalosporine. Eine Kreuzreaktion bei bestehender Penicillin- oder Carbapenem-Allergie wird als unwahrscheinlich eingestuft, ist aber nicht ausgeschlossen.
Nebenwirkungen	• Am häufigsten sind gastrointestinale Nebenwirkungen wie Übelkeit, Erbrechen und Diarrhöen. • Milde Überempfindlichkeitsreaktionen mit Urtikaria und Exanthem können gelegentlich auftreten. Anaphylaktische Reaktionen sind sehr selten. • Eine nach dem Absetzen reversible Leuko- oder Neutropenie kann auftreten. Eine Agranulozytose oder Panzytopenie ist sehr selten. • Ein milder und reversibler Anstieg der Transaminasen kann gelegentlich vorkommen. • Kommt es zu anhaltenden Diarrhöen, muss an eine **Clostridoides-difficile-induzierte Kolitis** gedacht werden.
Wechselwirkungen	• **Ceftriaxon** darf nicht mit kalziumhaltigen Lösungen in Kontakt kommen, da es zu einer Ausfällung kommen kann. • Die Wirkung von Antikoagulanzien kann unter der Therapie mit einem Cephalosporin verstärkt sein. • Bei einer Kombination mit anderen nephrotoxischen Substanzen (z. B. Aminoglykosiden) besteht die Gefahr der Nierenschädigung.
Kommunikation	Vor dem Beginn einer Antibiotikatherapie muss nach Allergien gefragt werden.
TIPP	Bei dem Fieber in der Neutropenie (Temperatur > 38 °C bei neutrophilen Granulozyten < 500/µl), unabhängig von der zugrunde liegenden Ursache, muss nach Entnahme von Blut- und Urinkulturen unverzüglich eine kalkulierte antibiotische Therapie eingeleitet werden. Die Anforderungen an das Antibiotikum sind, neben Abdeckung eines großen Erregerspektrums im grampositiven wie auch -negativen Bereich, eine Wirksamkeit gegen Pseudomonaden. Daher sind Piperacillin/Tazobactam, Imipenem, Meropenem, Cefepim und Ceftazidim die Antibiotika der ersten Wahl, vorausgesetzt es sind bei dem Patienten keine Problemkeime bekannt (z. B. MRSA-Besiedelung).

Indikationen	1. **Migräneprophylaxe:** Nach Evaluation oraler Optionen der Migräneprophylaxe (z. B. Betablocker, Topiramat) sind verschiedene monoklonale Antikörper und Atogepant verordnungsfähig. 2. **Migränetherapie:** Die Gruppe der Gepante kann im akuten Migräneanfall (off-label) peroral eingesetzt werden.
Wirkmechanismus	Das Calcium-Gene-Related-Peptid (CGRP) wirkt als Vasodilatator und löste in Humanstudien bei Infusion Migräneattacken aus. Durch Blockade des Rezeptors (Gepante, Erenumab) oder des Peptids direkt (Eptinezumab, Fremanezumab, Galcanezumab) wird der **Vasodilatation entgegengewirkt und Migränesymptome klingen ab.**
Dosierung	Die verfügbaren Antikörper werden in etwa monatlichen Abständen subkutan oder quartalsweise intravenös appliziert. **Prophylaxe:** • Eptinezumab: i. v. 100 mg alle 12 Wo., ggf. Steigerung auf 300 mg alle 12 Wo. • Erenumab: s. c. 70 mg alle 4 Wo., ggf. Steigerung bis 140 mg • Fremanezumab: s. c. 225 mg/Mon. oder 675 mg/Quartal • Galcanezumab: s. c. 120 mg/Mon., ggf. Steigerung bis 240 mg • Atogepant: p. o. 60 mg/d • Rimegepant: p. o. 75 mg alle 2 d **Therapie:** • Rimegepant (Import): p. o. 75 mg bei Bedarf **Niereninsuffizienz:** • Antikörper: keine Anpassung • Atogepant: Anpassung ab schwerer Einschränkung **Leberinsuffizienz:** • Antikörper: keine Anpassung • Atogepant: Vermeiden ab schwerer Beeinträchtigung
Schwangerschaft und Stillzeit	Mangels ausreichender Humandaten ist die Anwendung von CGRP-(Rezeptor)-Antagonisten bei Kinderwunsch sowie in Schwangerschaft und Stillzeit nicht empfohlen.

Kontraindikationen	Keine.
Nebenwirkungen	• Reaktionen an der Injektionsstelle • Überempfindlichkeitsreaktionen wie Anaphylaxie, Angioödem, Ausschlag, Schwellung/Ödem und Urtikaria • Obstipation • Pruritus
Wechselwirkungen	Antikörper: keine. Atogepant: Dosisreduktion auf 10 mg bei Kombination mit : • starken CYP3A4-Inhibitoren, wie Clarithromycin, Posaconazol oder Ritonavir, • starken OATP-Inhibitoren, wie Rifampicin, Ciclosporin oder Ritonavir.
Kommunikation	Bei ausgeprägten Beschwerden soll den Patienten neben Verhaltensmodifikationen eine medikamentöse Migräneprophylaxe empfohlen werden. Erenumab zeigte bezüglich einer Migräneprophylaxe gegenüber Topiramat bessere Wirksamkeit und Verträglichkeit. Vergleichsstudien zwischen den Antikörpern fehlen. Ein Wechsel zwischen den Biologika kann erwogen werden. Rimegepant kann basierend auf placebokontrollierten Studien sowohl in der Akuttherapie und als auch in der Prophylaxe eingesetzt werden.
TIPP	Im Gegensatz zu Triptanen stellen kardiovaskuläre Vorerkrankungen keine Kontraindikation bei CGRP-Antagonisten dar. Allerdings wurden in den Zulassungsstudien Patienten mit schwerer Herzerkrankung ausgeschlossen, weshalb die Anwendung bei Risikopatienten noch nicht empfohlen werden kann.

Indikationen	Chinolon-Antibiotika werden in vier Generationen aufgeteilt, deren Wirkspektrum sich in jeder Generation erweitert. 1. **Infektion der oberen oder unteren Atemwege.** Indikation besteht für Cipro-, Levo- und Moxifloxacin – allerdings ist Ciprofloxacin kein Mittel der ersten Wahl. 2. **Schwere, komplizierte gastrointestinale Infektionen,** z. B. Shigellen, Campylobacter, Yersinien – Indikation besteht nur für Ciprofloxacin. 3. **Harnwegsinfektion** (meist gramnegative Keime – keine Indikation für Moxifloxacin)
Wirkmechanismus	**Wirkspektrum:** Chinolone der 1. Generation (Norfloxacin) wirken auf ein schmales gramnegatives Keimspektrum. Chinolone der 2. Generation (Ciprofloxacin) haben ein erweitertes Wirkspektrum im gramnegativen Bereich, inklusive der Pseudomonaden und intrazellulären Keime. Levofloxacin (3. Generation) hat zusätzlich ein erweitertes Spektrum im grampositiven Bereich. Moxifloxacin (4. Generation) hat das breiteste Keimspektrum im grampositiven (auch MRSA) wie auch im gramnegativen Bereich. Chinolone der 3. und 4. Generation decken ebenfalls intrazelluläre Keime ab. **Wirkungsmechanismus:** Chinolone wirken durch Hemmung der DNA-Synthese **bakterizid.** Allerdings muss mit einer raschen Resistenzentwicklung auch unter Therapie gerechnet werden.
Dosierung	• Cipro-, Levo- und Moxifloxacin werden als Tabletten und als i. v.-Formulierung angeboten – Norfloxacin nur in Tablettenform. • Keine Dosisänderung zwischen i. v.- und oraler Gabe, außer bei Ciprofloxacin • Chinolone (außer Norfloxacin) haben eine **hohe Bioverfügbarkeit** – i. v.-Gabe nur, wenn unumgänglich (z. B. Resorptionsstörung). • Tabletteneinnahme unabhängig von der Nahrung • **Unbedingter Verzicht auf Milchprodukte und Mineralsalze** (wie Calcium, Magnesium, Eisen, Aluminium-haltige Antazida etc.) 2 h vor und nach Tabletteneinnahme, da es zur Komplexbildung und damit Wirkungsverlust kommt **Norfloxacin p. o.:** 400 mg, 2×/d (ausschließlich als Mittel der weiteren Wahl bei unkomplizierten Harnwegsinfektionen). **Ciprofloxacin:** • **Standarddosis p. o.:** 500 mg, 2×/d bzw. **i.v.:** 400 mg, 2×/d • **IE-Dosis p. o.:** 750 mg, 2×/d bzw. **i.v.:** 400 mg, 3×/d **Levofloxacin:** • **Standarddosis p. o./i. v.:** 500 mg, 1×/d • **IE-Dosis p. o./i. v.:** 500 mg, 2×/d **Moxifloxacin: Standarddosis und IE-Dosis p. o./i. v.:** 400 mg, 1×/d **Niereninsuffizienz:** Beachte Dosisreduktion bei Nor-, Cipro- und Levofloxacin, obwohl grundsätzlich eine Gabe auch bei dialysepflichtiger Niereninsuffizienz möglich ist. Bei Moxifloxacin muss keine Dosisanpassung bei Niereninsuffizienz erfolgen. **Leberinsuffizienz:** kritische Anwendung von Nor- und Moxifloxacin. Cipro- und Levofloxacin muss die Dosis nicht reduziert werden.
Schwangerschaft und Stillzeit	Alle Chinolone sind kontraindiziert.

Kontraindikationen	• Allergie gegenüber Chinolonen • Schwangerschaft und Stillzeit
Nebenwirkungen	Chinolone können schwere, fatale und teils irreversible Nebenwirkungen verursachen. Typische Nebenwirkungen sind: • **Psychische** und **psychiatrische Veränderung** bis hin zur Psychose • Erhöhtes Risiko für **epileptische Krampfanfälle** aufgrund herabgesetzter Krampfschwelle • **Tendinitis** (besonders Achillessehne mit den Frühsymptomen Schmerz und Schwellung) bis hin zur Ruptur • Erhöhtes Risiko für die Entwicklung von **Aortenaneurysma,** Dissektion und Herzklappeninsuffizienz • Schwere **Hypo- aber auch Hyperglykämien** können besonders bei Diabetes auftreten. • **Clostridioides-difficile**-induzierte Kolitis kann auftreten. • **QT-Zeit-Verlängerung** besonders unter Moxifloxacin • Phototoxischer Effekt – bedenke Sonnenschutz. • **Verminderte Verkehrstüchtigkeit** aufgrund eines eingeschränkten Reaktionsvermögens
Wechselwirkungen	• Unbedingter Verzicht auf zweiwertige Kationen wie Calcium, Magnesium, Eisen, Aluminium • Beachte und kontrolliere QT-Zeit • Meide die Kombination mit Steroiden, da erhöhtes Risiko einer Tendinitis bis Sehnenruptur.
Kommunikation	Bedenke und kläre auf über: • Bei Diabetikern über das Risiko spontaner Hypoglykämien • Psychische Alterationen besonders bei älteren Patienten bis hin zur Psychose • Phototoxischer Effekt (Sonnenschutz) • Keine gleichzeitige Einnahme von **Milchprodukten und Mineralsalzen**
TIPP	Chinolone haben ihren festen Platz in der Therapie schwerer Infektionen insbesondere als Kombinationspartner bei schweren Infektionen mit Pseudomonaden. Aber ihr Einsatz sollte aufgrund zunehmender Resistenzen nur nach vorliegendem Antibiogramm und unter Berücksichtigung der Indikation erfolgen. Eine unkritische, rein kalkulierte Therapie, z. B. eines Harnwegsinfekts mit einem Chinolon, muss kritisch gesehen werden. Zudem muss beachtet werden, da das Risiko einer Resistenz gegenüber Chinolonen nach einer vorherigen Behandlung mit diesen Arzneimitteln stark ansteigt.

Indikationen	1. Behandlung und Prophylaxe von **Infektionen der Harnwege und des Genitaltrakts** 2. Behandlung von **Infektionen im HNO-Bereich** (außer Streptokokken-Angina) 3. Behandlung und Prophylaxe von *Pneumocystis-jivorecii*-**Pneumonien (PCP) und zerebraler Toxoplasmose (cT)** bei Immunsuppression
Wirkmechanismus	Cotrimoxazol besteht aus **Sulfamethoxazol** und **Trimethoprim.** **Wirkspektrum:** Trimethoprim hat ein weites Wirkungsspektrum gegen grampositive und gramnegative Bakterien (insbesondere gegen Enterobacteriaceae wie *E. coli*), wobei eine Zunahme von Resistenzen festzustellen ist. Durch die Zugabe von Sulfamethoxazol wird das Wirkspektrum auf *Pneumocystis jirovecii* und Toxoplasmose erweitert. Cotrimoxazol kann eine Wirkung gegen MRSA haben. **Wirkmechanismus:** Bakterien können nicht auf externe Folsäureressourcen zurückgreifen und müssen sie daher für eine funktionierende DNA-Synthese selbst herstellen. Trimethoprim und Sulfamethoxazol, ein Sulfonamid, hemmen synergistisch auf unterschiedliche Weise die bakterielle Folsäuresynthese und wirken meistens bakterizid.
Dosierung	• Cotrimoxazol enthält bei einer Dosis von 960 mg: 160 mg Trimethoprim und 800 mg Sulfamethoxazol. • Sehr gute Bioverfügbarkeit nach oraler Aufnahme unabhängig von der Mahlzeit. I.v.-Gabe nur bei PCP- und cT-Therapie zwingend erforderlich. • Die **i. v.-Formulierung** enthält Alkohol und ist daher venenreizend. Achte zudem auf ausreichende Verdünnung, um eine Kristallisation zu vermeiden, z. B. in 500 ml NaCl 0,9 % oder Glukose 5 %. • **Standarddosierung bakterieller Infektionen p.o. / i.v.:** 960 mg alle 12 h • **IE-Dosis p. o. und i. v.:** 960 mg alle 8 h • **PCP- und cT-Prophylaxe:** 960 mg, 3×/Wo. (z. B. Mo, Mi, Fr) • **PCP-Therapie:** 120 mg/kg KG Cotrim pro Tag i. v. über 21 d (siehe auch TIPP) immer in Kombination mit Prednisolon • **cT-Therapie:** 60 mg/kg KG Cotrim pro Tag, initial bevorzugt i. v., über mindestens 6 Wo. (off-label) **Niereninsuffizienz:** Bis zu einer CreaCl > 30 ml/min keine Dosisanpassung. CreaCl 15–30 ml/min Dosis halbieren und bei CreaCl < 15 ml/min besteht eine Kontraindikation. Cotrim kann aber an der Dialyse gegeben werden. **Leberinsuffizienz:** Schwere Leberfunktionsstörungen stellen eine Kontraindikation dar.
Schwangerschaft und Stillzeit	Es besteht keine Kontraindikation. Achte auf Folsäure-Substitution.

Kontraindikationen	• Allergie gegenüber Sulfamethoxazol bzw. Sulfonamiden, Trimethoprim • **Porphyrie** • **Glukose-6-Phosphat-Dehydrogenase-Mangel** • Niereninsuffizienz ab CreaCl < 15 ml/min • Schwere Leberfunktionsstörungen
Nebenwirkungen	• Thrombophlebitis bei i. v.-Gabe • Arzneimittel-Fieber • Allergischer Hautausschlag (3–7 %) mit Exanthem, Urtikaria bis hin zu Steven-Johnson-Syndrom und Toxischer epidermaler Nekrolyse • Folsäuremangel • **Clostridioides-difficile**-induzierte Kolitis kann auftreten.
Wechselwirkungen	• Kombination mit **Methotrexat** meiden. • Kombination mit anderen kaliumerhöhenden Medikamenten z. B. Spironolacton meiden.
Kommunikation	• Frage nach Allergie gegenüber Sulfonamiden • Glukose-6-Phosphat-Dehydrogenase-Mangel? • Folsäuresupplementation erwägen (insbesondere bei Cotrim-Hochdosis). • Bei Hautausschlag Anwendung sofort pausieren/absetzen.
TIPP	Cotrim ist Mittel der ersten Wahl in der Behandlung der PCP und kann off-label eine Alternative bei der Therapie der cT sein. Die hier gegebene Dosis unterscheidet sich wesentlich von der üblichen Therapie herkömmlicher Infektionen. Hier ein Beispiel bei der Therapie eines 80 kg Patienten mit PCP: Cotrim 120 mg × 80 kg = 9.600 mg/d. Das entspricht 20 Ampullen à 480 mg bzw. 5 Ampullen 4×/d. Therapiedauer: 21 d. Begleitend muss hochdosiertes Prednisolon gegeben werden, da es womöglich durch den Zerfall der *Pneumocystes* initial sehr häufig zu einem schweren Atemnotsyndrom kommt (z. B. 100 mg Prednisolon mit langsamen Ausschleichen über 21 d).

Indikationen	**Daptomycin:** 1. Haut- und Weichteilinfektionen mit grampositiven Erregern 2. *Staphylococcus-aureus*-Bakteriämie (SAB) **Linezolid:** 1. Pneumonie mit grampositiven Bakterien 2. Haut- und Weichteilinfektionen mit grampositiven Bakterien Daptomycin und Linezolid haben keine Wirksamkeit gegenüber gramnegativen Erregern.
Wirkmechanismus	**Wirkspektrum:** Daptomycin und Linezolid wirken ausschließlich auf grampositive Erreger wie Staphylokokken, inklusive Methicillin-resistenten Stämmen (MRSA) und Streptokokken. Linezolid und in geringerem Umfang Daptomycin sind auch gegenüber Enterokokken, inklusive Vancomycin-resistenten-Stämmen, wirksam. **Wirkmechanismus:** Linezolid gehört zur Gruppe der **Oxalidinon-Antibiotika,** welche rein synthetischen Ursprungs sind und die Proteinbiosynthese hemmen. Neben Linezolid wurde auch z. B. Tedizolid zur Marktreife gebracht. Sie wirken Erreger-abhängig bakteriostatisch bis bakterizid. Daptomycin ist der einzige Vertreter der Gruppe der **zyklischen Lipopeptide** und wird in die Zellmembran, aber nicht in die bakterielle Zellwand eingebaut. Dadurch verursacht es eine Depolarisation mit konsekutivem Zelltod. Daptomycin wirkt bakterizid.
Dosierung	**Daptomycin:** • Ausschließlich i. v.-Gabe möglich: 4–6 mg/kg, 1×/d als Kurzinfusion über 30 min. Bei Blutstrominfektionen 6 mg/kg, 1×/d. • **Keine Wirksamkeit** bei pulmonalen Infektionen: Surfactant inaktiviert Daptomycin. • Therapie einer Enterokokken-Blutstrominfektion mit Daptomycin nur nach Rücksprache mit einem Mikrobiologen • Keine IE-Dosis etabliert **Niereninsuffizienz:** Bereits bei leichter Nierenfunktionsstörung (GFR < 80 ml/min) müssen Nierenfunktion und Creatinphosphokinase (CK) mindestens wöchentlich überwacht werden. Ab einer GFR < 30 ml/min Dosisreduktion auf einmal alle 48 h. **Leberinsuffizienz:** keine Kontraindikation, aber bei schwerer Leberfunktionsstörung Anwendung nur mit besonderer Vorsicht. **Linezolid:** • Sehr gute Bioverfügbarkeit nach oraler Gabe. Orale Gabe unabhängig von der Nahrungsaufnahme • p. o. und i. v.-Gabe: 600 mg, 2×/d • Keine IE-Dosis etabliert **Niereninsuffizienz:** keine Dosisanpassung erforderlich. Bei schwerer Niereninsuffizienz können Metabolie akkumulieren. **Leberinsuffizienz:** bei schwerer Leberinsuffizienz Anwendung nur mit besonderer Vorsicht.
Schwangerschaft und Stillzeit	Daptomycin und Linezolid sollen nicht angewendet werden.

Kontraindikationen

Daptomycin
- Schwangerschaft und Stillzeit

Linezolid
- Kontraindikation bei Kombination mit verschiedenen Medikamenten – siehe Wechselwirkungen
- Schwangerschaft und Stillzeit

Nebenwirkungen

Clostridioides-difficile-assoziierte Kolitis kann bei beiden Substanzen auftreten.

Daptomycin
- Gastrointestinale Nebenwirkungen sind häufig.
- Anstieg der Transaminasen und der CK bis hin zur Rhabdomyolyse
- Nierenfunktionsstörungen
- Eosinophile Pneumonitis: Fieber, Dyspnoe, pulmonale Infiltrate und Nachweis von eosinophilen Granulozyten in der BAL. Therapie: Stopp Daptomycin und Gabe von Steroiden.

Linezolid
- Therapiedauer < 14 d typischerweise nur gastrointestinale Nebenwirkungen sowie Cephalgien

Mit zunehmender Therapiedauer können zusätzliche Nebenwirkungen auftreten:
- Thrombopenie bis Panzytopenie
- Neuropathien von peripherer Neuropathie bis hin zu Neuritis nervi optici mit Gefahr des Sehverlusts
- Laktatazidose bedingt durch mitochondriale Dysfunktion

Wechselwirkungen

Daptomycin
- Insgesamt geringes Wechselwirkungspotenzial, auch da keine wesentliche CYP450-Metabolisierung bzw. Hemmung
- Statine sollte nicht gleichzeitig angewendet werden, da das Rhabdomyolyse-Risiko steigen kann.
- Quick- und INR-Wert können falsch vermindert bzw. erhöht sein. Laborphänomen aufgrund der Interaktion mit dem Testsystem.

Linezolid
- Linezolid selbst ist ein reversibler unselektiver Monoaminooxidase-Hemmer. Daher sind Interaktionen mit folgenden Substanzklassen risikobehaftet:
- MAO-Hemmer, z. B. Selegelin, Moclobemid
- Selektive-Serotonin-Wiederaufnahme-Inhibitoren (SSRI)
- Trizyklische Antidepressiva

Vasopressoren: Gefahr der verstärkten Wirkung mit unkontrollierter Hypertonie

Linezolid wird nicht durch das CYP450 metabolisiert und hemmt dieses auch nicht.

Kommunikation

Daptomycin: mindestens wöchentliche Kontrollen der Nierenfunktion und der CK.

Linezolid: mindestens wöchentliche Blutbildkontrolle.

TIPP

Enterokokken (E) gehören zur normalen Darmflora des Menschen. Sie sind primär resistent gegenüber Cephalosporinen. Darüber hinaus entwickeln Enterokokken zunehmend Resistenzen, insbesondere *E. faecium*, der inzwischen meist gegen Aminopenicilline und zunehmend gegenüber Vancomycin resistent ist. Daptomycin und Linezolid haben prinzipiell eine Wirksamkeit auch bei multiresistenten *E.-faecium-Stämmen.* Bei der Endokarditis mit Vancomycin-resistenten *E. faecium* wird hochdosiertes Daptomycin (bis 12 mg/kg) in Kombination mit einem hochdosierten β-Laktam-Antibiotikum, dagegen aber nicht Linezolid empfohlen. Bei anderen Infektionen durch multiresistente *E. faecium* wie Pneumonie wird Linezolid empfohlen.

Dipeptidylpetidase-4-Inhibitoren (Gliptine)

Indikationen	• **Diabetes mellitus Typ 2:** – Monotherapie (bei Gegenanzeigen für Metformin) – Zweifachtherapie mit Metformin, SGLT-2 oder Insulin – Dreifachtherapie mit Metformin und Sulfonylharnstoffen
Wirkmechanismus	Dipeptidylpeptidase-4-Inhibitoren [DPP-4-Inhibitoren] hemmen die enzymatische Hydrolyse von Inkretinen (z. B. Glucagon-like-Peptid 1 [GLP-1]). Es resultiert eine verlängerte Aktivierung der Insulinausschüttung sowie Hemmung der Glukagonfreisetzung. **Der Blutzuckerspiegel sinkt.** Bei normal- oder hypoglykämischer Stoffwechsellage werden keine Inkretine freigesetzt. Hypoglykämien sind unwahrscheinlich.
Dosierung	Die verschiedenen Wirkstoffe unterschieden sich kaum und können dosisäquivalent ausgetauscht werden. Die Applikation erfolgt üblicherweise einmal täglich. In Kombination mit Metformin wird die Tagesdosis auf zwei Gaben verteilt. • Linagliptin (mit Empagliflozin): 5 mg, 1×/d • Saxagliptin: 5 mg, 1×/d • Sitaglitptin: 100 mg, 1×/d • Vildagliptin: 50 mg, 2×/d **Niereninsuffizienz:** Anpassung ab mäßiger Einschränkung. **Leberinsuffizienz:** Vorsicht ab schwerer Beeinträchtigung.
Schwangerschaft und Stillzeit	Die Anwendung von Gliptinen ist mangels Humandaten während Schwangerschaft und Stillzeit nicht empfohlen.

Kontraindikationen	Keine Kontraindikationen.
Nebenwirkungen	In der Kombinationstherapie verschiedener Antidiabetika können Hypoglykämien auftreten. Bei persistierenden abdominellen Schmerzen muss an eine reversible Pankreatitis (Risiko ca. 0,1–1 %) gedacht werden.
Wechselwirkungen	Keine.
Kommunikation	Gliptine sollen den Blutzuckerspiegel senken und diabetesassoziierte Folgeerkrankungen, wie Nierenerkrankungen, vermeiden. Vorrangig liegen jedoch starke Empfehlungen für eine Anpassung des Lebensstils für Diabetes-Patienten vor: regelmäßige Bewegung und ausgewogene Ernährung. Der Therapieerfolg wird über den HbA1c-Wert (6,5–7,5 %, 48–58 mmol/mol) gemonitort. Eine Intensivierung der Therapie sollte bei höheren Werten leitliniengerecht regelmäßig reevaluiert werden.
TIPP	Bisher fehlt ein evidenzbasierter Beweis, dass Gliptine kardiovaskuläre Folgeerkrankungen reduzieren oder verhindern. Diese positiven Effekte sind für Metformin, Natrium-Glukose-Cotransporter-2-Inhibitoren [SGLT-2-inhibitoren, z. B. Dapagliflozin, Empagliflozin] und Glucagon-like Peptid 1 Analoga [GLP-1-Analoga: z. B. Liraglutid, Semaglutid] valide nachgewiesen, weshalb diese vorrangig vor Gliptinen eingesetzt werden sollten. Gliptine werden im Gegensatz zu Metformin und SGLT-2-Inhibitoren nicht mit Laktat- bzw. Ketoazidosen assoziiert. Eine Pausierung ist weder perioperativ noch vor Computertomografien notwendig. Der Einsatz kann auch bei kritisch kranken Patienten (**cave:** Nierenfunktion) fortgesetzt werden und Blutzuckerentgleisungen vorbeugen.

Direkte orale Antikoagulanzien (DOAK), Teil I

D

Indikationen	• Therapie und Prophylaxe **venöser thrombembolischer Ereignisse** (**VTE,** Überbegriff für Thrombosen tiefer Venen und pulmonalarterielle Embolien) • Prävention von Schlaganfall und systemischen Embolien bei **nichtvalvulärem Vorhofflimmern (NvVHF),** die wenigstens einen der folgenden Risikofaktoren haben: vormals stattgehabter Schlaganfall/TIA, symptomatische Herzinsuffizienz, Diabetes mellitus oder arterielle Hypertonie • Rivaroxaban zur **Sekundärprophylaxe nach einem akuten Koronarsyndrom oder bei pAVK**
Wirkmechanismus	Die Gerinnungskaskade mündet in der Aktivierung von Faktor X in Xa, der Prothrombin in Thrombin umwandelt und dadurch die Konversion von Fibrinogen zu einem Fibringerinnsel verursacht. Apixaban, Edoxaban und Rivaroxaban inhibieren direkt Faktor Xa. **Merkhilfe:** DOAKs mit „x" hemmen Faktor Xa. DOAKs haben keine Wirkung auf Thrombozyten.
Dosierung	**Rivaroxaban** • Rivaroxaban muss mit Nahrung eingenommen werden, da sonst die Aufnahme vermindert ist. • Rivaroxaban kann zermörsert werden. • **Prophylaxe bei NvVHF:** Standard 20 mg, 1×/d • **Therapie der VTE:** – Standard: initial 2 × 15 mg für 21 d, danach 20 mg, 1×/d – Sekundärprophylaxe nach 6 Monaten voller Therapie: je nach Risikoprofil 20 mg, 1×/d oder ggf. Reduktion auf 10 mg, 1×/d • **Sekundärprophylaxe** bei pAVK und KHK mit ASS oder ASS zusammen mit Clopidogrel: 2 × 2,5 mg **Niereninsuffizienz:** • CreaCl < 30 ml/min: Dosisreduktion erwägen. – **NvVHF und VTE:** statt 20 mg Reduktion 15 mg, 1×/d. Die Initialdosis soll bei der VTE nicht geändert werden. • CreaCl < 15 ml/min: Rivaroxaban wird nicht empfohlen. **Leberinsuffizienz:** Es besteht eine Kontraindikation ab einer Leberinsuffizienz Child Pugh B. **Apixaban** • Einnahme unabhängig von der Nahrung • Apixaban kann zermörsert werden. • **Prophylaxe VTE nach Knie- oder Hüft-TEP:** 2 × 2,5 mg • **Prophylaxe bei NvVHF:** – Standard 2 × 5 mg – 2 × 2,5 mg bei 2 von folgenden 3 Kriterien: Alter > 80 J., Kreatinin > 1,5 mg/dl, Gewicht < 60 kg • **Therapie der VTE:** – Standard: initial 2 × 10 mg für 7 d danach 2 × 5 mg – Sekundärprophylaxe nach 6 Mon. voller Therapie: Je nach Risikoprofil 2 × 5 mg oder ggf. Reduktion auf 2 × 2,5 mg

	Niereninsuffizienz: • CreaCl 15–30 ml/min: keine Dosisreduktion zwingend erforderlich, aber erhöhtes Blutungsrisiko würdigen. • CreaCl < 15 ml/min: Apixaban wird nicht empfohlen. **Leberinsuffizienz:** Es besteht eine Kontraindikation bei der schweren Leberinsuffizienz. Ab **Leberenzymen > 2-Fachen bzw. Bilirubin > 1,5-Fachen der Norm** sollte Apixaban nur mit Vorsicht gegeben werden.
Schwangerschaft und Stillzeit	Absolute Kontraindikation für Apixaban und Rivaroxaban.
Kontraindikationen	• Aktive Blutung oder hohes Risiko für schwere Blutungen • Mechanischer Herzklappenersatz • Valvuläres Vorhofflimmern • Anti-Phospholipid-Syndrom • Schwere Leberfunktionsstörung (Child Pugh C) **für Apixaban** • Mäßige Leberfunktionsstörung (Child Pugh B) **für Rivaroxaban** • Schwangerschaft und Stillzeit für Apixaban und Rivaroxaban
Nebenwirkungen	• Blutungen, besonders gastrointestinal, urogenital und sowie Epistaxis sind am häufigsten. Aufgrund der hohen intraluminalen Wirkstoffkonzentration scheinen gastrointestinale Blutungen gehäuft aufzutreten. • Intrakranielle und schwere Blutungen sind unter DOAKs insgesamt seltener als unter Vitamin-K-Antagonisten. • Anstieg der Transaminasen bis hin zur Leberfunktionsstörung • Schwindel
Wechselwirkungen	• Blutungsrisiko steigt bei Kombination mit Heparinen, Thrombozytenaggregationshemmern, NSAR und Serotonin-Wiederaufnahmehemmern. • Blutungsneigung steigt bei Kombination mit z. B. Azolen (außer Fluconazol) und HIV-Protease-Inhibitoren. • Wirkverlust droht bei Kombination mit z. B. Johanniskraut, Carbamazepin, Phenytoin, Rifampicin.
Kommunikation	• Laborkontrollen sind nicht obligat erforderlich, es sollten aber regelmäßig Kontrollen der Nierenfunktion erfolgen. • PTT und Quick können verändert sein, haben aber keine Wertigkeit in der Therapiesteuerung. • **Notfallsituationen** (z. B. akute intrakranielle Blutung): Als Antidot für Rivaroxaban und Apixaban steht **Andexanet alfa** als rekombinantes Faktor-Xa-Protein zur Verfügung. Alternativ kann bei nicht beherrschbarer Blutung PPSB und Tranexamsäure gegeben werden.
TIPP	**Besonderheiten von Apixaban und Rivaroxaban:** • Sie können auch bei schwerer Adipositas > 120 kg in der Standarddosis eingesetzt werden. • Sie können ohne vorherige Heparin-Gabe bei thrombembolischen Ereignissen begonnen werden. • Sie müssen 48 h vor einer Intervention mit hohem und mindestens 24 h vor einer Intervention mit geringem Blutungsrisiko ersatzlos pausiert werden. • Vor der Intervention kann mittels des AntiXa-Spiegels eine Restaktivität abgeschätzt werden.

Direkte orale Antikoagulanzien (DOAK), Teil II

Indikationen	1. Therapie und Prophylaxe **venöser thrombembolischer Ereignisse** (**VTE,** Überbegriff für Thrombosen tiefer Venen und pulmonalarterielle Embolien) 2. Prävention von Schlaganfall und systemischen Embolien bei **Nicht-valvulärem Vorhofflimmern (NvVHF)** mit wenigstens eine der folgenden Risikofaktoren: vormals stattgehabter Schlaganfall/TIA, symptomatische Herzinsuffizienz, Diabetes mellitus oder arterielle Hypertonie – Valvuläres Vorhofflimmern – siehe Vitamin-K-Antagonisten
Wirkmechanismus	Die Gerinnungskaskade mündet in der Aktivierung von Faktor X in Xa, welcher Prothrombin in Thrombin umwandelt und dadurch die Konversion von Fibrinogen zu einem Fibringerinnsel verursacht. • Edoxaban inhibiert (wie auch Apixaban und Rivaroxaban) direkt Faktor Xa. • Dabigatran inhibiert direkt Thrombin (Faktor IIa). **Merkhilfe:** DOAKs mit „x" hemmen Faktor Xa. DOAKs haben keine Wirkung auf Thrombozyten.
Dosierung	**Edoxaban** • Kann zermörsert werden. • Einnahme unabhängig von der Nahrung • **Prophylaxe bei NvVHF:** Standard 60 mg, 1×/d • **Therapie der VTE:** – Zunächst 5 d parenterale Antikoagulation mit einem Heparin, danach ohne Überlappung Fortsetzung mit Edoxaban – Standard: 60 mg, 1×/d • **Dosisreduktion** auf 30 mg einmal täglich bei NvVHF und VTE, wenn mindestens ein Kriterium erfüllt ist: CreaCl < 50 ml/min, Gewicht < 60 kg oder Einnahme eines p-gp-Inhibitors wie Dronaderon, Ciclosporin, Erythromycin **Niereninsuffizienz:** • CreaCl < 50 ml/min: Dosisreduktion auf 30 mg, 1×/d bei **NvVHF und VTE** • CreaCl < 15 ml/min: Kontraindikation **Leberinsuffizienz:** Es besteht eine Kontraindikation ab einer Leberinsuffizienz Child Pugh C. Ab **Leberenzymen > 2-Fachen bzw. Bilirubin > 1,5-Fachen der Norm** sollte Edoxaban nur mit Vorsicht gegeben werden. **Dabigatran** • Manipulationen an der Kapsel erhöhen das Blutungsrisiko. • Einnahme unabhängig von der Nahrung • **Prophylaxe bei NvVHF:** – Standard 150 mg, 2×/d – Dosisreduktion bei Alter > 80 J. oder Verapamil-Einnahme: 110 mg, 2×/d • **Therapie der VTE:** – Zunächst 5 d parenterale Antikoagulation – Standard 150 mg, 2×/d • **Dosisreduktion** auf 110 mg, 2×/d bei NvVHF und VTE: – Zwingend erforderlich: Alter > 80 J. oder Verapamil-Einnahme – Individuell erwägen bei: Alter zwischen 75 und 80 J., CreaCl 30–50 ml/min, erhöhtem Blutungsrisiko oder gastrointestinalen Störungen

Niereninsuffizienz:
- CreaCl < 50 ml/min: Es kann, in Abhängigkeit von der Blutungsgefahr, eine Dosisreduktion auf 110 mg, 2×/dbei NvVHF und VTE erfolgen.
- CreaCl < 30 ml/min: Kontraindikation

Leberinsuffizienz: Leberenzyme > 2-Fachen der Norm Kontraindikation.

Schwangerschaft und Stillzeit

Absolute Kontraindikation für Edoxaban und Dabigatran.

Kontraindikationen

- Aktive Blutung oder hohes Risiko für schwere Blutungen
- Mechanischer Herzklappenersatz
- Anti-Phospholipid-Syndrom
- Schwere Leberfunktionsstörung (Child Pugh C) **für Edoxaban**
- Leberenzyme > 2-Fachen der Norm **für Dabigatran**
- Schwangerschaft und Stillzeit
- **Wechselwirkungen:** siehe dort.

Nebenwirkungen

- Blutungen sind am häufigsten.
- Intrakranielle und schwere Blutungen sind unter DOAKs insgesamt seltener als unter Vitamin-K-Antagonisten.
- Anstieg der Transaminasen bis hin zur Leberfunktionsstörung

Wechselwirkungen

- Blutungsrisiko steigt bei Kombination mit Heparinen, Thrombozytenaggregationshemmern, NSAR und Serotonin-Wiederaufnahmehemmern.
- **Edoxaban:** Dosisreduktion beachten bei Kombination mit p-gp-Inhibitoren wie Dronaderon, Ciclosporin, Erythromycin.
- **Dabigatran:**
  - Dosisreduktion beachten bei Kombination mit Verapamil.
  - Kontraindikation bei Kombination mit: Dronedaron
  - Wirkverlust droht bei Kombination mit z. B. Johanniskraut, Carbamazepin, Phenytoin, Rifampicin.

Kommunikation

- PTT und Quick können verändert sein.
- **Notfallsituationen** (z. B. akute intrakranielle Blutung):
  - **Idarucizumab** ist ein spezifisches Antidot ausschließlich für **Dabigatran** bei Blutungen oder dringenden Eingriffen.
  - Für **Edoxaban** existiert kein spezifisches Antidot und Adnexanet alfa ist nicht zugelassen. Im Notfall kann PPSB gegeben werden.

TIPP

Besonderheiten für Edoxaban:
- Keine Gabe bei Gewicht > 120 kg
- Bei hoher CreaCl (z. B. junge Nieren, gesunde Patienten) Gabe nur mit Vorsicht, da verstärkte Ausscheidung und ggf. verminderte Wirkung
- Edoxaban Pause vor Eingriffen: hohes Blutungsrisiko 48 h, niedriges Blutungsrisiko 24 h. Vor der Intervention kann mittels des **AntiXa-Spiegels** eine Restaktivität abgeschätzt werden.

Besonderheiten für Dabigatran:
- Keine Gabe bei Gewicht > 120 kg
- Vor Eingriffen muss Dabigatran ersatzlos pausiert werden:
  - CreaCl 50–80 ml/min mindestens > 48 h
  - CreaCl 30–50 ml/min mindestens 3 bei hohem Blutungsrisiko 4 d

Es empfiehlt sich, vor dem Eingriff die Thrombinzeit zu messen. Liegt diese im Normbereich, ist eine Dabigatran-Restaktivität sehr unwahrscheinlich.

Diuretika, Thiazide und Thiazidähnliche

Indikationen	1. **Alternative in der Erstlinienbehandlung der arteriellen Hypertonie:** wenn Calciumkanalblocker indiziert wären, aber aufgrund von Nebenwirkungen (z. B. Ödeme) nicht eingesetzt werden können oder bei Herzinsuffizienz 2. **Zusatzmedikation bei der arteriellen Hypertonie:** bei Patienten, deren Blutdruck trotz Gabe eines Calciumkanalblockers und eines ACE-Hemmers oder AT_1-Blockers noch nicht adäquat eingestellt ist
Wirkmechanismus	**Thiaziddiuretika** (z. B. Hydrochlorothiazid) und **thiazidähnliche Diuretika** (oder Chlortalidon) sind zwar chemisch unterschiedlich, besitzen aber eine ähnliche Wirkungsweise und die gleichen klinischen Indikationen und werden deshalb häufig unter dem Begriff **Thiazide** zusammengefasst. Sie inhibieren den Na^+/Cl^--Cotransporter im distalen Konvolut des Nephrons. Hierdurch wird die Resorption von Natrium verhindert, osmotisch bedingt kommt es sekundär zu einer geringeren Wasserresorption. Die daraus resultierende Diurese führt zu einem initialen Verlust des extrazellulären Flüssigkeitsvolumens. Längerfristig nimmt dieser Effekt, u. a. aufgrund von kompensatorischen Mechanismen wie der Aktivierung des Renin-Aldosteron-Systems, zumindest teilweise ab. Die dennoch länger bestehende **antihypertensive Wirkung** der Thiazide könnte durch eine Vasodilatation bedingt sein, wobei die genauen Mechanismen bislang nicht ausreichend verstanden werden.
Dosierung	Die Therapie mit Thiaziden erfolgt oral. Es stehen zahlreiche Kombinationspräparate zur Verfügung. Diese verbessern zwar die Compliance des Patienten, da weniger Tabletten eingenommen werden müssen, allerdings ist eine Differenzierung der Therapie schwieriger. Die Einnahme sollte in der Regel morgens erfolgen, damit der diuretische Effekt tagsüber und nicht nachts zum Tragen kommt. • **Hydrochlorothiazid:** – Hypertonie: 12,5–25 mg p. o., 1×/d – Ödeme: 12,5–50 mg p. o., 1×/d – Herzinsuffizienz: 25–37,5 mg p. o., 1×/d • **Indapamid:** – Hypertonie: 1,5 mg p. o., 1×/d • **Chlortalidon:** – Hypertonie: initial 12,5–50 mg p. o., 1×/d, dann 25–50 mg jeden zweiten Tag – Ödeme: initial 50–100 mg p. o., 1×/d (maximal 200 mg), dann 25–50 mg p. o., 1×/d – Renaler Diabetes insipidus (wenn andere Medikamente nicht in Frage kommen): initial 100 mg p. o., 2×/d, im weiteren Verlauf 50 mg p. o., 1×/d **Niereninsuffizienz:** • Vorsichtige Anwendung bei GFR 30–60 ml/min • Kontraindikation bei GFR < 30 ml/min **Leberinsuffizienz:** Kontraindikation bei schwerer Leberinsuffizienz.
Schwangerschaft und Stillzeit	Kontraindikation während Schwangerschaft und Stillzeit.

Kontraindikationen	• Anurie • Schwere Nierenfunktionsstörung (GFR < 30 ml/min) • Glomerulonephritis • Schwere Leberfunktionsstörungen (Präkoma, Coma hepaticum) • Hyperkalzämie • Therapieresistente Hypokaliämie oder Zustände mit erhöhtem Kaliumverlust • Schwere Hyponatriämie • Symptomatische Hyperurikämie • Schwangerschaft und Stillzeit
Nebenwirkungen	• Hyponatriämie aufgrund der verminderten Natriumresorption im Nephron • Hypokaliämie aufgrund der erhöhten Kaliumausscheidung • Erhöhtes Risiko kardialer Arrhythmien • Erhöhung der Plasmakonzentration von Glukose, Low-Density-Lipoprotein (LDL)-Cholesterin und Triglyzeriden • Impotenz bei Männern • Hyperkalzämie
Wechselwirkungen	• Die Wirkung der Thiazide kann durch die Einnahme von NSAIDs reduziert werden (niedrig dosiertes ASS stellt kein Problem dar). • Aufgrund des Hypokaliämie-Risikos Vermeidung mit anderen Medikamenten, die die Kaliumspiegel senken
Kommunikation	Erklären Sie dem Patienten, dass Sie ihm eine Tablette verordnen, die zu einer besseren Einstellung des Blutdrucks führt und bzw. oder Wassereinlagerungen reduziert („Wassertablette“). Fragen Sie nach, ob bei dem Patienten Probleme bestehen, zur Toilette zu gelangen (z. B. bei verminderter Mobilität oder plötzlichem Harndrang), da die Wassertablette zu einem vermehrten Wasserlassen führt. Informieren Sie den Patienten, dass die Wirkung der Tablette durch eine gleichzeitige Einnahme von NSAIDs vermindert werden kann. Nach Therapieeinleitung sollten männliche Patienten nach Symptomen einer Impotenz gefragt werden, da diese selten vom Patienten angesprochen werden.
TIPP	Thiazide führen häufig zu einer Hypokaliämie. Im Gegensatz dazu ist eine Therapie mit ACE-Hemmern und AT_2-Antagonisten häufig mit einer Hyperkaliämie verbunden. Zusätzlich haben beide Medikamente einen Wirkmechanismus, der sich synergistisch nutzen lässt. So führen Thiazide häufig zu einer Aktivierung des Renin-Angiotensin-Systems, das von den ACE-Hemmern und AT_2-Antagonisten blockiert wird. Daher ist es häufig sinnvoll, Thiazide und ACE-Hemmer/AT_2-Antagonisten zu kombinieren, um den Blutdruck besser einzustellen und den Kaliumhaushalt ausgewogener einzustellen. Thiazide führen unter den Diuretika am häufigsten zu einer Hyponatriämie. Daher ist bei einer Hyponatriämie eine ausführliche Medikamentenanamnese unerlässlich, besonders da sich Thiazide häufig in Kombinationspräparaten „verstecken“. Bei therapierefraktären Ödemen ist unter Umständen eine sequenzielle Nephronblockade, bestehend aus einem Thiazid und einem Schleifendiuretikum, hilfreich, da dadurch eine distale Natriumresorption verhindert werden kann.

Dopaminerge Medikation

Indikationen	1. **Morbus Parkinson** 2. **Restless-Legs-Syndrom**
Wirkmechanismus	Morbus Parkinson und das Restless-Legs-Syndrom (RLS) werden mit einem Mangel des Botenstoffs Dopamin assoziiert. Medikamentöse Therapien sollen die zerebrale Dopaminkonzentration bzw. -wirkung erhöhen, wobei Dopamin selbst die Blut-Hirn-Schranke nicht überwinden kann. Über einen transmembranen Transport kann Levodopa, eine Aminosäure, die Blut-Hirn-Schranke passieren und nach Decarboxylierung dopaminerge Effekte auslösen. Alternativ können Dopamin-2-Rezeptor-Agonisten eingesetzt werden.

Dosierung	Die symptomatische Therapie des Morbus Parkinson soll durch einen erfahrenen Neurologen initiiert und adaptiert werden. Patienten unter 70 J. werden primär auf Dopamin-Agonisten eingestellt, während ältere Patienten eine Therapie mit Levodopa erhalten.
	Dopamin-Agonisten (Pramipexol, Ropinirol, Rotigotin) können peroral (unabhängig von Mahlzeiten) oder transdermal verabreicht werden.
	Levodopa erfordert ein sehr genaues perorales Einnahmeschema mit strenger Nüchterneinnahme (30 min **vor** oder 2 h **nach** einer Mahlzeit), das auch bei einem stationären Aufenthalt eingehalten werden sollte. Bei Schluckstörung oder für einen schnellen Wirkeintritt stehen lösliche Tabletten zur Verfügung.
	• **Levodopa:**
	  – Morbus Parkinson: 200 mg/d, verteilt auf 4 Gaben, max. 800 mg/d
	  – RLS zur Nacht 100 mg, max. 300 mg/d
	• **Pramipexol:**
	  – Morbus Parkinson 3 × 0,088 mg/d oder 1× 0,26 mg/d, Steigerung nach Symptomatik auf 1,05 mg/d, max. 3,15 mg/d
	  – RLS zur Nacht 0,088 mg/d, max. 0,54 mg/d
	• **Rotigotin:**
	  – Morbus Parkinson 4 mg/d, max. 16 mg/d
	  – RLS 1 mg/d, max. 3 mg/d
	
	Niereninsuffizienz:
	• Levodopa: keine Gabe ab GFR < 30 ml/min
	• Pramipexol: Anpassung ab GFR < 50 ml/min
	• Rotigotin: keine Anpassung, auch nicht bei Hämodialyse
	Leberinsuffizienz:
	• Levodopa: keine Gabe ab schwerer Beeinträchtigung
	• Pramipexol: keine Anpassung
	• Rotigotin: Vorsicht ab schwerer Beeinträchtigung

Schwangerschaft und Stillzeit	Der Einsatz von Levodopa mit Carbidopa ist in Schwangerschaft und Stillzeit vertretbar. Dopamin-Agonisten sind nicht indiziert.

Kontraindikationen

- **Levodopa:** Alter < 25 Jahre; schwere Stoffwechsel-, Leber-, Nieren-, Knochenmarks- und Herzerkrankungen; Psychosen; Anwendung mit Monoaminoxidase-Inhibitoren, Linezolid
- **Pramipexol:** keine
- **Rotigotin:** Magnetresonanztomografie (MRT), Kardioversion (**Cave:** Aluminiumbeschichtung des Pflasters)

Nebenwirkungen

Aufgrund initialer Übelkeit sollen Parkinson-Patienten kurzzeitig Domperidon erhalten. Für Levodopa ist die Kombination mit einem Dopadecarboxylase-Hemmer (Benserazid oder Carbidopa) zur Verhinderung systemischer Dopaminwirkungen obligat.

- Schwindel
- Hypotonie mit Reflextachykardien
- Unruhe, Verwirrtheit, Psychose, Halluzination

Wechselwirkungen

- Dopamin-Antagonisten inkl. Metoclopramid führen zu einer Wirkabschwächung.
- Sedativa und Alkohol verstärken zentraldämpfende Aspekte.
- Eiweißreiche Ernährung stört die Resorption von Levodopa.

Kommunikation

Der Therapieerfolg wird über das klinische Bild beurteilt. Blutdruck und orthostatische Probleme sollen gemonitort werden.
Informieren Sie insbesondere bei Levodopa über die strenge Nüchterneinnahme. Für viele Patienten kann die Einnahme mit den Mahlzeiten des Tages gut abgestimmt werden, zum Beispiel:

- Levodopa: 7–11–16–20 Uhr
- Mahlzeiten: 8–12–18 Uhr

TIPP

Die zeitlich sehr exakte Medikamentenapplikation stellt im klinischen Setting des Nichtneurologen häufig ein Problem dar. Internistische oder chirurgische Pflege sollen sensibilisiert werden.
Eine Parkinson-Therapie sollte nicht pausiert und darf nicht abrupt abgesetzt werden, da akinetische (fatale) Krisen resultieren können. Wenn eine Tabletteneinnahme gestört oder nicht möglich ist, sollte frühzeitig ein neurologisches Konsil angefordert werden. Die Umstellung auf transdermales Rotigotin kann interdisziplinär in Betracht gezogen werden.

Eisen

Indikationen	1. **Eisenmangelanämie:** Behandlung 2. **Eisenmangelanämie:** Prophylaxe bei Patienten mit hohem Risiko aufgrund erhöhten Bedarfs (vegane/vegetarische Kost, Schwangerschaft) oder chronischen Verlusten (Hämodialyse)
Wirkmechanismus	Eisen ist als Bestandteil von Hämoglobin essenziell für die Bildung der Erythrozyten. Für Eisen existiert kein physiologischer Ausscheidungsweg, was seine Bedeutsamkeit für den Organismus unterstreicht. Ferritin fungiert als Eisenspeicher in der Leber, im Knochenmark oder auch im Skelett. Transferrin dient als Transportvehikel. Die Aufnahme von Eisen, am besten als Fe^{2+}, erfolgt im Duodenum und Jejunum und wird aktiv u. a. durch Hepcidin reguliert. Bei systemischen Entzündungsreaktionen ist die Resorption limitiert.
Dosierung	Eine Substitution kann oral (Kapsel, Tabletten, Tropfen, Saft) oder intravenös erfolgen. Neuere Daten legen nahe, dass eine intermittierende Eisengabe (alle 2 d) einer täglichen Gabe trotz gleicher Dosis überlegen ist. **Orale Substitution:** Die Einnahme sollte zur optimalen Resorption – trotz verstärkter Nebenwirkungen – nüchtern erfolgen. **Parenterale Substitution:** Nachrangig zur oralen Gabe kann die intravenöse Applikation von Eisen in verschiedenen Szenarien in Betracht gezogen werden: • Unverträglichkeit der oralen Substitution • Rasches Auffüllen der Eisenspeicher • Chronische Entzündungsreaktionen Nach Verabreichung ist eine Nachbeobachtung von 30–60 min aufgrund potenzieller Überempfindlichkeitsreaktionen obligat. • Eisen p. o.: 50–100 mg täglich/alle 2 d • Eisen i. v.: 500–1.000 mg einmalig/wöchentlich **Nieren- und Leberinsuffizienz:** keine Anpassung.
Schwangerschaft und Stillzeit	Eisen kann - vorzugsweise peroral - sicher angewendet werden.

Kontraindikationen	• Eisenkumulation (Hämochromatosen, Hämolysen) • Eisenverwertungsstörungen (Siderose, Thalassämien) • Schwere entzündliche Erkrankungen an Niere/Leber
Nebenwirkungen	**Orale Substitution:** • Gastrointestinale Beschwerden (Übelkeit, Obstipation) • Schwarzfärbung des Stuhls (Pausierung vor Koloskopie von ca. 1 Woche empfohlen) • Verschlechterung einer Divertikelkrankheit, von chronisch entzündlichen Darmerkrankungen oder intestinalen Strikturen **Parenterale Substitution:** • Lokale Reizung/Phlebitis • Übelkeit/Erbrechen • Hitzegefühl/Dyspnoe/Anaphylaxie (seltener bei modernen Zuckerkomplexen wie z. B. Carboxymaltose) • Paravasate gehen mit starken Schmerzen, Phlebitis und einer bräunlichen Hautverfärbung einher.
Wechselwirkungen	• Resorptionshemmung von oralem Eisen durch Protonenpumpenhemmer oder Famotidin aufgrund einer pH-Wert-Verschiebung • Resorptionshemmung anderer Medikamente durch orales Eisen mittels Komplexierung: L-Thyroxin, Bisphosphonate und z. B. Doxycyclin sollen mit 2–4 h Abstand eingenommen werden.
Kommunikation	Patienten, die eine Eisensubstitution erhalten, sollen über die zu erwartenden Nebenwirkungen, insbesondere die Schwarzfärbung des Stuhls (oral) sowie potenzielle anaphylaktische Reaktionen (intravenös) aufgeklärt werden. Über Blutbild und Hämoglobin-Wert-Kontrollen wird das Ansprechen gemonitort. Ein Anstieg von 2 g/dl pro Monat kann bei optimaler Resorption erwartet werden. Die lange Überlebensdauer von Erythrozyten mit ca. 3 Mon. muss bei der Laborwertinterpretation berücksichtigt werden. Der Eisenspeicher Ferritin sollte erst nach Beendigung der Substitution, außerhalb akuter Infektionen (CRP-Korrelation), erfolgen.
TIPP	Patienten, die Erythrozytenkonzentrate erhalten, bekommen damit auch Eisen substituiert. Pro Konserve werden etwa 200 mg Eisen zugeführt, das zwar noch im Erythrozyten gespeichert ist, aber aufgrund des Alterungsprozesses sukzessiv freigesetzt wird.

Fibrinolytika

Indikationen	1. **Akuter ischämischer Schlaganfall:** Eine Therapie mit Alteplase oder Tenecteplase innerhalb von 4,5 h nach Eintreten eines Schlaganfalls erhöht die Wahrscheinlichkeit für ein späteres eigenständiges Leben. 2. **Akuter ST-Hebungsinfarkt:** Alteplase, Streptokinase und Tenecteplase senken bei einer Therapie innerhalb von 12 h nach Beginn der Symptomatik in Verbindung mit Thrombozytenaggregationshemmern und Antikoagulanzien die Mortalität nach einem akuten ST-Hebungsinfarkt. Die perkutane Koronarintervention stellt jedoch den Goldstandard dar. 3. **Massive Lungenembolie (LE) mit hämodynamischer Instabilität:** Eine Therapie mit Alteplase, Streptokinase oder Urokinase verringert die Thrombusgröße und den pulmonal-arteriellen Blutdruck (jedoch kein Hinweis für ein verbessertes Überleben).
Wirkmechanismus	Fibrinolytika bewirken eine Umwandlung von Plasminogen zu Plasmin. Plasmin vermittelt die Auflösung von Fibrinthromben und führt dadurch zu einer **Wiedereröffnung verschlossener Gefäße.** Durch die Reperfusion ischämischer Gewebe wird deren **Infarzierung verhindert** und dadurch die **Organfunktion erhalten** sowie der **Krankheitsverlauf** der Patienten **verbessert.**
Dosierung	Eine Fibrinolytika-Therapie sollte nur durch Ärzte erfolgen, die im Umgang damit erfahren sind. Die Dosierung hängt vom jeweiligen Präparat, der Indikation, der Dauer seit dem Beginn der Symptome und dem Gewicht des Patienten ab. Während klassische Fibrinolytika (Alteplase, Streptokinase, Urokinase) aufgrund der kurzen Halbwertszeit in der Regel nach einer initialen Bolusgabe eine kontinuierliche Infusion über mehrere Stunden erfordern, ermöglicht das Fibrinolytikum der 2. Generation Tenecteplase durch eine längere Halbwertszeit die Therapie durch eine Einmalgabe innerhalb weniger Sekunden (bisher in Deutschland nur Zulassung bei akutem ST-Hebungsinfarkt und akutem ischämischem Schlaganfall). • **Alteplase:** – Akuter Myokardinfarkt innerhalb von 6 h nach Symptombeginn: – 15 mg als i. v.-Bolus – 50 mg als Infusion über 30 min (0,75 mg/kg KG, falls Patient < 65 kg) – 35 mg über 60 min (0,5 mg/kg KG, falls Patient < 65 kg) als Infusion – Lungenembolie mit hämodynamischer Instabilität: – 10 mg als i. v.-Bolus über 1–2 min – 90 mg als Infusion über 90 min (Alternativ 0,6 mg/kg KG über 15 min) – Akuter ischämischer Schlaganfall: – 0,9 mg/kg KG über 60 min (max. 90 mg) – Die ersten 10 % der Gesamtdosis werden als Bolus verabreicht. • **Tenecteplase:** – Akuter ischämischer Schlaganfall (innerhalb von 4,5 h): – Gewichtsadaptierte einmalige Gabe: z. B. 20 mg als Bolus i. v. bei KG zwischen 70 und 80 kg – Verdacht auf akuten Herzinfarkt mit andauernder ST-Strecken-Hebung oder frischem Linksschenkelblock (innerhalb von 6 h): – Gewichtsadaptiere einmalige Gabe: z. B. 40 mg als Bolus i. v. bei KG von 70–80 kg **Nieren- oder Leberinsuffizienz:** keine Dosisanpassung nötig.
Schwangerschaft und Stillzeit	Einsatz während Schwangerschaft und Stillzeit nur nach sorgfältiger Nutzen-Risiko-Abwägung.

Kontraindikationen	• Erhöhtes Blutungsrisiko: wesentliche Blutgerinnungsstörung innerhalb der letzten 6 Mon., hämorrhagische Diathese, kürzliches Blutungsereignis, Trauma, chirurgischer Eingriff, ausgeprägte Hypertension, intrakranielle Blutung, Subarachnoidalblutung, peptische Ulkuserkrankung, Neoplasie mit erhöhtem Blutungsrisiko, akute Pankreatitis, schwere Lebererkrankung bzw. Leberfunktionsstörung etc. • Vorherige Behandlung mit Streptokinase stellt Kontraindikation für erneute Streptokinase-Therapie dar, da Anti-Streptokinase-Antikörper den therapeutischen Effekt hemmen können.
Nebenwirkungen	• Übelkeit, Erbrechen • Blutungen, Hämatome • Niedriger Blutdruck, kardiogener Schock, Herzstillstand • Allergische Reaktionen • Hirnödem/Arrhythmien durch Reperfusion
Wechselwirkungen	• Erhöhtes Blutungsrisiko bei Patienten mit Antikoagulation oder Thrombozytenaggregationshemmer-Therapie • Erhöhtes Risiko für anaphylaktische Reaktion bei ACE-Hemmer-Therapie
Kommunikation	Erläutern Sie, dass die zugrunde liegende Erkrankung (z. B. Myokardinfarkt oder Schlaganfall) durch den thrombotischen Verschluss eines Gefäßes verursacht wird, wodurch das Gewebe nicht mehr mit Blut und Sauerstoff versorgt wird und dadurch geschädigt werden kann. Eine Fibrinolytika-Therapie kann den Gefäßverschluss durch Auflösung des Blutgerinnsels aufheben und so den Gewebeschaden verringern. Erklären Sie, dass die Therapie nur wirksam ist, wenn sie möglichst kurz nach Beginn der Symptome durchgeführt wird. Erläutern Sie die möglichen Risiken der Lyse-Therapie. Bei Schlaganfallpatienten sollte darauf hingewiesen werden, dass die Therapie zu einer Zunahme der Symptome und zum Tode führen kann. Trotz dieses Risikos erhöht die Therapie mit Fibrinolytika jedoch die Wahrscheinlichkeit für ein späteres unabhängiges Leben.
TIPP	Fibrinolytika können auch eingesetzt werden, um durch Blutgerinnsel verstopfte Katheter wieder freizumachen. Hierfür gibt es spezielle Produkte (z. B. das Alteplase-Präparat Actilyse Cathflo), die in den Katheter gefüllt und nach einer bestimmten Inkubationszeit wieder abgezogen werden.

F

Fidaxomicin

Indikationen	Behandlung einer Infektion mit **Clostridioides difficile**
Wirkmechanismus	Das Makrozyklin Fidaxomicin wirkt bakterizid über eine Inhibition der RNA-Synthese mittels Hemmung der bakteriellen RNA-Polymerase. Als topisches Antibiotikum wirkt es lokal im Darm und wird nur in geringem Ausmaß systemisch resorbiert.
Dosierung	Die leitliniengerechte Therapie einer *Clostridioides-difficile*-Infektion sollte first-line mit Fidaxomicin erfolgen. • Initialtherapie: – Dosis 200 mg alle 12 h – Therapiedauer der Initialtherapie: 10 d • Rezidivtherapie mit verlängerter gepulster Gabe: – Loading: 200 mg alle 12 h (Tag 1–5) – Erhaltung: 200 mg alle 48 h (Tag 7–25) **Niereninsuffizienz:** keine Anpassung. **Leberinsuffizienz:** keine Anpassung.
Schwangerschaft und Stillzeit	Die Anwendung von Fidaxomicin ist mangels Humandaten während Schwangerschaft und Stillzeit nicht empfohlen.

F

Kontraindikationen	Keine.
Nebenwirkungen	Fidaxomicin wird gut vertragen. Neben gastrointestinalen Störungen wurden Juckreiz oder Urtikaria berichtet.
Wechselwirkungen	Keine. P_{gp}-Inhibitoren, wie Amiodaron, Ciclosporin oder Verapamil, können potenziell die Resorption von Fidaxomicin aus dem Darm ins Blut erhöhen. Verstärkte Nebenwirkungen durch Fidaxomicin wurden jedoch nicht berichtet.
Kommunikation	Mit der Einnahme von Fidaxomicin sollte möglichst zeitnah nach Verordnung begonnen werden. Zur Verbesserung der Adhärenz kann der 12-Stunden-Rhythmus am ersten Therapietag verkürzt werden, um in der folgenden 9 Therapietagen praktikable Uhrzeiten für die Einnahme zu gewährleisten – im Beispiel: • Tag 1: 14 Uhr und 19 Uhr • Tage 2–10: 7 Uhr und 19 Uhr
TIPP	Aufgrund eines erhöhten Rezidivrisikos unter Einnahme von Protonenpumpeninhibitoren – auch in der Selbstmedikation - muss deren Indikation streng überprüft werden. Für Patienten mit Schluckstörungen oder einer Ernährungssonde steht eine Suspension zur Verfügung.

Fosfomycin

Indikationen	1. Intravenös als Kombinationspartner bei der Behandlung **schwerer Infektionen aller Lokalisationen inklusive Meningitis, Endokarditis und Bakteriämie** 2. Oral: Behandlung der **unkomplizierten Zystitis bei Frauen**
Wirkmechanismus	Das sehr gut gewebegängige (auch ZNS) Fosfomycin hat ein **weites Wirkungsspektrum** im gramnegativen wie auch grampositiven Bereich und wirkt auch bei Problemkeimen wie MRSA und ESBL. Typischerweise **resistent** sind: *Staphylococcus epidermidis, Streptococcus pneumoniae, Enterococcus spp., Stenotrophomonas maltophilia, Acinetobacter baumannii, Legionella pneumophila* und intrazelluläre Erreger. **Wirkungsmechanismus:** Hemmung des bakteriellen Zellwandaufbaus. Fosfomycin wirkt **bakterizid.** Es bestehen keine Kreuzresistenzen mit anderen Antibiotika.
Dosierung	**Fosfomycin i. v.:** Da es rasch zu Resistenzen kommen kann und es Hinweise auf einen synergistischen Effekt mit insbesondere β-Lakatam-Antibiotika gibt, erfolgt typischerweise die Kombinationstherapie mit Breitspektrum-Penicillinen, -Cephalosporinen oder Carbapenemen. • Typische Dosis: 16–18 g aufgeteilt in 3–4 Tagesdosen mit Infusionsdauer 60 min • Tageshöchstdosis: 24 g • IE-Dosis nicht etabliert **Niereninsuffizienz bei i. v.-Gabe:** Ab einer GFR < 40 ml/min muss eine Dosisreduktion erfolgen. **Fosfomycin p. o.:** Zulassung besteht ausschließlich zur Therapie der unkomplizierten Zystitis bei Frauen. • Dosis: 3 g Fosfomycin einmalig oral • Einnahme abends nach **Entleerung der Harnblase,** um eine möglichst lange Verweildauer in der Blase zu gewährleisten sowie zur Verbesserung der Aufnahme **nüchtern** (2–3 h postprandial) • **Metoclopramid** vermindert die Aufnahme und muss gemieden werden. **Niereninsuffizienz bei p. o.-Gabe:** Bis GFR = 10 ml/min besteht keine Einschränkung. **Leberfunktionsstörung:** Da Fosfomycin nicht verstoffwechselt wird, ist weder bei der oralen noch parenteralen Gabe eine Dosisanpassung erforderlich.
Schwangerschaft und Stillzeit	p.o- und i. v.-Gabe bei strenger Nutzen-Risiko-Abwägung möglich.

Kontraindikationen	Keine Kontraindikationen.
Nebenwirkungen	Wie bei allen Breitspektrumantibiotika kann es zu einer Antibiotika-induzierten **Clostridoides-difficile-Kolitis** kommen. **Fosfomycin p. o.:** • Insgesamt gut verträglich • Die häufigsten Nebenwirkungen sind Übelkeit und Diarrhöen **Fosfomycin i. v.:** • Aufgrund des sehr hohen Natriumgehalts drohen Hypernatriämie mit Ödemen und pulmonal venöser Stauung. • Hohes Thrombophlebitis-Risiko – bevorzuge zentralvenöse Gabe • Ein erythematöser Ausschlag ist häufig.
Wechselwirkungen	• Da Fosfomycin nicht hepatisch metabolisiert wird, bestehen keine Wechselwirkungen. • **Metoclopramid** vermindert die Aufnahme von Fosfomycin. • Die Wirkung oraler Antikoagulanzien kann verstärkt sein.
Kommunikation	• Beachte bei der **oralen Gabe** abendliche Nüchterneinnahme. • Beachte bei der **i. v.-Gabe** den hohen Natriumgehalt mit der Gefahr von Ödemen bis hin zum Lungenödem.
TIPP	Während der Stellenwert der oralen Form bei unkomplizierten Harnwegsinfektionen unbestritten ist, ist dieser bei der i. v.-Gabe komplizierter. Fosfomycin kann, bei komplizierten *Staphylococcus-aureus*-Infektionen (z. B. Osteomyelitis) oder multiresistenten Keimen, ein wichtiger Kombinationspartner sein. Eine vorherige Resistenztestung ist obligat und eine Rücksprache mit einem klinisch erfahrenen Mikrobiologen ist wertvoll.

F

Gabapentin und Pregabalin

Indikationen	1. **Epilepsie:** Monotherapie (Gabapentin) und Kombination (Gabapentin, Pregabalin) mit anderen Antiepileptika fokaler Krampfanfälle mit und ohne sekundäre Generalisation 2. **Neuropathische Schmerzen:** peripher (Gabapentin, Pregabalin), zentral (Pregabalin) 3. **Angststörung:** Pregabalin
Wirkmechanismus	Gabapentin und Pregabalin binden an die α2δ-Untereinheit von spannungsabhängigen Calciumkanälen und hemmen so die Freisetzung exzitatorisch wirkender Neurotransmitter. Beide Substanzen zeigen trotz Strukturverwandtschaft zu GABA (γ-Aminobuttersäure) keine Affinität zu $GABA_{A}$- oder $GABA_{B}$-Rezeptoren.
Dosierung	• Gabapentin und Pregabalin werden peroral – als Kapseln oder Saft – angewendet. Die Dosis soll auf 2–3 Gaben am Tag verteilt werden.Gabapentin alle Indikationen: initial 900 mg/d – verteilt auf 2–3 Gaben, max. 3.600 mg/d • Pregabalin alle Indikationen: initial 150 mg/d – verteilt auf 2–3 Gaben, max. 600 mg/d • Für ältere Patienten (mit Polymedikation) kann eine reduzierte Initialdosis (ca. 50 %) mit einem Dosisschwerpunkt am Abend erwogen werden, z. B. Pregabalin 25 mg 1-0-2-0. **Niereninsuffizienz:** Anpassung ab leichter Einschränkung. **Leberinsuffizienz:** keine Anpassung.
Schwangerschaft und Stillzeit	Der Einsatz von Gabapentin und Pregabalin ist in der Schwangerschaft vertretbar. Besser untersuchte Wirkstoffe wie Lamotrigin oder Levetiracetam sollen erwogen werden. Beide Wirkstoffe gehen in die Muttermilch über. Im Rahmen einer strengen Nutzen-Risiko-Bewertung soll die Therapie umgestellt oder der Säugling bezüglich Symptomen, wie Müdigkeit, Unruhe oder Trinkschwäche, gemonitort werden.

Kontraindikationen	Keine.
Nebenwirkungen	Gabapentin und Pregabalin sind deutlich besser verträglich als andere Wirkstoffe, die bei Epilepsie oder neuropathischen Schmerzen eingesetzt werden. • Typisch: Müdigkeit, Schwindel, Ataxie • Seltener: Leukopenie, Reizbarkeit, Depression (bis hin zur Suizidalität), Gewichtszunahme, Ödeme, Fieber, Infektneigung Unter Gabapentin ist ein systemisches Überempfindlichkeitssyndrom (Fieber, Eosinophilie, Exanthem, Splenomegalie bis hin zum Multiorganversagen) beschrieben.
Wechselwirkungen	• Sedierung mit anderen Sedativa (z. B. Benzodiazepine) • Gabapentin wird durch mehrwertige Kationen, wie Calcium, Magnesium, Aluminium oder Eisen, in der Resorption eingeschränkt.
Kommunikation	Die Behandlung einer Epilepsie erfolgt mit dem Ziel der Reduktion der Anfallshäufigkeit und erfordert eine starke Adhärenz des Patienten. Die regelmäßige, unterbrechungsfreie Einnahme ist essenziell. Abruptes Absetzen kann die Anfallshäufigkeit akut erhöhen. Das Ausschleichen soll über mindestens 1 Wo. erfolgen. Klären Sie Patienten und Angehörige über mögliche Veränderung der Stimmung (bis hin zur Suizidalität) auf.
TIPP	Gabapentin und Pregabalin stehen ausschließlich als perorale Arzneiformen zur Verfügung. Als parenterale Therapie sind andere Wirkstoffe bezüglich der antiepileptischen Therapie, die überbrückend gegeben werden können, verfügbar. Neuropathische Schmerzen können mit einer transdermalen Therapie mit Lidocain-Pflastern parenteral behandelt werden.

GLP-1-Rezeptor-Agonisten

Indikationen	Zur Behandlung eines **Diabetes mellitus Typ 2:** 1. Als Monotherapie, wenn Metformin aufgrund einer Unverträglichkeit oder Kontraindikation nicht eingenommen werden kann 2. In Kombination mit anderen Therapeutika eines Diabetes mellitus 3. Nur Semaglutid: zur Gewichtsreduktion
Wirkmechanismus	GLP-1-Agonisten stimulieren über eine Aktivierung des GLP-1-Rezeptors in β-Zellen des Pankreas eine glukoseabhängige Insulinsekretion. Zusätzlich hemmen sie die Glukagonsekretion, wodurch die Glukoseproduktion in der Leber reduziert wird. GLP-1-Agonisten führen außerdem durch eine verzögerte Magenentleerung zu einem frühen Sättigungsgefühl und damit zu einer reduzierten Nahrungsaufnahme.
Dosierung	Da es sich bei allen GLP-1-Agonisten um Peptide handelt, müssen diese parenteral verabreicht werden. Die Häufigkeit der Gabe richtet sich nach der Halbwertszeit. **Standarddosierung (in Kombination mit Metformin):** • Exenatid (HWZ ca. 2 h): 2 × 5–10 µg/d s. c. • Exenatid LARD (Long Acting Release; HWZ ca. 5–7 d): 1 × 2 mg/Wo. s. c. • Liraglutid (HWZ ca. 3–4 h): 1 × 0,6–3,0 mg/d s. c. • Dulaglutid (HWZ ca. 5 d): 1 × 0,75–4,5 mg/Wo. s. c. • Semaglutid (HWZ ca. 7 d): 1 × 0,25–0,5 mg/Wo. s. c. **Niereninsuffizienz:** • Keine Dosisanpassung bei GFR ≥ 15 ml/min • Bei GFR < 15 ml/min Kontraindikation **Leberinsuffizienz:** keine Dosisanpassung.
Schwangerschaft und Stillzeit	Kontraindikation während Schwangerschaft und Stillzeit.

G

Kontraindikationen	• Schwere Niereninsuffizienz mit GFR < 15 ml/min • Pankreatitis
Nebenwirkungen	• GLP-1-Agonisten können zu gastrointestinalen Nebenwirkungen mit Übelkeit, Erbrechen, Durchfall etc. führen. • Gelegentliche Berichte über teilweise schwere Pankreatitiden • GLP-1-Agonisten können zu einer Verschlechterung der Nierenfunktion führen.
Wechselwirkungen	• Aufgrund der verzögerten Magenentleerung können GLP-1-Agonisten die Resorption verschiedener anderer Medikamente beeinflussen. Relevante Medikamente (z. B. Analgetika, Antibiotika, Schilddrüsenhormone) sollten in zeitlichem Abstand zu GLP-1-Agonisten eingenommen werden. • In Kombination mit Insulin oder Sulfonylharnstoffen kann das Risiko einer Hypoglykämie erhöht sein. • GLP-1-Agonisten können die Wirkung einer Cumarin-Therapie verringern.
Kommunikation	Patienten, die mit einem GLP-1-Agonisten behandelt werden, sollten über die Indikation und den zu erwartenden Nutzen der Therapie informiert werden. Zusätzlich sollten häufige Nebenwirkungen wie gastrointestinale Beschwerden (Übelkeit, Erbrechen, Durchfall) und das seltene Risiko einer Pankreatitis besprochen werden. Wichtig ist auch die Aufklärung über mögliche Wechselwirkungen mit anderen Medikamenten, insbesondere das erhöhte Hypoglykämierisiko bei Kombination mit Insulin oder Sulfonylharnstoffen. Notfallmaßnahmen bei Hypoglykämie, die Bedeutung regelmäßiger Arztbesuche und Vorsichtsmaßnahmen bei Schwangerschaft und Stillzeit sollten ebenfalls besprochen werden, um eine sichere und effektive Therapie zu gewährleisten.
TIPP	Um eine Beeinträchtigung der Aufnahme anderer Medikamente durch GLP-1-Agonisten zu verhindern, sollten orale Therapeutika nicht 1 h vor und 4 h nach Gabe des GLP-1-Agonisten eingenommen werden.

Indikationen	1. **Asthma:** Sobald eine gelegentliche Behandlung mit kurz wirksamen β_2-Sympathomimetika allein nicht ausreicht, erfolgt die Therapie mit inhalativen Glukokortikoiden zur Reduktion der Atemwegsentzündung und Symptomkontrolle. 2. **Chronisch obstruktive Lungenerkrankung (COPD):** Einsatz in Kombination mit lang wirksamen β_2-Sympathomimetika (LABA) bei Patienten mit schwerer Atemwegsobstruktion in der Spirometrie und/oder häufigen Exazerbationen, falls eine Therapie mit LABA/LAMA nicht ausreicht. Für eine Therapie mit inhalativen Glukokortikoiden sollte bei der COPD eine Eosinophilie mit > 300 Eosinophilen/µl vorliegen.
Wirkmechanismus	Glukokortikoide dringen nach Passage der Zellmembran in das Zytoplasma der Zielzellen ein und binden dort an spezifische Rezeptoren. Nach der Bindung wandert der aktivierte Rezeptor in den Zellkern und beeinflusst dort die Transkription einer Vielzahl von Zielgenen. Entzündungsfördernde Interleukine, Zytokine und Chemokine werden gehemmt, während anti-entzündliche Proteine hoch reguliert werden. In den Atemwegen resultiert dies in einer **reduzierten mukosalen Entzündung, einer Ausweitung der Atemwege und einer verminderten Schleimproduktion.** Dies führt zu einer **Verbesserung der Symptome bei Asthma und COPD** und zu einer **Verringerung der Häufigkeit von Exazerbationen.**

Dosierung	• Inhalative Glukokortikoide werden in verschiedenen Inhalationsgeräten (Pulver zur Inhalation, Dosieraerosol) vertrieben. Für den jeweiligen Patienten sollte die Gerätevariante ausgewählt werden, die am besten geeignet ist. Die Gabe der inhalativen Glukokortikoide erfolgt zweimal täglich.
	• **Beclomethason:**
	– Asthma bronchiale und COPD
	  – 2×/d, 4–6 (0,05 mg) oder 2–3 (0,1 mg) Sprühstöße: niedrige Dosis: 200–500 µg als Pulver zur Inhalation und 100–200 µg als Dosieraerosol
	  – Mittlere Dosis: > 500–1.000 µg als Pulver zur Inhalation und > 200–400 µg als Dosieraerosol
	  – Hohe Dosis: > 1.000 µg als Pulver zur Inhalation und > 400 µg als Dosieraerosol
	  – Höchstdosis: ≥ 2.000 µg als Pulver zur Inhalation und ≥ 1.000 µg als Dosieraerosol
	• **Budesonid:**
	– Leichtes, mittelschweres und schweres, persistierendes Asthma bronchiale
	  – 200–1600 µg/d
	  – Niedrige Dosis: 200–400 µg
	  – Mittlere Dosis: > 400–800 µg
	  – Hohe Dosis: > 800 µg
	  – Höchstdosis: ≥ 1.600 µg
	• **Fluticason:**
	– Dauerbehandlung eines Asthma bronchiale sowie einer COPD (in Kombination mit LABA)
	  – Niedrige Dosis: 100 µg Fluticasonfuroat und 100–200 µg Fluticasonpropionat
	  – Mittlere Dosis: > 250–500 µg Fluticasonpropionat
	  – Hohe Dosis: 200 µg Fluticasonfuroat und > 500 µg Fluticasonpropionat
	  – Höchstdosis: 200 µg Fluticasonfuroat und ≥ 1.000 µg Fluticasonpropionat
	
	Nieren- und Leberinsuffizienz: keine Dosisanpassung nötig.

Schwangerschaft und Stillzeit	Keine Einschränkungen während Schwangerschaft und Stillzeit.
Kontraindikationen	Einsatz bei Patienten mit Infektionen (Pneumonie-Anamnese bei COPD) und Kindern (möglicher Einfluss auf Wachstum) nur äußerst vorsichtig.
Nebenwirkungen	• Orale Candidose durch lokalen immunsuppressiven Effekt • Heiserkeit • Bei COPD erhöhtes Pneumonie-Risiko • Bei hohen Dosierungen ggf. systemische Nebenwirkungen einer Steroidtherapie (z. B. Suppression der Nebenniere, Wachstumsverzögerungen (bei Kindern), Osteoporose oder Diabetes mellitus)
Wechselwirkungen	Keine relevanten Wechselwirkungen mit anderen Medikamenten bekannt.
Kommunikation	Erklären Sie dem Patienten die Indikation und den Wirkmechanismus der Therapie. Erläutern Sie, dass Sie einen Glukokortikoid-Inhalator empfehlen, der die Entzündung in der Lunge verringert. Dadurch verbessert sich die Atmung und das Risiko für Infektexazerbationen wird reduziert. Erklären Sie, dass das Glukokortikoid kaum in den Körper aufgenommen wird und dadurch schwere Nebenwirkungen (außer bei sehr hohen Dosierungen) sehr unwahrscheinlich sind. Der Patient sollte nach Anwendung des Inhalators den Mund gut spülen und gurgeln, um einen trockenen Mund oder Heiserkeit zu vermeiden. Der Patient sollte in die korrekte Anwendung des Inhalators eingewiesen werden. Überprüfen Sie die korrekte Technik.
TIPP	Da eine gute Kontrolle der Atemwegsentzündung bei Asthma bronchiale eine wichtige Voraussetzung für eine Vermeidung chronischer Umbauvorgänge an den Atemwegen mit permanenter Obstruktion darstellt, ist es wichtig, dass inhalative Glukokortikoide in ausreichender Dosierung eingesetzt werden. Hierdurch können nicht nur die Beschwerden gelindert, sondern auch ein Fortschreiten der Erkrankung verhindert werden.

Glukokortikoide, systemisch

Indikationen	1. **Allergische und entzündliche Erkrankungen** 2. **Autoimmune Erkrankungen** 3. **Tumortherapie** 4. **Hormonersatztherapie**
Wirkmechanismus	Glukokortikoide dringen nach Passage der Zellmembran in das Zytoplasma der Zielzellen ein und binden dort an spezifische Rezeptoren. Nach der Bindung wandert der aktivierte Rezeptor in den Zellkern und beeinflusst dort die Transkription einer Vielzahl von Zielgenen. Entzündungsfördernde Interleukine, Zytokine und Chemokine werden gehemmt, während anti-entzündliche Proteine hoch reguliert werden. Glukokortikoide hemmen außerdem zirkulierende Entzündungszellen wie Monozyten und eosinophile Granulozyten. Zu den Effekten auf den Metabolismus zählt eine erhöhte Glukoneogenese aus zirkulierenden Amino- und Fettsäuren. Diese werden im Rahmen der katabolen Stoffwechsellage aus dem Muskel- und Fettgewebe freigesetzt. Die mineralkortikoide Wirkung von Glukokortikoiden führt u. a. zu einer erhöhten Na^+- und Wasserretention sowie K^+-Exkretion in den Nierentubuli.

Dosierung	• Die verschiedenen Glukokortikoide unterscheiden sich hinsichtlich ihrer entzündungshemmenden Wirkung. So hat Dexamethason eine ca. 30-fach stärkere und Prednisolon eine 4-fach stärkere Wirkung als Hydrocortison. Die Verabreichung der systemischen Glukokortikoide kann p. o., i. v. oder i. m. erfolgen.
	Prednisolon:
	– Akutes Asthma und COPD
	  – 40 mg/d p. o.
	  – Im Verlauf stufenweise Dosisreduktion
	– Akute inflammatorische Erkrankung (z. B. Autoimmunhepatitis, akuter Schub bei chronisch entzündlicher Darmerkrankung)
	  – Initial 1 mg/kg KG/d i. v.
	  – Nach einigen Tagen Wechsel auf p. o.-Gaben und stufenweise Dosisreduktion (z. B. wöchentlich 10–20 mg/d, anschließend wöchentliche Reduktion um 5 mg/d
	– Langzeittherapie (z. B. bei rheumatoider Arthritis):
	  – Einsatz der Dosis, die eine Symptomkontrolle bei möglichst geringen Nebenwirkungen ermöglicht
	  – Zur Reduktion der Steroiddosis häufig Einsatz zusätzlicher immunsuppressiver Therapeutika (z. B. Azathioprin, Methotrexat) oder Biologika (z. B. anti-TNF-Antikörper)
	  – Ggf. gleichzeitige Therapie mit Vitamin D, Bisphosphonaten oder Protonenpumpenhemmern
	
	Nieren- und Leberinsuffizienz: keine Dosisanpassung nötig.

Schwangerschaft und Stillzeit	Nur äußerst vorsichtiger Einsatz während Schwangerschaft und Stillzeit.

Kontraindikationen	Bei Patienten mit Infektionen und Kindern (möglicher Einfluss auf Wachstum) sowie Schwangerschaft und Stillzeit nur äußerst vorsichtiger Einsatz.
Nebenwirkungen	• Häufigere und schwerer verlaufende Infektionen • Metabolische Effekte: Diabetes mellitus, Osteoporose • Katabolismus: proximale Muskelschwäche, dünne Haut (Pergamenthaut), Neigung zu blauen Flecken, Gastritis • Stimmungs- und Verhaltensveränderungen • Mineralkortikoide Effekte: arterielle Hypertonie, Hypokaliämie, Ödeme • Gesteigerter Appetit • Sehnenbeschwerden, Tendinitis, Sehnenruptur, Wundheilungsstörungen • Unterdrückung der Sekretion von Adrenokortikotropin (ACTH) von der Hypophyse → Risiko einer Nebennierenatrophie, Addison-Krise bei plötzlichem Absetzen der Glukokortikoidtherapie
Wechselwirkungen	• Erhöhtes Risiko peptischer Ulzera und gastrointestinaler Blutungen bei gleichzeitiger Einnahme mit NSAR • Erhöhtes Risiko einer Hypokaliämie bei gleichzeitiger Einnahme mit β_2-Agonisten, Theophyllin, Schleifen- und Thiaziddiuretika • Cytochrom-P450-Induktoren verringern die Wirkung von Glukokortikoiden. • Glukokortikoide führen zu einer schwächeren Immunreaktion gegen Impfstoffe.
Kommunikation	Erklären Sie dem Patienten die Indikation und den Wirkmechanismus der Therapie. Erläutern Sie, dass Glukokortikoide die zugrunde liegende Erkrankung durch eine Hemmung der Entzündungsreaktion verbessern. Weisen Sie darauf hin, dass es 1–2 d dauern kann, bis ein Effekt eintritt, und die Therapie nicht abrupt beendet werden darf, da dies zu einem schweren Krankheitsbild führen kann. Erläutern Sie die Vorteile, aber auch die Risiken der Steroidtherapie und gehen Sie dabei besonders auf die langfristigen Risiken einer Osteoporose (Frakturgefahr) und eines Diabetes mellitus ein.
TIPP	Bei einer Langzeit-Glukokortikoid-Therapie kann der Körper unter Umständen im Rahmen einer Stresssituation die endogene Cortisonproduktion aufgrund einer Nebennierenatrophie nicht erhöhen. In einer solchen Situation muss die exogene Glukokortikoid-Dosierung (in der Regel Hydrocortison) erhöht werden (z. B. Verdopplung der Dosis während der akuten Erkrankung und Reduktion auf die vorherige Dosis nach Erholung).

Glykopeptid-Antibiotika

Indikationen	1. Behandlung von **Infektionen durch grampositive Erreger,** wenn eine alternative Therapie mit einem Penicillin/Cephalosporin aufgrund der Resistenzlage (z. B. MRSA) oder einer Allergie nicht infrage kommt 2. **Clostridioides-difficile-Infektion** (CDI; vormals *Clostridium difficile*)
Wirkmechanismus	**Wirkungsspektrum:** Glykopeptid-Antibiotika haben ein schmales Wirkspektrum, das sich auf grampositive Keime begrenzt: Staphylokokken-Spezies, Streptokokken-Spezies, Enterokokken-Spezies und C. difficile. Eine erworbene Resistenz besteht bei Vancomycin-resistenten Enterokokken (VRE), dagegen besteht für sämtliche gramnegative sowie intrazelluläre Keime eine natürliche Resistenz. **Wirkmechanismus:** Glykopeptid-Antibiotika binden mit hoher Affinität an die Peptidoglykane der Zellwand grampositiver Bakterien und hemmen dadurch ihre Synthese mit **bakterizider Wirkung.** Durch eine Veränderung der Zusammensetzung der Peptidoglykan-Ketten können Enterokokken (sehr selten Staphylokokken) resistent gegenüber Glykopeptid-Antibiotika werden. Die natürliche Resistenz gramnegativer Keime beruht auf dem Aufbau ihrer Zellwand, in der Peptidoglykane nur eine untergeordnete Rolle spielen.

Dosierung	Glykopeptid-Antibiotika werden enteral nicht bzw. ungenügend aufgenommen.
	Vancomycin (keine IE-Dosis etabliert)
	Typische Dosierung: 2 g/d
	• Entweder 4 × 500 mg oder 2 × 1 g oder kontinuierlich über 24 h, z. B. 1 g als Loading-Dosis und weiter mit 2 g/d als 500 mg auf 50 ml via Perfusor mit 8 ml/h
	• **Infusionsdauer** aufgrund des Risikos des „Red-Man-Syndroms" mindestens 1 h (Faustformel: Dosis entspricht der Zeit, d. h., 1,5 g entspricht 1,5 h)
	• **Talspiegelkontrollen (vor der vierten Gabe mit Blutentnahme am kontralateralen Arm)** müssen erfolgen!
	  – Ziel-Talspiegel „nicht kontinuierliche Gabe": 10–15 mg/l, bei schweren Infektionen bis 20 mg/l
	  – Talspiegel > 20 mg/l erhöhtes Risiko für Nephrotoxizität!
	  – Ziel-Talspiegel „kontinuierliche Gabe": 25 mg/l
	• Anpassung nach Spiegelbestimmung mittels Dosis- und Intervalladaptation
	
	Niereninsuffizienz: Dosisreduktion ab CreaCl < 50 ml/min, aber prinzipiell auch Gabe bei dialysepflichtiger Niereninsuffizienz (Spiegelmessung!).
	
	Teicoplanin
	Standarddosierung: 400 mg alle 12 h für 3 Gaben, danach weiter 400 mg, 1×/d
	IE-Dosis: 400 mg alle 12 h
	• **Talspiegelkontrolle** ab dem vierten Therapietag, danach wöchentlich; Abnahme am kontralateralen Arm
	• Mindest-Ziel-Talspiegel: > 10 mg/l; bei Endokarditis > 30 mg/l ohne definierte Obergrenze
	
	Niereninsuffizienz: ab CreaCl < 30 ml/min bis zum 4. Behandlungstag unabhängig von der Schwere der Niereninsuffizienz keine Dosismodifikation erforderlich. Danach Spiegelkontrollen und Reduktion der Erhaltungsdosis auf ein Drittel der üblichen Dosis.

	Orale Gabe (Therapie der CDI): • Vancomycin-Kapseln: 125 mg, 4×/d für 10 d • Die i. v.-Formulierung kann peroral bzw. über eine nasogastrale Sonde verabreicht werden. • Erhöhung der Dosis führt zu keiner Wirkungssteigerung und soll vermieden werden. • Bei einem Ileus kann Vancomycin auch als Einlauf gegeben werden: 500 mg in 100 ml Wasser alle 6 h • Bessere Therapiealternative: **Fidaxomicin** 200 mg, 2×/d für 10 d **Leberinsuffizienz:** keine Dosisanpassung erforderlich.
Schwangerschaft und Stillzeit	Keine Kontraindikation. Bei einer Gabe in der Schwangerschaft werden ggf. höhere Dosen bzw. kürzere. Intervalle aufgrund des physiologisch höheren Verteilungsvolumens benötigt.
Kontraindikationen	Außer der Allergie gegen Glykopeptid-Antibiotika, bestehen keine absoluten Kontraindiktionen. • Vorsicht bei Niereninsuffizienz und Schwerhörigkeit • Keine parenterale Gabe bei CDI
Nebenwirkungen	**I. v.-Gabe:** Phlebitis, Nephrotoxizität bis hin zum akuten Nierenversagen (bei Vancomycin häufiger als bei Teicoplanin), Ototoxizität, „Red-Man-Syndrom" bei Infusionsdauer < 1 h (Erythem in Gesicht und Oberkörper, Juckreiz, Hypotonie und ggf. Dyspnoe). Selten kann es zu Blutbildveränderungen bis hin zur Panzytopenie kommen. **Orale Gabe:** Glykopeptid-Antibiotika werden nicht/kaum enteral resorbiert. Bei entzündlich veränderter Darmschleimhaut, wie sie bei CDI vorliegt, ist dies insbesondere bei hohen Dosen aber möglich. Das Spektrum der Nebenwirkungen unterscheidet sich dann nicht von denen der i. v.-Applikation.
Wechselwirkungen	• Nephro- und Ototoxizität erhöht durch Kombination mit anderen (potenziell) nephro- und ototoxischen Medikamenten • **Vancomycin mit Piperacillin-Tazobactam:** Diese Kombination führt, aus bisher nicht hinreichend geklärter Ursache, zu einem stark erhöhten Risiko für eine akute Nierenfunktionseinschränkung, was unter Teicoplanin so bisher nicht beschrieben wurde.
Kommunikation	Beachte: • **Tal-Spiegelkontrollen** sind sehr wichtig zur Vermeidung von Nephrotoxizität und besonders bei Über- und Untergewicht. • **Nephrotoxizität:** kontrolliere engmaschig die Nierenfunktion (mindestens 2×/Wo.). • **Infusionsdauer** von 1 h muss vermerkt werden, aufgrund der Gefahr des „Red-man-Syndroms".
TIPP	Bei einer Staphylokokken-Infektion sind, wenn keine Resistenz (z. B. MRSA) vorliegt, die β-Laktam-Antibiotika Flucloxacillin und Cefazolin den Glykopeptid-Antibiotika hinsichtlich der Wirksamkeit weit überlegen. Daher beschränkt sich der Einsatz der Glykopeptid-Antibiotika auf grampositive Keime, die gegenüber β-Laktam-Antibiotika resistent sind. Alternativen hierzu sind das stark bakterizide zyklische Lipopeptid-Antibiotikum Daptomycin und das Oxazolidinon Linezolid.

Heparine und Fondaparinux

<table>
<tr><td>Indikationen</td><td>

1. **Heparine** oder **Fondaparinux:** Prophylaxe und Therapie venöser thrombembolischer Ereignisse (**VTE,** Überbegriff für Thrombosen tiefer Venen und pulmonalarterieller Embolien)
2. **Fondaparinux:** Therapie isolierter oberflächlicher Thrombosen der unteren Extremitäten
3. **Akutes Koronarsyndrom:** Heparine oder Fondaparinux in Kombination mit Thrombozytenaggregationshemmern
4. **Vorhofflimmern:** Heparine sind typischerweise eine zeitlich begrenzte Option in der Prävention von Schlaganfall und systemischen Embolien.
5. **Mechanischer Klappenersatz:** dauerhafte Antikoagulation mit Vitamin-K-Antagonisten. Zum periinterventionellen Überbrücken sind Heparine sinnvoll.

</td></tr>
<tr><td>Wirkmechanismus</td><td>

Heparine sind natürlich vorkommende lange Zuckermoleküle, die selbst keine antikoagulatorische Wirkung haben. Erst durch die Interaktion mit dem physiologischen Gerinnungshemmer Antithrombin (AT) wird dessen antikoagulatorische Wirkung um das ca. 1.000-Fache gesteigert. AT hemmt Thrombin (Faktor IIa) und Faktor Xa. Heparine werden je nach Molekülllänge unterteilt in unfraktioniertes Heparin (UFH, nicht technisch prozessiertes, natürliches Heparin), niedermolekulare Heparine (**NMH,** „zerschnittene" UFH) und Fondaparinux, das quasi ein sehr kurzes NMH darstellt. Kurzkettige Heparine (NHM und Fondaparinux) interagieren mit AT so, dass (fast) nur eine Wirkung gegen Faktor Xa besteht, dagegen bedingt das UFH eine Wirkung gegen Faktor Xa und IIa.

</td></tr>
<tr><td>Dosierung</td><td>

Fondaparinux

- Prophylaxe: subkutane Gabe von 1,5–2,5 mg, 1×/d
- VTE-Therapiedosis: gewichtsadaptierte Gabe, 1×/d: < 50 kg: 5 mg; 51–100 kg: 7,5 mg; > 100 kg: 10 mg
- Therapie der oberflächlichen Thrombose (unter Berücksichtigung der Ausdehnung der Thrombose): 2,5 mg/d für bis zu 45 d

NMH

- Es existieren mindestens vier verschiedene NMH, die typischerweise subkutan gegeben werden und zur Prophylaxe und Therapie der VTE zugelassen sind.
- Je nach Präparat und Indikation ist die Dosis fix oder gewichtsadaptiert.

UFH

- Subkutane Gabe möglichst meiden, da kurze Halbwertszeit und schlechte Bioverfügbarkeit!
- Zur Thrombose-Prophylaxe nur bedingt geeignet. Möglich ist hier die niedrig dosierte kontinuierliche Gabe via Perfusor (z. B. 300 IE/h).
- Therapie der VTE: typischerweise i. v.-Gabe initial als Bolusgabe (70 IE/kg), gefolgt von kontinuierlicher aPTT-gesteuerter Gabe via Perfusor
- Ziel-aPTT: 1,5- bis 2,5-Fache des Ausgangswerts mit mindestens zweimal täglicher Kontrolle. Alternativ Anti-Xa-Messung (weniger störanfällig) unter laufendem Perfusor mit Ziel: 0,3–0,7 IE/ml.
- Besteht primär eine spontan verlängerte aPTT, muss, bevor unkritisch eine Antikoagulation begonnen wird, Rücksprache mit einem Hämostaseologen gehalten werden.

Niereninsuffizienz: Besonders bei NMH und Fondaparinux muss auf Akkumulation geachtet werden. Präparate-abhängige Nierenfunktionseinschränkungen, die zur Kontraindikation führen, müssen beachtet werden.

</td></tr>
<tr><td>Schwangerschaft und Stillzeit</td><td>Es besteht keine Kontraindikation.</td></tr>
</table>

Kontraindikationen	• Akute Blutung oder Verdacht hierauf • Hämorrhagische Diathese: schwere Thrombopenie, Koagulopathien • Anstehende invasive Prozeduren: siehe Kommunikation • Heparin-induzierte Thrombozytopenie **(HIT):** keine Gabe von UFH und NMH. Fondaparinux darf gegeben werden. • Schwere Niereninsuffizienz kann eine Kontraindiktion darstellen.
Nebenwirkungen	**Blutungen:** Zur Reversierung einer Antikoagulation stehen zur Verfügung: • UFH: Bedenke die sehr kurze Halbwertszeit von < 4 h. Meist ist Abwarten am sinnvollsten. Formal kann Protamin gegeben werden, das aber bei Überdosierung (was aufgrund der kurzen Halbwertszeit von UFH schnell passiert), selbst antikoagulatorisch wirkt und unter Protamin können Anaphylaxien auftreten. • NMH/Fondaparinux: Protamin ist nicht geeignet. Andexanet alfa kann formal gegeben werden, ist hierfür aber nicht zugelassen. Bedenke hoher Preis! **HIT:** gefährliche immunologische Reaktion auf Heparin (aber nicht auf Fondaparinux) mit Thrombenbildung durch Aktivierung von Thrombozyten. Unter UFH deutlich häufiger als unter NMH. Beginn der HIT ab ca. 5. Tag der Heparingabe mit Thrombozytenabfall auf ca. 50 % des Ausgangswerts. **Bereits bei Verdacht** auf eine HIT muss jegliches Heparin (auch in Salbenform) pausiert werden, ein HIT-Test veranlasst und eine alternative Antikoagulation eingeleitet werden mit z. B. Danaparoid, Argatroban oder off-label mit Fondaparinux oder einem DOAK.
Wechselwirkungen	Hohes Blutungsrisiko bei Kombination mit anderen gerinnungshemmenden Substanzen (z. B. Vitamin-K-Antagonisten, Thrombozytenaggregationshemmer)
Kommunikation	• **AT** sollte vor einer therapeutischen Antikoagulation einmalig gemessen werden. • **Blutbildkontrolle** 2×/Wo. in den ersten 3 Wo. einer Heparingabe bezüglich HIT • **Stoppzeiten** vor invasiven Eingriffen beachten: – Fondaparinux-Therapiedosis: 48 h – NMH/Fondaparinux -Prophylaxe: 12 h – NMH-Therapiedosis: 24 h – UFH i. v./s. c.: 4 h • Kontrolle der **Nierenfunktion:** Kumulationsgefahr besonders bei NMH und Fondaparinux (siehe TIPP) • **Anti-Xa-Messung** bei therapeutischer Antikoagulation und Über- oder Untergewicht, Adipositas oder Niereninsuffizienz sinnvoll. Probenabnahme für Anti-Xa im „Steady State“ nach 2–3 Therapietagen, 4 h nach der letzten Gabe. • Ziel-Anti-Xa für NMH bei therapeutischer Antikoagulation: – 0,8–1,5 IE/ml, 1×/d – 0,4–1,0 IE/ml, 2×/d • Ziel-Anti-Xa für Fondaparinux bei therapeutischer Antikoagulation: 0,5–1,5 IE/ml
TIPP	Manche NMH (z. B. Dalteparin) sind auch bei hochgradiger Niereninsuffizienz unter Kontrolle des Anti-Xa-Spiegels zugelassen. Die routinemäßige Gabe von UFH bei Niereninsuffizienz vermindert nicht die Gefahr von Blutungskomplikationen. Je kleiner die Heparin-Moleküle, desto höher ist die Wahrscheinlichkeit der Akkumulation bei Niereninsuffizienz, die bei Fondaparinux – dem kleinsten Molekül – am höchsten ist. Bei NMH muss je nach Substanz und Schwere der Niereninsuffizienz eine Kontrolle des Anti-Xa und ggf. eine Dosismodifikation erfolgen. UFH sind eine Mischung aus Heparin-Molekülen verschiedener Größe, weswegen ebenfalls die Gefahr der Akkumulation bei Niereninsuffizienz besteht.

Herzglykoside

Indikationen	1. **Vorhofflimmern und -flattern:** Add-on zur Senkung der Herzfrequenz mit β-Blockern und Calciumkanalblockern 2. Der Einsatz bei **Herzinsuffizienz** verliert zunehmend an Relevanz.
Wirkmechanismus	Herzglykoside **reduzieren die Herzfrequenz** (negativ chronotrop) und **erhöhen die Schlagkraft** des Herzens (positiv inotrop). Die Kammerfrequenz wird durch eine Reduktion der Überleitung vom AV-Knoten zu den Ventrikeln über das parasympathische Nervensystem gesenkt. Durch Hemmung der Na^+-K^+-ATPase haben Herzglykoside einen direkten Einfluss auf die Myokardzellen, da eine erhöhte intrazelluläre Natriumkonzentration resultiert. Korrespondierend akkumuliert Calcium intrazellulär und verstärkt die Schlagkraft.
Dosierung	• Die Herzglykoside Digoxin und Digitoxin stehen zunehmend weniger am Markt zur Verfügung, vermutlich da die Therapie der Herzinsuffizienz einem starken Wandel unterliegt. Bei Tachyarrhythmien kann im Akutfall Digoxin langsam intravenös eingesetzt werden. In subakuten Fällen kann die Therapie oral mit Digitoxin oder Digoxin erfolgen. In jedem Fall erfolgt eine Aufsättigung mit anschließender Erhaltungsdosis. • **Digitoxin p. o.:** – z. B.: 0,07 mg alle 8 h für 3 d, Erhaltung 0,07 mg p. o. • **Digoxin i. v.:** – Langsam: 0,25 mg alle 24 h i. v. für 8 d, Erhaltung 0,2 mg p. o. – Mittel: 0,25 mg alle 12 h i. v. für 3 d, Erhaltung 0,2 mg p. o. – Schnell: 0,25 mg alle 8 h i. v. für 1–2 d, Erhaltung 0,2 mg p. o. **Niereninsuffizienz:** • Digoxin: Dosisanpassung, Frequenzkontrolle, Spiegelbestimmung nach Loading **Leberinsuffizienz:** • Digitoxin: Frequenzkontrolle, Spiegelbestimmung nach Loading
Schwangerschaft und Stillzeit	Digoxin kann (im Gegensatz zu Digitoxin) unter strenger Indikationsstellung in Schwangerschaft und Stillzeit eingesetzt werden.

Kontraindikationen	• AV-Block Grad II oder III • Kammertachykardie oder Kammerflimmern • Hypokaliämie, Hyperkalzämie, Hypomagnesiämie • Intravenöse Calciumsubstitution
Nebenwirkungen	Digitalisglykoside haben eine enge therapeutische Breite. Es können lebensbedrohliche Nebenwirkungen auftreten: • Bradykardie • Lebensbedrohliche Herzrhythmusstörungen • Sehstörungen (Gelbsehen, Verschwommensehen) • Schwindel • Gastrointestinale Beschwerden Unter einer Hypokaliämie können genannte Nebenwirkungen vermehrt auftreten, da Herzglykoside noch stärker an die Na^+-K^+-ATPase binden.
Wechselwirkungen	• Hypokaliämie-induzierende Medikamente: Schleifen- und Thiaziddiuretika • Plasmaspiegel-Erhöhung der Herzglykoside durch: Amiodaron, Chinin, Diltiazem, Spironolacton, Verapamil Aufgrund des hohen Interaktionspotenzials (additive Bradykardie, Hemmung von Transportproteinen) ist bei Verordnung von Herzglykosiden ein Check auf Wechselwirkungen obligat.
Kommunikation	Patienten, die eine medikamentöse Therapie mit Herzglykosiden erhalten, sollen einerseits eine Verbesserung der Schlagkraft und andererseits eine Senkung der Herzfrequenz erfahren. Eine ärztliche Wiedervorstellung soll bei Auftreten oder Verschlimmerung von Nebenwirkungen (Übelkeit, Durchfall, Kopfschmerzen) erfolgen. Diese können im Rahmen akuter Erkrankungen (Nierenversagen, Infektionen) auftreten. Über die Kontrolle von EKG, Elektrolyten, Nieren- und Leberparametern soll die Therapie gemonitort werden. Eine ST-Senkung („Digitalis-Mulde") im EKG ist hierbei kein Zeichen einer Toxizität. Darüber hinaus ist die Bestimmung von Plasmaspiegeln möglich und insbesondere bei Verdacht einer Intoxikation sinnvoll. Leider besteht keine zwingende Korrelation zwischen Spiegeln und Wirksamkeit bzw. Toxizität: Erhöhte Spiegel können ohne Nebenwirkungen vorliegen, Nebenwirkungen können auch bei Spiegeln im Zielbereich auftreten. Die therapeutischen Grenzwerte für Digoxin beträgt 0,8–2,0 ng/ml (1,02–2,56 nmol/l) bzw. für Digitoxin 10–30 ng/ml.
TIPP	Nationale und internationale Empfehlung zur Verbesserung der Patientensicherheit fordern aufgrund der engen therapeutischen Breite für jeden stationär aufgenommenen Patienten eine Kontrolle des Talspiegels – auch ohne Verdacht auf eine Nebenwirkung.

Indikationen

1. **Diabetes mellitus Typ 1:** als Insulinersatz und zur Kontrolle des Blutzuckers
2. **Diabetes mellitus Typ 2:** als Insulinersatz und zur Kontrolle des Blutzuckers, wenn orale Therapeutika keine ausreichende Wirkung zeigen oder nicht vertragen werden
3. **Diabetische Notfälle:** i. v.-Gabe bei diabetischer Ketoazidose oder hyperglykämischem hyperosmolarem Syndrom
4. **Perioperative Blutzuckerkontrolle**
5. **Hyperkaliämie:** gemeinsam mit Glukose zur Senkung des Serum-Kaliums bis zum Einsetzen der Wirkung anderer Maßnahmen (z. B. ursächliche Therapie)

Wirkmechanismus

Durch exogenes Insulin soll bei Diabetes mellitus die Wirkung von körpereigenem Insulin erzielt werden. Insulin erleichtert die Aufnahme von Glukose aus dem Blut in Gewebe wie Skelettmuskeln und Fettzellen und fördert die Nutzung von Glukose als Energiequelle. Insulin unterstützt die Synthese von Glykogen, Fett und Proteinen, während es gleichzeitig die Glukoneogenese und Ketogenese hemmt. In der Hyperkaliämie-Behandlung hilft Insulin, Kalium (K^+) in die Zellen zu transportieren, wodurch der Kaliumspiegel im Blut sinkt. Diese Wirkung ist jedoch nur vorübergehend, da das Kalium nach Beendigung der Insulinbehandlung wieder ins Blut zurückkehrt.

Die verschiedenen **Insulinpräparate** zur Behandlung von Diabetes mellitus lassen sich in folgende Kategorien einteilen:

- Sehr kurz wirkend (Analoginsuline: schnelle Wirkung, kurze Wirkdauer), z. B. NovoRapid® (Insulin aspart)
- Kurz wirkend (Normalinsuline: schnelle Wirkung, kurze Wirkdauer), z. B. Actrapid® (lösliches Normalinsulin)
- Mittellang wirkend (moderate Wirkungseintrittszeit, mittlere Wirkdauer), z. B. Protaphane® (NPH-Insulin)
- Lang wirkend (konstantes Wirkprofil bei regelmäßiger Anwendung), z. B. Lantus® (Insulin glargin) und Levemir® (Insulin detemir)

Mischinsuline kombinieren **sehr kurz und mittellang wirkende Insuline,** z.B: NovoMix® 30 (30 % Insulin aspart, 70 % Insulin aspart Protamin). Wenn Insulin intravenös verabreicht werden muss, beispielsweise bei Hyperkaliämie, diabetischen Notfällen oder perioperativer Glukosekontrolle, wird **Normalinsulin** (Actrapid®) verwendet.

Dosierung

Das Hauptziel einer Insulintherapie bei Diabetes mellitus ist eine gute Kontrolle des Blutzuckerspiegels ohne kritische Hypoglykämien. Der tägliche Insulinbedarf liegt bei ca. 30–50 IE. Die nötige Dosis wird jedoch durch Körpergewicht, Ernährung, Aktivität und Insulinresistenz beeinflusst. Insulintherapien müssen Insulinspitzen umfassen, um die Verarbeitung der während der Mahlzeiten aufgenommenen Glukose sicherzustellen. Zwischen den Mahlzeiten sollten niedrigere „basale" Insulinspiegel aufrechterhalten werden. Beispiele hierfür sind das **Basis-Bolus-Prinzip,** bei dem ein lang wirksames Insulin (z. B. Insulin glargin; lang wirksam) einmal täglich und ein kurz wirksames Insulin (z. B. Insulin aspart; sehr schnell wirksam) zu den Mahlzeiten verabreicht werden, sowie die konventionelle Insulintherapie, beispielsweise mit NovoMix® 30 (Mischinsulin). In **diabetischen Notfällen** und zur perioperativen Blutzuckerkontrolle wird eine 1 IE/ml i. v.-Lösung durch Verdünnung von 50 IE Normalinsulin in 50 ml 0,9 % Kochsalzlösung hergestellt. Die Infusionsrate wird je nach Bedarf angepasst, wobei lokale Empfehlungen berücksichtigt werden. Oftmals werden zusätzlich Glukose und Kalium infundiert. Bei Hyperkaliämie ist die Gabe von Glukose notwendig, um eine Hypoglykämie zu vermeiden. Eine mögliche Vorgehensweise ist die Verabreichung von 10 I. E. Actrapid® in 100 ml einer 20%-igen Glukoselösung als Kurzinfusion über 15 min.

	Nieren- und Leberinsuffizienz: Nieren- und Leberinsuffizienz können den Insulinbedarf verringern. Bei beiden Erkrankungen muss die Überwachung des Blutzuckers intensiviert und die Dosis individuell angepasst werden.
Schwangerschaft und Stillzeit	Ein Einsatz während Schwangerschaft und Stillzeit ist möglich, während der Schwangerschaft sollte jedoch eine engmaschige Überwachung erfolgen.
Kontraindikationen	Eine absolute Kontraindikation liegt nicht vor.
Nebenwirkungen	• Hypoglykämien • Allergische Reaktionen • Insulinödem • Insulinresistenz • Periphere Neuropathie • Lipodystrophie
Wechselwirkungen	• Eine Kombination von Insulin und anderen blutzuckersenkenden Medikamenten erhöht das Hypoglykämie-Risiko. • Eine gleichzeitige Therapie mit systemischen Glukokortikoiden erhöht den Insulinbedarf.
Kommunikation	Informieren Sie den Patienten, dass Insulin hilft, den Blutzuckerspiegel zu regulieren und Komplikationen bzw. langfristige Folgen erhöhter Blutzuckerspiegel zu vermeiden. Neben der Insulintherapie sollten auch Lebensgewohnheiten verändert werden (z. B. gesunde, ausgewogene Ernährung und regelmäßige körperliche Aktivität). Weisen Sie auf das Risiko einer Hypoglykämie hin und erläutern Sie die Symptome wie Schwindel, Unruhe, Übelkeit, Schwitzen und Verwirrung. Erklären Sie, dass im Fall einer Hypoglykämie zunächst etwas Zuckerhaltiges wie Traubenzucker oder ein zuckerhaltiges Getränk und anschließend etwas Salziges wie ein Sandwich gegessen werden sollte.
TIPP	Die Gabe von Zusatzdosierung von Insulin im Rahmen einer stationären Einstellung eines Diabetes mellitus sollte vermieden werden. Stattdessen ist es oft sinnvoller, kurzfristige und milde Hyperglykämien zu tolerieren und das Insulinschema für den nächsten Tag anzupassen. Zusatzdosierungen erschweren die Einstellungen des Insulinschemas und führen zu häufigen Schwankungen des Blutzuckerspiegels. Falls doch eine Zusatzdosis nötig ist, sollte ein sehr kurz wirksames Insulin (z. B. NovoRapid®) eingesetzt werden. Kurz wirksame Insuline sollten aufgrund der verzögerten Wirkung (2–3 h) bis zum Spitzeneffekt nicht genutzt werden.

Kalium, oral und parenteral

Indikationen

Erhöhter Kaliumverlust (Hypokaliämie): Behandlung und Prophylaxe.

Wirkmechanismus

Ein erwachsener Mensch benötigt eine Zufuhr von ca. 1 mmol/kg KG Kalium pro Tag. Die Aufrechterhaltung eines konstanten Kaliumspiegels im Serum ist u. a. für die Regulation des osmotischen Drucks, die Homöstase unterschiedlicher Elektrolyte sowie den Säure-Basen-Haushalt wichtig. Zusätzlich wird Kalium als Kofaktor verschiedener Enzyme benötigt.
Ein Kaliumverlust oder eine Hypokaliämie können z. B. durch Erbrechen, Durchfall, Medikamente (z. B. Schleifen- oder Thiaziddiuretika) oder einen sekundären Hyperaldosteronismus verursacht werden. Eine Hypokaliämie kann in schweren Fällen zu Arrhythmien (teilweise lebensbedrohlich), Muskelschwäche und Paralyse (in extremen Fällen) führen. In diesen Fällen ist eine intravenöse Gabe von Kalium lebensrettend.

Dosierung

Eine Kaliumsubstitution sollte bei Werten < 3 mmol/l (oder < 3,5 mmol/l bei Patienten mit erhöhtem Arrhythmie-Risiko) erfolgen. Oral wird Kalium häufig in Form von Brausetabletten (Kaliumcitrat oder Kaliumhydrogencarbonat) oder als Retardkapseln (Kaliumchlorid, z. B. Kalinor retard, Rekawan®) eingesetzt.

- **Hypokaliämie:**
  - Tagesdosis abhängig von Serum-Kalium-Wert: bei geringer bis milder Hypokaliämie 40–80 mmol Kalium pro Tag
  - Kaliumbrausetabletten: 1–2 Tabletten je 40 mmol Kalium pro Tag
  - Retardkapseln: 3–4×/d 2 Kapseln (600 mg entsprechend 8 mmol Kalium) oder 1 Kapsel (1.000 mg entsprechend 13 mmol Kalium)
  - i. v.-Gabe: Infusion von Kaliumchlorid (eine Ampulle 7,45 % mit 20 ml entspricht 20 mmol Kalium; eine Ampulle 14,90 % mit 10 ml entspricht 20 mmol Kalium) in einer Infusion von Glukose (5 % oder 10 %), NaCl 0,9 % oder Vollelektrolytlösung. Es ist zu beachten, dass die jeweiligen Infusionslösungen teilweise deutlich unterschiedliche Kaliumkonzentrationen enthalten (2–25 mmol/l).

Hypokaliämie ist häufig mit **Hypomagnesiämie** assoziiert. Eine Anhebung des Kaliumspiegels ist häufig schwierig, wenn der Magnesiumspiegel nicht korrigiert wurde.

Nieren- oder Leberinsuffizienz:
- Bei eingeschränkter Nierenfunktionsstörung Vorsicht wegen Gefahr der Hyperkaliämie.
- Bei schweren Nierenfunktionsstörungen sollte eine Kaliumsubstitution vermieden werden (häufig nicht nötig, da ein minimaler Kaliumverlust und ein erhöhtes Hyperkaliämierisiko bestehen).

Schwangerschaft und Stillzeit

Keine Einschränkungen.

Kontraindikationen	Morbus Addison.
Nebenwirkungen	• Gastrointestinale Beschwerden (u. a. Übelkeit, Obstruktion, Ulzerationen, GI-Blutungen) • i. v.-Gabe ist venenreizend, daher sollte die periphere Laufrate 10 mmol/h mit einer maximalen Konzentration von 40 mmol/l nicht überschreiten. Bei i. v.-Gabe über einen zentralen Zugang ist eine Laufrate von 20 mmol/h möglich. • Gefahr der Überkorrektur mit konsekutiver Hyperkaliämie und der Gefahr von Arrhythmien
Wechselwirkungen	Additiver Effekt bei gleichzeitiger Einnahme von anderen kaliumerhöhenden Medikamenten wie Aldosteronantagonisten, kaliumsparenden Diuretika, ACE-Hemmern oder AT_1-Blockern oder auch der Kombination von oraler und i. v.-Substitution.
Kommunikation	Informieren Sie den Patienten, dass er zu wenig Kalium im Blut hat und dies mit dem Risiko von Herzrhythmusstörungen einhergehen kann. Aus diesem Grund wollen Sie Kalium verabreichen, um die niedrigen Kaliumspiegel auszugleichen. Weisen Sie darauf hin, dass engmaschige Kontrollen der Blutwerte nötig sind, um eine Überkorrektur und deren Risiken zu vermeiden.
TIPP	Als ungefähre Orientierung kann man sagen, dass 40 mmol Kalium den Kaliumspiegel um etwa 0,4 mmol/l anheben. Da, wie auch eine Kaliumbrausetablette, eine Banane ungefähr 40 mmol Kalium enthält, stellt diese häufig eine bekömmlichere, schmackhaftere und preisgünstigere Alternative dar. Bei Behandlung einer diabetischen Ketoazidose, die normalerweise auf einer Intensivstation erfolgt, muss üblicherweise auch bei normalen oder selbst erhöhten Kaliumwerten eine Substitution erfolgen, da es durch die Insulingabe zu einer Umverteilung des extrazellulären Kaliums nach intrazellulär kommt.

Kaliumbinder

Indikationen	Behandlung einer **Hyperkaliämie**
Wirkmechanismus	Kaliumbindende Therapeutika wirken in der Regel im Darm, wo sie Kalium im Austausch gegen andere Elektrolyte binden. Anschließend werden sie ohne systemische Absorption mit dem Stuhl ausgeschieden. Zur Therapie einer Hyperkaliämie stehen in Deutschland aktuell drei Präparate zur Verfügung. Das Harz **CPS-Pulver** (Poly[styrol-co-divinylbenzol]sulfonsäure) bindet Kalium in erster Linie im Austausch gegen Natriumionen im Dickdarm. Das Polymer **Patiromer** bindet Kalium im Austausch gegen Kalziumionen ebenfalls im Dickdarm. Im Gegensatz dazu bindet **Natrium-Zirkonium-Zyklosilikat** Kalium gegen Natrium- und Wasserstoffionien im gesamten Gastrointestinaltrakt und wirkt somit schneller als CPS-Pulver und Patiromer.
Dosierung	• Die Dosierung der Kaliumbinder hängt vom jeweiligen Präparat und der Höhe des Kaliumspiegels ab. Bei allen Präparaten ist eine engmaschige Kontrolle der Kaliumspiegel während der Therapie nötig. • CPS-Pulver: 15 g 1–4×/d; max. 150 g/d • Patiromer: 8,4 g 1×/d; max. 25,2 g/d • Natrium-Zirkonium-Zyklosilikat: initial 10 g, 3×/d, dann 5 g/d (je nach Kaliumwert) **Niereninsuffizienz:** Bei Patienten ohne chronische Hämodialyse ist keine Dosisanpassung erforderlich. **Leberinsuffizienz:** Eine Dosisanpassung der Kaliumbinder ist bei Leberinsuffizienz nicht nötig.
Schwangerschaft und Stillzeit	Schwangerschaft stellt eine Kontraindikation dar. In der Stillzeit sorgfältige Abwägung einer Therapie, da nur sehr geringe Daten verfügbar sind.

K

Kontraindikationen	• Hypokaliämie • Stenosierende Darmerkrankungen, schwerwiegende gastrointestinale Erkrankungen • CPS-Pulver: Hyperkalzämie • Patiromer: Hypomagnesiämie
Nebenwirkungen	• Gastrointestinale Beschwerden (Diarrhö, Obstipation, Nausea etc.) • Nur Patiromer: Hypomagnesiämie • Nur Natrium-Zirkonium-Zyklosilikat: Ödeme
Wechselwirkungen	**Allgemein:** Kaliumbinder können andere oral eingenommene Arzneimittel binden und so deren Resorption vermindern (z. B. Lithium, Levothyroxin, Digoxin). Daher sollte ein zeitlicher Abstand zwischen der Einnahme eines Kaliumbinder und anderer oral eingenommener Präparate bestehen. **CPS-Pulver:** • Aufgrund der Freisetzung von Kalzium kann die Resorption von Tetrazyklinen beeinträchtigt sein. • Ein gleichzeitiges Einnehmen mit aluminium-, magnesium- oder calciumhaltigen Antazida oder Laxanzien kann zu einer metabolischen Alkalose führen. • Eine gleichzeitige Einnahme mit Aluminiumhydroxid kann zum Auftreten eines Ileus aufgrund von Aluminiumhydroxidkonkrementen führen.
Kommunikation	Informieren Sie den Patienten über die Indikation und die Wirkung der Kalium-Binder-Therapie. Erklären Sie dabei, dass die Therapie u. a. helfen soll, schwerwiegende Komplikationen einer Hyperkaliämie, wie z. B. Herzrhythmusstörungen zu vermeiden. Weisen Sie auf den nötigen Abstand der Einnahme des Kaliumbinders zu anderen oral eingenommenen Medikamenten hin (Natrium-Zirkonium-Zyklosilikat 2 h, sonst 3 h). Informieren Sie den Patienten, dass regelmäßige Kontrollen des Kaliumwerts zwingend notwendig sind. Bei möglichen unerwünschten Nebenwirkungen (z. B. gastrointestinale Beschwerden) sollte umgehend ein Arzt konsultiert werden.
TIPP	Der Patient sollte auf eine ausreichende Flüssigkeitszufuhr achten, um Obstipation zu vermeiden und die Kaliumausscheidung zu unterstützen.

Laxanzien, osmotisch

Indikationen	1. **Obstipation und Koprostase** 2. **Darmvorbereitung** vor operativen Eingriffen und Endoskopie 3. **Hepatische Enzephalopathie**
Wirkmechanismus	Zu dieser Gruppe zählen Medikamente, die **osmotisch wirksame Substanzen** beinhalten (z. B. Zucker oder Alkohole), die nicht resorbiert oder verstoffwechselt werden und daher komplett mit dem Stuhl ausgeschieden werden. Dadurch wird das **Volumen stabil gehalten** und die **Peristaltik stimuliert.** Lactulose **reduziert** zusätzlich die **Resorption von Ammoniak** durch eine Beschleunigung der Darmpassage. Zusätzlich wird der **pH-Wert des Stuhls erniedrigt,** wodurch die Proliferation Ammoniak-produzierender Bakterien gehemmt wird. Diese Wirkung macht man sich vor allem bei Patienten mit Leberversagen zunutze, wo Ammoniak bei der Pathogenese der hepatischen Enzephalopathie eine bedeutende Rolle spielt.
Dosierung	• Obstipation/Koprostase: 15 ml Lactulose alle 12 h; Dosiserhöhung, bis ausreichende Wirkung erzielt wird (**Cave:** Dauer bis zum Wirkeintritt 2–10 h, bei unzureichender Dosierung bis 48 h) • Darmvorbereitung: 3–4 l Macrogol verteilt auf 2 Gaben am Abend vor und am Morgen des Tages der diagnostischen Maßnahme • Hepatische Enzephalopathie: 30–50 ml Lactulose 3×/d; Anpassung der Dosis, bis 2–3 weiche Stuhlgänge pro Tag erreicht werden. **Nieren- oder Leberinsuffizienz:** keine Dosisanpassung nötig.
Schwangerschaft und Stillzeit	Keine Einschränkungen während Schwangerschaft oder Stillzeit.

Kontraindikationen	Ileus, Darmperforation oder Risiko einer Darmperforation.
Nebenwirkungen	• Bauchkrämpfe, Flatulenz, Meteorismus, Übelkeit, Diarrhö • Kopfschmerzen, Schwindel • Überempfindlichkeitsreaktionen
Wechselwirkungen	• Es sind keine relevanten Arzneimittelinteraktionen bekannt. • Da die Aufnahme anderer Medikamente durch osmotische Laxanzien beeinträchtigt werden kann, sollten diese in zeitlichem Abstand eingenommen werden.
Kommunikation	Erklären Sie dem Patienten, dass die Therapie mit einem osmotischen Laxans den Stuhl weicher macht und die Darmpassage verbessert. Eine ausreichende Trinkmenge ist für den Therapieerfolg wichtig. Informieren Sie den Patienten daher, dass er mind. 6–8 Gläser Wasser täglich trinken sollte. Beschreiben Sie mögliche Nebenwirkungen (u. a. Bauchkrämpfe, Flatulenz, Diarrhö etc.), die während der Therapie auftreten können, und erklären Sie, dass diese häufig im weiteren Therapieverlauf nachlassen. Informieren Sie den Patienten, dass die Dosis regelmäßig angepasst werden muss, so dass ca. 2–3 weiche Stuhlgänge pro Tag auftreten.
TIPP	Bei der Therapie einer Koprostase mit rektalen Laxanzien sollten vorzugsweise glyzerinhaltige Suppositorien und nicht phosphathaltige Klistiere (oder Einläufe) eingesetzt werden. Phosphathaltige Klistiere führen häufiger zu Elektrolytverschiebungen, sind stark reizend und müssen in großen Mengen eingesetzt werden, sodass deren Einsatz für den Patienten unangenehm sein kann.

Laxanzien, stimulativ

Indikationen	1. **Obstipation** 2. **Koprostase**
Wirkmechanismus	Stimulative Laxanzien **erhöhen das Volumen des Darminhalts** sowie die **Darmperistaltik** durch eine Verstärkung der Wasser- und Elektrolytsekretion. Der genaue Wirkmechanismus hängt von der einzelnen Substanz ab. **Senna** wird im Darm von Bakterien verstoffwechselt. Die dabei entstehenden Metaboliten aktiveren das enterische Nervensystem und verstärken dadurch die Peristaltik. Rektal applizierbare Präparate, wie z. B. **Glycerin-Suppositorien,** führen zu einem ähnlichen Effekt. Dieser ist jedoch lokal begrenzt und kann erfolgreich zur Behandlung einer Koprostase eingesetzt werden.
Dosierung	• **Obstipation:** Stimulative Laxanzien sollten regelmäßig verordnet werden. In der Regel erfolgt einer Gabe 1–2×/d. Die Dosis wird bis zum gewünschten Effekt titriert (z. B. Picosulfat 7,5 mg zur Nacht). • **Koprostase:** einmalige Gabe oder bei Bedarf (Maximaldosis: 1×/d) **Nieren- oder Leberinsuffizienz:** keine Dosisanpassung nötig.
Schwangerschaft und Stillzeit	Sorgfältige Indikationsstellung während Schwangerschaft und Stillzeit, da nur wenige Daten zur Sicherheit verfügbar sind.

Kontraindikationen	• Ileus, Darmobstruktion • Abdominelle Schmerzen, Übelkeit, Erbrechen • Akute entzündliche Erkrankung des Darms • Schwere Dehydratation
Nebenwirkungen	• Überempfindlichkeitsreaktionen • Bauchkrämpfe, abdominelle Schmerzen, Diarrhö, Übelkeit, Erbrechen
Wechselwirkungen	• Gleichzeitige Einnahme von Antibiotika kann zu einem Verlust der abführenden Wirkung der stimulativen Laxanzien führen. • Ein gleichzeitiger Einsatz stimulativer Laxanzien und von Kortikosteroiden kann zu Elektrolytverschiebungen führen.
Kommunikation	Informieren Sie den Patienten, dass Sie eine Behandlung mit einem Laxans anbieten, das zu einer verbesserten Darmpassage des Stuhls führt. Weisen Sie darauf hin, dass der Behandlungserfolg davon abhängt, dass der Patient genügend Flüssigkeit zu sich nimmt (6–8 Gläser Wasser pro Tag). Erläutern Sie, dass der therapeutische Effekt nicht direkt, sondern erst nach einigen Einnahmen auftritt. Die optimale Dosierung ist erreicht, wenn regelmäßig 2–3 weiche Stuhlgänge pro Tag auftreten. Informieren Sie den Patienten zusätzlich über mögliche Nebenwirkungen wie abdominelle Krämpfe, Flatulenz, Übelkeit und über das Risiko von Unverträglichkeitsreaktionen.
TIPP	Bei einer regelmäßigen Therapie mit Opioid-Analgetika sollte gleichzeitig ein Laxans verschrieben werden, um eine Obstipation zu vermeiden. Eine präventive Therapie der Obstipation kann entsprechende Symptome im Vorfeld verhindern und dadurch eine bessere Adhärenz der Opioidtherapie vermitteln.

Levetiracetam

Indikationen

1. **Epilepsie:** Levetiracetam ist für die Therapie verschiedener Phänotypen eines Anfalls als Monotherapie (partielle Anfälle mit oder ohne sekundäre Generalisierung) oder Zusatztherapie (partielle Anfälle mit oder ohne sekundäre Generalisierung, myoklonische Anfälle, primär generalisierte tonisch-klonische Anfälle) zugelassen.
2. **Off-Label-Use:** Levetiracetam kann außerhalb der Zulassung im Status epilepticus, bei Subarachnoidalblutungen, bei Schädel-Hirn-Traumata, zur Prophylaxe neurotoxischer Nebenwirkungen unter CAR-T-Zelltherapie sowie perioperativ eingesetzt werden.

Wirkmechanismus

Bisher konnte der Wirkmechanismus von Levetiracetam und dessen Analogon Brivaracetam nicht vollständig aufgeklärt werden. Zu anderen Antiepileptika besteht keine Strukturverwandtschaft. Die Beeinflussung verschiedener Ionenkanäle sowie der Exozytose von Neurotransmittern (via Transmembranglykoprotein SV2A) wurde durch In-vitro-Studien gezeigt.

Dosierung

Die Therapie mit Levetiracetam sollte ausschließlich durch oder in Rücksprache mit einem Neurologen initiiert werden. Eine Abwägung zwischen Dringlichkeit der Therapie und Vermeidung typischer Nebenwirkungen steht zum Therapiebeginn im Fokus. Auch im Akutfall soll die **i. v. Applikation über mind. 10 min** (kein Bolus) erfolgen.

Epilepsie (oral/intravenös):

- Initialtherapie: 250–500 mg, 2×/d
- Dauertherapie: maximal 1.500 mg, 2×/d
- Dosisänderungen: langsames Ein-/Ausschleichen (14 d)
- Spiegelmessungen: nicht indiziert (nur Adhärenzkontrolle bei oraler Therapie)
- Off-Label-Use (intravenös/oral):
  - Status epilepticus: i. v. 40–60 mg/kg (maximal 4.500 mg)
  - Subarachnoidalblutungen: 1.000 mg, 2×/d (7 d)
  - Traumata: 1.000 mg, 2×/d (7 d)

Niereninsuffizienz: Anpassung ab leichter Einschränkung.
Leberinsuffizienz: Anpassung ab schwerer Beeinträchtigung.

Schwangerschaft und Stillzeit

Die Therapie kann bei Kinderwunsch und in der Schwangerschaft unter engmaschiger Betreuung fortgeführt werden. In der Stillzeit muss mit einem relevanten Spiegel in der Muttermilch gerechnet werden, der Maßnahmen (Überwachung, Abstillen, Therapieumstellung) erfordert.

Kontraindikationen	Keine.
Nebenwirkungen	Gegenüber anderen Antiepileptika wird Levetiracetam sehr gut vertragen. Die häufigsten Nebenwirkungen sind Kopfschmerzen, Nasopharyngitis, Somnolenz, Schwindel, Anorexie und Schwäche. Besondere Überwachung sollte hinsichtlich potenzieller neuropsychiatrischer Nebenwirkungen erfolgen: Stimmungsschwankungen, Depression, Verwirrtheit, Aggressivität bis hin zu Suizidalität. Blutbildveränderungen treten nur sehr selten auf.
Wechselwirkungen	Levetiracetam zeichnet sich im Vergleich mit anderen Antiepileptika durch ein überaus geringes Wechselwirkungspotenzial aus. Patienten unter Methotrexat-Therapie (niedrig/hoch dosiert) sollen durch engmaschige Blutbildkontrollen bezüglich erhöhter hämatologischer Toxizität überwacht werden.
Kommunikation	Die Behandlung einer Epilepsie erfolgt mit dem Ziel der Reduktion der Anfallshäufigkeit und erfordert eine starke Adhärenz des Patienten. Die regelmäßige, unterbrechungsfreie Einnahme ist essenziell. Abruptes Absetzen kann die Anfallshäufigkeit akut erhöhen. Nach einem epileptischen Anfall besteht ein Fahrverbot für mindestens 12 Mon.
TIPP	Aufgrund der sehr hohen Bioverfügbarkeit können verschiedene Arzneiformen (Tabletten, Granulate, Säfte, Infusionslösungen) ohne Umrechnungsfaktoren ausgetauscht werden. Im Rahmen eines Off-Label-Use kann Levetiracetam auch subkutan (verlängerte oder kontinuierliche Infusion) verabreicht werden. Die Indikation einer Off-Label-Therapie sollte insbesondere bei Verlegung oder Entlassung aus dem Akutkrankenhaus streng geprüft werden.

Lidocain

Indikationen	1. **Lokalanästhesie:** kleine Eingriffe (z. B. transkutane Biopsie, Wundnaht), Blasenkatheter-Anlage 2. **Ventrikuläre Tachykardie (VT) oder Kammerflimmern (VF)** ohne Ansprechen auf elektrische Kardioversion
Wirkmechanismus	Das ungeladene Lidocain gelangt in Zellen, nimmt dort ein Proton auf, wodurch es positiv geladen ist. Darauffolgend bindet es an spannungsabhängige Natriumkanäle auf der Zellmembran und blockiert diese. Die **Blockade der Natriumkanäle im Herz** führt zu einer Verkürzung des Aktionspotenzials, wodurch die Leitungsgeschwindigkeit verlangsamt und die Refraktärzeit verlängert wird. Dadurch können VTs und VF beendet werden. In Nerven- und Muskelzellen führt die Blockade der Natriumkanäle zu einer Hemmung der Initiierung und Fortleitung des Aktionspotenzials, wodurch der anästhetische Effekt vermittelt wird.
Dosierung	• **Anlage eines Blasenkatheters:** Lidocain-Fertigspritzen als Gel in Verbindung mit dem Antiseptikum Chlorhexidin (z. B. Instillagel). Dosierung 6–11 ml. • **Kleine Eingriffe:** in der Regel 1%-ige Lösung. Maximaldosis: 200 mg oder 3 mg/kg KG (falls geringer als 200 mg) (7 mg/kg KG oder bis zu 500 mg in Kombination mit Adrenalin möglich). • **VTs und VF:** Bei Erwachsenen initial 50–100 mg Lidocain 2 % als Injektion, max. Injektionsgeschwindigkeit 25 mg/min. Bei unzureichendem klinischem Erfolg zweite Injektion nach 5–10 min möglich. Max. 200–300 mg Lidocain 2 % innerhalb 1 h. Erhaltungsdosis 20–50 µg/kg KG/min. **Nieren- und Leberinsuffizienz:** keine Dosisanpassungen nötig.
Schwangerschaft und Stillzeit	Anwendung von Lidocain als Lokalanästhetikum während Schwangerschaft und Stillzeit möglich. Da die antiarrhythmische Therapie schwerwiegenden lebensbedrohlichen ventrikulären Tachykardien vorbehalten ist, kann sie auch während der Schwangerschaft und der Stillzeit erfolgen.

Kontraindikationen	**Allgemein:** • Schwere Störungen des Herz-Reizleitungssystems • Akut dekompensierte Herzinsuffizienz • Kardiogener oder hypovolämischer Schock • In der Geburtshilfe bei einer drohenden oder bereits bestehenden Blutung zur Epiduralanästhesie **Bei systemischer Gabe:** • Schwere sinuatriale, atrioventrikuläre, intraventrikuläre Blockierungen (AV-Block II. und III. Grades) • Innerhalb der ersten 3 Mon. nach Myokardinfarkt oder bei EF < 35 % (Ausnahme: Patient mit lebensbedrohenden ventrikulären Herzrhythmusstörungen)
Nebenwirkungen	• Bei lokaler Injektion: stechendes Gefühl an der Injektionsstelle • Benommenheit, Unruhe, Tremor, Krampfanfälle • Bei Überdosierung: Hypotension, Arrhythmien
Wechselwirkungen	• Bei Anwendung als Lokalanästhetikum führt die gleichzeitige Gabe eines Vasokonstriktors (z. B. Adrenalin) zu einer Verlängerung der Anästhesie. • Bei systemischer Gabe kann die Metabolisierung die Wirkung von Lidocain durch Substrate, Inhibitoren und Induktoren von Cytochrom-P450 3A4 beeinflusst werden.
Kommunikation	Erläutern Sie dem Patienten vor einem Eingriff, dass Sie eine Behandlung mit einem Lokalanästhetikum anbieten, um eine Stelle zu betäuben und Schmerzen zu verhindern. Erklären Sie, dass initial ein stechendes Gefühl auftreten kann, das in der Regel aber innerhalb kurzer Zeit verschwindet. Nach Gabe des Lokalanästhetikums kann weiterhin ein Druckgefühl oder Ziehen wahrgenommen werden. Der Patienten sollte jedoch umgehend Bescheid geben, wenn Schmerzen auftreten, damit die Lokalanästhesie intensiviert werden kann.
TIPP	Häufig wird nach Gabe von Lokalanästhetika zu kurz gewartet, sodass das Therapeutikum die maximale Wirkung noch nicht erzielt hat. Warten Sie mehrere Minuten, bevor Sie die Anästhesie überprüfen und mit dem Eingriff beginnen.

Indikationen	1. **Infektionen von Knochen oder Gelenken mit Staphylokokken** 2. **Chronische Sinusitis durch Anaerobier** 3. **Schwere Infektionen der Haut, Weichteile, des Bauchraums (Peritonitis, abdominelle Abszesse), des Beckens oder der weiblichen Geschlechtsorgane**
Wirkmechanismus	**Wirkspektrum:** Clindamycin besitzt antibakterielle/bakteriostatische Wirkung gegen grampositive Bakterien, wie z. B. Staphylokokken, sowie *Actinomyces israelii, Streptococcus agalacticae* und Streptokokken der „Viridans-Gruppe". Im Bereich der gramnegativen Bakterien wirkt Clindamycin in erster Linie gegen anaerobe gramnegative Stäbchen wie z. B. *Bacteroides spp.* (außer *B. fragilis*), *Fusobacterium spp.* etc. **Wirkmechanismus:** Clindamycin hemmt die Proteinbiosynthese von Bakterien, indem es an die 50S-Untereinheit der bakteriellen Ribosomen bindet. Die Wirkung von Clindamycin ist damit **bakteriostatisch,** kann aber in höheren Dosierungen auch bakterizid sein. Ein Vorteil von Clindamycin ist seine gute Gewebegängigkeit.
Dosierung	Clindamycin-Präparate gibt es für die orale und intravenöse Therapie. • p. o. 300 mg, 3–4×/d • i. v. 600 mg, 3–4×/d • Keine I. E.-Dosis etabliert. • Höchstdosis: 4.800 mg/d, aufgeteilt in 2–4 Gaben **Nieren- oder Leberinsuffizienz:** • Bei Patienten mit schwerer Nieren- oder Leberinsuffizienz sollte einer Überwachung der Plasmaspiegel erfolgen. Gegebenenfalls sollte eine Dosisreduktion oder eine Verlängerung des Dosierungsintervalls von 12 h erfolgen. • Da Clindamycin nicht hämodialysierbar ist, ist keine zusätzliche Gabe vor oder nach einer Dialyse nötig.
Schwangerschaft und Stillzeit	Sorgfältige Indikationsstellung während Schwangerschaft. Kontraindikation während Stillzeit.

L

Kontraindikationen	• Einsatz bei Störungen der neuromuskulären Übertragung (z. B. Myasthenia gravis, Parkinson etc.) • Magen-Darm-Erkrankungen in der Vorgeschichte (z. B. entzündliche Darmerkrankungen) • Stillzeit
Nebenwirkungen	• Gastrointestinale Störungen (Übelkeit, Erbrechen, abdominelle Schmerzen, Diarrhö) • *Clostridioides-difficile*-induzierte Kolitis • Veränderungen des Blutbilds (u. a. Thrombozytopenie, Leukopenie, Eosinophilie, Neutropenie) • Unverträglichkeitsreaktionen (u. a. lokale Reaktionen an der Injektionsstelle), allergische Reaktionen • Hemmung der neuromuskulären Übertragung
Wechselwirkungen	• Bei einer gleichzeitigen Einnahme von Clindamycin mit Vitamin-K-Antagonisten (VKA) können erhöhte Blutgerinnungswerte (INR) und/oder Blutungen auftreten. Daher sollten die Blutgerinnungswerte bei einer gleichzeitigen Therapie von Clindamycin und VKA regelmäßig kontrolliert werden. • In In-vitro-Versuchen zeigte eine gleichzeitige Therapie mit Clindamycin und Erythromycin antagonistische Effekte, sodass diese Kombination vermieden werden sollte. • Durch die Hemmung der neuromuskulären Übertragung kann Clindamycin den Effekt von Muskelrelaxanzien verstärken, sodass lebensbedrohliche Zwischenfälle auftreten können.
Kommunikation	Erläutern Sie dem Patienten, dass Sie ein Medikament anbieten, das seine Infektion und somit die damit verbundenen Symptome behandeln soll. Erklären Sie dabei auch die möglichen Nebenwirkungen wie gastrointestinale Beschwerden, allergische Reaktionen und Veränderungen des Blutbilds. Bei anhaltenden Diarrhöen sollte der Patient aufgrund des möglichen Risikos eine Kolitis durch *Clostridioides difficile* umgehend einen Arzt aufsuchen. Veränderungen des Blutbilds treten in der Regel vorübergehend auf. Eine lokale Reizung kann an der Injektionsstelle nach i. m.- oder i. v.-Gabe auftreten.
TIPP	Um lokalen Überempfindlichkeitsreaktionen vorzubeugen, sollte eine Einzeldosis bei i. m.-Injektion nicht mehr als 600 mg und bei i. v.-Infusion nicht mehr als 1,2 g über mind. 1 h betragen.

Indikationen	1. **Hypomagnesiämie** 2. **Eklampsie und Präeklampsie** 3. **Frühgeburtsbestrebungen und Tokolyse:** wenn andere Maßnahmen ärztlich nicht vertretbar sind 4. **Neuroprotektion** bei Frühgeburtlichkeit 5. **Torsade-de-Pointes-Tachykardien** 6. **Therapierefraktäres Kammerflimmern oder ventrikuläre Tachykardien:** wenn eine Hypomagnesiämie, eine Hypokaliämie oder eine Digitalisintoxikation vermutet werden
Wirkmechanismus	Der Mensch benötigt zur Aufrechterhaltung konstanter Magnesiumspiegel eine Zufuhr von 360 mg (155 mmol) Magnesium (Mg) pro Tag. Davon wird jedoch nur ein Drittel intestinal aufgenommen. Die Elimination erfolgt renal und nur zu einem geringen Anteil intestinal. Somit reguliert die Niere die Magnesiumhomöostase. Magnesium ist Bestandteil zahlreicher Funktionen im Körper und für viele enzymatische Prozesse von entscheidender Bedeutung. Eine klinisch-manifeste Hypomagnesiämie führt zu neuromuskulärer Übererregbarkeit, Herzrhythmusstörungen, einer Hypokalziämie oder einer Hypokaliämie. Der größte Anteil des Magnesiums befindet sich beim Menschen intrazellulär, dabei vor allem im Knochen. Ein kleinerer Anteil liegt im Blut in ionisierter und somit an Anionen und Proteine gebundener Form vor.
Dosierung	In der Regel werden orale Magnesiumpräparate nur bei Hypomagnesiämien ohne oder nur mit milder Symptomatik eingesetzt. Bei allen anderen Indikationen sollte Magnesium i. v. (in erster Linie Magnesiumsulfat, ggf. auch Magnesiumaspartat) verwendet werden. • **Hypomagnesiämie:** – p. o. Gabe: 240–1.000 mg elementares Magnesium (10–40 mmol) über den Tag verteilt (z. B. Mg Verla N Beutel 3×/d – i. v. Gabe: Bei Magnesiumspiegel < 0,4 mmol/l: 8 g Magnesiumsulfat (16–32 mmol) über 12–24 h (z. B. Magnesiumsulfat 10 % als Dauerperfusor mit LR 2 ml/h). Bei Magnesiumspiegel zwischen 0,4 und 0,6 mmol/l: Gabe von 2–4 g Magnesiumsulfat (8–16 mmol) über 4–12 h. Bei Magnesiumspiegel zwischen 0,6 und 0,8 mmol/l: Gabe von 1–2 g (4–8 mmol) Magnesiumsulfat über 1–2 h. • **Notfallbehandlung:** – Indikationen: Torsade-de-Pointes-Tachykardie, schwerer Asthmaanfall, ventrikuläre Tachykardie und Kammerflimmern mit Hypomagnesiämie, Hypokaliämie, Digitalisintoxikation – Dosierung: 2 g Magnesiumsulfat (8 mmol) als KI über 10 min (15 min bei Asthma). Bei Torsade-de-Pointes-Tachykardie kann die Gabe wiederholt werden oder eine Dauerinfusion mit 3–20 mg Magnesiumsulfat/min verabreicht werden. • **Präeklampsie und Eklampsie:** 4–6 g Magnesiumsulfat (16–24 mmol) über 15–20 min, anschließend 1–2 g Magnesiumsulfat/h • **Tokolyse:** 1–2 g Magnesiumsulfat/h • Neuroprotektion bei Frühgeburtlichkeit: Bei Frühgeburtlichkeit unter der vollendenten 32. Schwangerschaftswoche erhält die Mutter 4 g Magnesiumsulfat über 20 min und anschließend 1 g Magnesiumsulfat pro Stunde (Dauerinfusion). **Nieren- oder Leberinsuffizienz:** bei Nierenfunktionsstörung nur unter Vorsicht und ärztlicher Kontrolle.

M

Schwangerschaft und Stillzeit	• Keine Einschränkungen während Schwangerschaft und Stillzeit • Bei Gabe kurz vor der Geburt Überwachung des Neugeborenen hinsichtlich Toxizitätszeichen (neurologische Depression mit Atemdepression, Muskelschwäche, Verlust von Reflexen) in den ersten 24–48 h
Kontraindikationen	• Schwere Niereninsuffizienz • Steindiathese • i. v.-Gabe: KI bei bradykarden Herzrhythmusstörungen (z. B. AV-Block) • Myasthenia gravis
Nebenwirkungen	• Gastrointestinale Beschwerden (breiige Stühle, Diarrhö) • Wärmegefühl, Flush bei i. v.-Gabe • Bei zu schneller Gabe: Erbrechen, Kopfschmerzen, Kribbeln, Schwindel, Übelkeit, Mundtrockenheit, Agitiertheit und Tremor • Herzrhythmusstörungen (u. a. Bradykardien) • Periphere Gefäßerweiterung und damit Hypotonie
Wechselwirkungen	• Sorgfältige Überwachung bei gleichzeitiger Gabe von sedierenden Medikamenten, da Magnesium zu einer Atemdepression führen kann. • Gleichzeitige Gabe von Calcium hemmt die Wirkung von Magnesiumsulfat. • Magnesium verstärkt die neuromuskuläre Blockade von Muskelrelaxanzien vom Curare-Typ und von Aminoglykosiden. • Bei gleichzeitiger Gabe mit Calciumkanalblockern kann ein Blutdruckabfall auftreten. • Einnahmeabstand bei p. o.-Gabe zu anderen Medikamenten einhalten (z. B. Levothyroxin, Eisenpräparate, Antibiotika).
Kommunikation	Informieren Sie den Patienten, dass bei ihm ein Magnesiummangel vorliegt und Sie diesen durch die Substitution von Magnesium korrigieren wollen. Erklären Sie dem Patienten im Falle einer i. v.-Gabe, dass es zu Unwohlsein, Wärmegefühl, Flush, Schwindel etc. kommen kann (siehe Nebenwirkungen).
TIPP	Da Magnesium die Na^+/K^+-ATPase hemmt, ist es bei einer Hypokaliämie sinnvoll, zusätzlich zu Kalium auch Magnesium zu substituieren. Dies trifft insbesondere bei einem Magnesiummangel zu. Bei vielen Krankheitsbildern wie z. B. Vorhofflimmern, Migräne und Muskelkrämpfen wird die therapeutische Gabe von Magnesium diskutiert. Aufgrund der schwachen Datenlage kann hierzu jedoch bislang keine klare Empfehlung ausgesprochen werden.

M

Indikationen	Azithromycin und Clarithromycin sind die wichtigsten Vertreter der Gruppe der Makrolide. 1. **Unkomplizierte Infektionen der Atemwege, des HNO-Trakts und der Haut/Weichteile** 2. Kombinationspartner bei der Therapie der **schweren Pneumonie** 3. Therapie **atypischer/intrazellulärer Erreger** wie *Legionella pneumophila, Mycoplasma pneumoniae* etc. 4. Azithromycin kann zur Therapie der **Gastroenteritis, bedingt durch Yersinien oder Campylobacter,** angewendet werden.
Wirkmechanismus	Makrolide entstammen ursprünglich dem Pilz *Streptomyces erythraeus* und wurden in den 1950ern entdeckt. Makrolide haben ein eingeschränktes **Wirkungsspektrum** gegen atypische und intrazelluläre Erreger, daneben manche grampositive und gramnegative Erreger wie z. B. Streptokokken, Campylobacter. Resistenzen treten rasch auf. **Wirkmechanismus:** Makrolide binden an die bakteriellen Ribosomen und inhibieren dadurch die Proteinsynthese. Sie wirken bakteriostatisch. Zudem weisen Makrolide durch komplexe Interaktion mit dem Immunsystem einen immunmodulierenden und entzündungshemmenden Effekt auf.
Dosierung	• Das erste Makrolid **Erythromycin** hat in der antiinfektiven Therapie inzwischen keinen Stellenwert mehr und sollte nicht mehr angewendet werden. • Makrolide werden im Gewebe angereicht. Eine „Therapeutische Medikamenten-Überwachung" (TDM) ist nicht sinnvoll. • Die i. v.-Gabe birgt ein hohes Thrombophlebitis-Risiko. **Clarithromycin:** • Standarddosis p. o.: 250 mg, 2×/d. Bei schweren Infektionen kann auf 500 mg, 2×/d gesteigert werden. • Standarddosis i. v.: 500 mg, 2×/d, Laufzeit 60 min • IE-Dosis nicht etabliert **Azithromycin:** • Standarddosis p. o. und i. v.: 500 mg, 1×/d. Laufzeit bei i. v.-Gabe: 60 min. • IE-Dosis nicht etabliert **Niereninsuffizienz:** • Für Azithromycin besteht keine Einschränkung. • Clarithromycin ab einer GFR < 30 ml/min maximal 250 mg, 2×/d **Leberinsuffizienz:** Es bestehen keine formellen Anwendungsbeschränkungen. Da Makrolide aber hepatisch metabolisiert werden und zu schweren Störungen der Leber führen können, sind regelmäßige Kontrollen obligat.
Schwangerschaft und Stillzeit	Keine Kontraindikation.

Kontraindikationen	• Allergie gegenüber Makroliden • **Clarithromycin** als starker CYP 3A4-Inhibitor darf mit vielen Medikamenten **nicht kombiniert** gegeben werden. **Zu den Wichtigsten zählen:** Ticagrelor, Domperidon, Statinen (besonders Lova- und Simvastatin), Ivabradin, Colchicin. Es drohen schwere Rhythmusstörungen durch QT-Zeit-Verlängerung sowie erhöhte Wirkspiegel der genannten Komedikation.
Nebenwirkungen	• Insgesamt gute Verträglichkeit. Häufigste Nebenwirkungen: Übelkeit und Diarrhöen • Ein Anstieg von **Transaminasen und Bilirubin** kann auftreten, woraufhin das Makrolid unverzüglich abgesetzt werden muss. • Thrombophlebitis bei i. v.-Gabe • QT-Zeit-Verlängerung besonders bei Clarithromycin und dem hier großen Interaktionspotenzial • Wie bei allen Antibiotika kann es zu einer Antibiotika-induzierten **Clostridioides-difficile-Kolitis** kommen.
Wechselwirkungen	Clarithromycin, aber nicht Azithromycin ist ein potenter CYP 3A4-Inhibitor. Azithromycin hat ein insgesamt geringes Wechselwirkungspotenzial. Bei Clarithromycin muss dagegen die Komedikation sehr genau überprüft werden, da viele Substanzkombinationen auch kontraindiziert sind (siehe auch oben). Darüber hinaus sind viele weitere Kombinationen kritisch zu beachten.
Kommunikation	Besonders beim Einsatz von Clarithromycin, Erythromycin und Roxithromycin beachte **Medikamenteninteraktionen.**
TIPP	Makrolide sind wichtiger Kombinationspartner bei der Therapie der schweren ambulant erworbenen Pneumonie. Durch die Kombination können Sterblichkeit und septische Komplikationen signifikant vermindert werden, was in einer Placebo-kontrollierten-Studie erst kürzlich nachgewiesen wurde. Der positive Effekt der Makrolide beruht womöglich auf ihren immunmodulatorischen Eigenschaften. Darüber hinaus sind Makrolide essenziell bei der Therapie der Mykoplasmen- und Legionellenpneumonie, bei denen β-Laktam-Antibiotika wirkungslos sind.

Indikationen	1. **Starke akute oder chronische Schmerzen:** z. B. nach Verletzungen, Operationen, bei Koliken oder Tumorschmerzen 2. Zur **Fiebersenkung**
Wirkmechanismus	Das Pyrazolon Metamizol gehört wie Paracetamol zur Gruppe der **nichtsauren antipyretischen Analgetika.** Als Prodrug wird es bei oraler Einnahme vollständig zum pharmakologisch wirksamen 4-N-Methylaminoantipyrin (MAA) metabolisiert. Die genauen Wirkmechanismen von Metamizol werden bisher nur unzureichend verstanden, es besitzt jedoch zentrale sowie periphere analgetische Effekte. Zusätzlich wirkt es durch Öffnung von Kaliumkanälen und eine Hemmung des Calciumeinstroms in glatte Muskelzellen krampflösend. Aus diesem Grund ist es auch bei Koliken der Gallen- oder Harnwege wirksam.
Dosierung	Die Dosierung von Metamizol richtet sich nach den individuellen Symptomen und dem Ansprechen des Patienten. • Starke akute oder chronische Schmerzen/Fiebersenkung: – Initialdosis 500 mg p. o. oder i. v., max. Einzeldosis 1 g – Maximale Tagesdosis: p. o. 4 g (z. B. 1 g, 4×/d), i. v. 5 g **Nieren- oder Leberinsuffizienz:** Dosisreduktion empfohlen, da die Eliminationsgeschwindigkeit bei Nieren- oder Leberfunktionsstörungen beeinträchtigt sein kann.
Schwangerschaft und Stillzeit	Kontraindikation im dritten Trimenon der Schwangerschaft. Keine wiederholte Anwendung während der Stillzeit. Falls eine Einzelanwendung nötig ist, sollte die Muttermilch für 48 h nach der Anwendung gesammelt und anschließend verworfen werden.

Kontraindikationen	• Patienten mit bekanntem Analgetika-Asthma-Syndrom oder bekannter Analgetika-Intoleranz vom Urtikaria-Angioödemtyp • Störungen der Knochenmarkfunktion oder Erkrankungen des hämatopoetischen Systems. **Cave:** Agranulozytose auch mehrere Wochen nach Gabe. • Genetisch bedingter Glukose-6-Phosphat-Dehydrogenasemangel • Akute intermittierende hepatische Porphyrie • Drittes Trimenon der Schwangerschaft
Nebenwirkungen	• Blutdruckabfall • Allergische Reaktionen • Leukopenie, Agranulozytose
Wechselwirkungen	• Die Einnahme von Metamizol mit Chlorpromazin kann eine schwere Hypothermie auslösen. • Die Einnahme von Metamizol kann zu einer Abnahme des Ciclosporinspiegels führen.
Kommunikation	Erklären Sie dem Patienten, dass Sie ein Medikament anbieten, das Schmerzen lindern und Fieber senken kann. Informieren Sie den Patienten, dass es ca. 30 min dauern kann, bis die Wirkung eintritt. Bei einer kontinuierlichen Therapie sollte die Einnahme alle 6–8 h erfolgen und die Tageshöchstdosis aufgrund der möglichen Gefahr einer eingeschränkten Knochenmarkfunktion nicht überschritten werden. Erläutern Sie alle möglichen Nebenwirkungen inkl. der klinischen Zeichen einer Zytopenie wie z. B. einer Verschlechterung des Allgemeinzustands, Infektionen, Halsschmerzen, Fieber, Blutergüssen, blauen Flecken, Blutungen oder Blässe. Bei diesen Symptomen sollte der Patient umgehend einen Arzt aufsuchen.
TIPP	ASS sollte morgens mindestens 30 min vor der ersten Metamizoleinnahme eingenommen werden, da sonst die Thrombozytenaggregationshemmung des ASS ausbleiben kann/wird.

Metformin

Indikationen	1. **Diabetes mellitus Typ 2:** Metformin ist sowohl in der Monotherapie als auch in einer Kombinationstherapie, beispielsweise mit Dipeptidylpeptidase-4-Inhibitoren, Natrium-Glukose-Cotransporter-2-Jnhibitoren, Glukagon-like Peptid-1-Analoga und/oder Insulin indiziert. 2. **Off-Label-Use:** Metformin kann außerhalb der Zulassung bei **Polyzystischem Ovarialsyndrom, Gestationsdiabetes oder in der Diabetes-Prävention** eingesetzt werden.
Wirkmechanismus	Das Biguanid Metformin hemmt in der Leber Glykogenolyse und Glukoneogenese und steigert die Glukoseaufnahme und -verwertung in den Muskeln. Ohne Einfluss auf die Insulinausschüttung **senkt** Metformin über diese Mechanismen den **Blutglukosespiegel.** Ein Risiko für Hypoglykämien besteht nicht. Über komplexe zelluläre Mechanismen (Stimulation der AMP-aktivierten Proteinkinase) erfolgt eine **Aktivierung verschiedener metabolischer Zellfunktionen,** die als gewünschten Nebeneffekt eine **Gewichtsabnahme** unterstützen.
Dosierung	• Die Therapie mit Metformin sollte wegen vorübergehenden gastrointestinalen Nebenwirkungen einschleichend mit 500–850 mg **zu einer Mahlzeit** erfolgen. Weitere Dosen sollen im Therapieverlauf auf 2–3 Gaben verteilt werden. Zur Erhöhung der Adhärenz kann die Verordnung eines Retard-Präparats mit Gabe der gesamten Tagesdosis am Abend erwogen werden. • Initialtherapie: 500–850 mg, 1×/d • Dauertherapie: maximal 3.000 mg, verteilt auf 2–3 Gaben • Dosisänderungen: langsames Einschleichen **Niereninsuffizienz:** • Anpassung ab leichter Einschränkung • Kontraindikation ab schwerer Einschränkung **Leberinsuffizienz:** • Kontraindikation bei ethyltoxischer Leberzirrhose • Off-Label-Use: Der Einsatz ist bei Child-Pugh A sowie dosisreduziert auch bei Stadium B/C möglich.
Schwangerschaft und Stillzeit	Bei Kinderwunsch sowie in Schwangerschaft und Stillzeit kann Metformin, insbesondere bei Insulinresistenz, eingesetzt werden.

Kontraindikationen	• Metabolische Azidose (z. B. Laktatazidose, diabetische Ketoazidose) • Diabetisches Präkoma • Schwere Niereninsuffizienz (GFR < 30 ml/min) • Akute Zustände mit Risiko für ein Nierenversagen, z. B. schwere Infektionen, Schock, Dehydratation, stark nephrotoxische Wirkstoffe (z. B. Cisplatin, Aminoglykoside) • Dekompensierte Herzinsuffizienz, respiratorische Insuffizienz, frischer Myokardinfarkt, Schock • Leberinsuffizienz, akute Alkoholintoxikation, Alkoholismus
Nebenwirkungen	Unter einer Metformin-Therapie werden häufig gastrointestinale Beschwerden (Übelkeit, Erbrechen, Veränderungen des Geschmacksempfindens, Durchfall, Anorexie) berichtet. Im Rahmen akuter Erkrankungen besteht ein relevantes Risiko für eine Laktatazidose. Einerseits triggert ein akutes Nierenversagen die Akkumulation von Metformin, andererseits kann der Laktatmetabolismus beeinflusst sein: gesteigerte Laktatproduktion in Sepsis oder Hypoxie bzw. verminderter Laktatabbau bei Leberversagen. Bei stabilen Patienten ist eine Laktatazidose hingegen unwahrscheinlich.
Wechselwirkungen	Keine.
Kommunikation	Metformin soll den Blutzuckerspiegel senken und diabetesassoziierte Folgeerkrankungen, wie Nierenerkrankungen, vermeiden. Vorrangig liegen jedoch starke Empfehlungen für eine Anpassung des Lebensstils für Diabetes-Patienten vor: regelmäßige Bewegung und ausgewogene Ernährung. Der Therapieerfolg wird über den HbA1c-Wert (6,5–7,5 %, 48–58 mmol/mol) gemonitort. Eine Intensivierung der Therapie sollte bei höheren Werten leitliniengerecht regelmäßig reevaluiert werden. Darüber hinaus liegen Empfehlungen vor, die bereits initial eine Kombinationstherapie mit Natrium-Glukose-Cotransporter-2-Inhibitoren oder Glucagon-like Peptid-1-Analoga für Patienten mit kardiovaskulärem Risikoprofil, aussprechen.
TIPP	Metformin sollte in verschiedenen klinischen Settings pausiert werden: Vor geplanter Computertomografie mit iodhaltigen Kontrastmitteln, vor chirurgischen Eingriffen oder vor nephrotoxischer Pharmakotherapie reichen etwa 1–2 d bzw. im Akutfall (z. B. schwere Infektion), sobald als möglich. Das Wiederansetzen soll in allen Fällen erst 48 h nach der Intervention, bei stabilem Stoffwechsel und einer GFR > 30 ml/min erfolgen. Im Rahmen einer komplexen langfristigen Therapie mit verschieden Antidiabetika, insbesondere auch bei Vorliegen von kardiovaskulären Risikofaktoren, sollte die Verordnung von Kombinationspräparaten (auch als Entlassrezept im Krankenhaus) geprüft werden.

Methotrexat (MTX)

Indikationen	• Therapie verschiedener **Autoimmunerkrankungen:** Zugelassen bei rheumatoider Arthritis (hier Mittel der ersten Wahl mit krankheitsmodifizierender Wirkung), schwerer juveniler idiopathischer Arthritis, schwerer therapieresistenter Psoriasis und schwerer Psoriasis-Arthritis sowie bei Morbus Crohn nach Versagen von Thiopurinen. Zudem Off-Label-Use bei einer Vielzahl weiterer Autoimmunerkrankungen • Hoch dosiert ist Methotrexat (MTX) chemotherapeutischer Behandlungsbaustein bei einigen **Leukämien, Lymphomen, Karzinomen und Sarkomen.** Im Weiteren wird ausschließlich die niedrig dosierte, immunsuppressive Therapie mit MTX dargestellt. Die hochdosierte Gabe im Rahmen der Chemotherapie ist nicht Gegenstand dieses Kapitels.
Wirkmechanismus	MTX ist ein Folsäureantagonist. Es hemmt das Enzym Dihydrofolat-Reduktase, das Folsäure in Tetrahydrofolat umwandelt. Tetrahydrofolat ist essenziell für die Purin- und Pyrimidin-Synthese und somit für die DNA-Replikation. Hoch dosiertes MTX führt so zur **Apoptose sich teilender Zellen.** Niedrig dosiert hat MTX eine **antiinflammatorische und immunmodulatorische Wirkung.** Obwohl der genaue Mechanismus hierfür noch nicht ganz geklärt ist, werden unter MTX einige inflammatorisch wirkende Zytokine wie TNF-α oder Interleukin-6 vermindert gebildet.
Dosierung	• MTX-Therapie nur durch darin erfahrene Ärzte! Hohes und potenziell fatales Nebenwirkungspotenzial! • Vor Beginn einer MTX-Therapie: **siehe „Kommunikation"** **Typischerweise MTX-Gabe 1×/Wo. subkutan.** **Typische Dosis:** zwischen 7,5 bis maximal 25 mg/Wo. • Tabletten-Gabe ab einer Dosis > 15 mg aufgrund geringer Bioverfügbarkeit meiden. • **Folsäure-Gabe** (5–10 mg) am Folgetag • **Beachte Nierenfunktion und Komedikation!** • MTX muss perioperativ nicht pausiert werden. **Niereninsuffizienz:** Bereits ab einer CreaCl < 60 ml/min muss MTX in der Dosis halbiert werden und Alternativen in Betracht gezogen werden. Ab einer CreaCl < 30 ml/min ist MTX kontraindiziert. **Leberinsuffizienz:** Kontraindikation bei eingeschränkter Leberfunktion.
Schwangerschaft und Stillzeit	Absolute Kontraindikation. Unter MTX müssen Frauen und Männer eine effektive Empfängnisverhütung erhalten bzw. durchführen, die bis mindestens 3 Monate nach Beendigung der MTX-Therapie fortgeführt werden muss.

Kontraindikationen	• Nierenfunktionseinschränkung • Chronischer Alkoholkonsum • Leberschaden • Schwangerschaft und Stillzeit
Nebenwirkungen	MTX ist eine klassische Chemotherapie, die in der Rheumatologie sehr niedrig dosiert verabreicht wird. **Dosisabhängige Nebenwirkungen:** • Haarausfall • Übelkeit und Erbrechen • Schleimhauttoxizität: Mukositis, Diarrhöen • Knochenmarkssuppression: Leukopenie bis zur Panzytopenie mit febriler Neutropenie **Dosisunabhängige Nebenwirkungen:** • Pneumonitis und selten Lungenfibrose • Leberzellschaden bis hin zur Fibrose und Zirrhose • Nierenfunktionsstörungen bis hin zum Nierenversagen
Wechselwirkungen	• Medikamente, die die renale MTX-Ausscheidung hemmen, wie z. B. **NSAR** oder **Penicilline:** Zunahme der Toxizität • Folsäureantagonisten wie Cotrim oder Phenytoin: Zunahme der Hämatotoxizität • Alkohol: hohes Risiko eines Leberzellschadens bereits bei moderatem **Alkoholkonsum**
Kommunikation	**Bedenke:** • Maximal einmal wöchentliche Applikation von MTX • Folsäure-Gabe am Folgetag • Beachte Interaktionen mit NSAR und Penicillin • Empfängnisverhütung für Frauen und Männer, ggf. Kryokonservierung von Eizellen bzw. Sperma • Eine Impfung mit Lebendimpfstoffen soll während der Therapie mit MTX nicht durchgeführt werden. • Alkoholkarenz **Kontrolliere:** • Vor Beginn einer MTX-Therapie screene bezüglich **Tuberkulose** (z. B. mittels Interferon-Gamma-Freisetzungstest), **HIV** sowie **Hepatitis B und C.** Besteht eine aktive oder durchgemachte Hepatitis B, muss eine Prophylaxe mit Tenofovir oder Entecavir erfolgen. • Blutbild, Transaminasen, Bilirubin und Kreatinin vor Beginn, danach zunächst wöchentlich mit Verlängerung des Intervalls auf monatlich im ersten halben Jahr, danach kann das Intervall aufgespreizt werden.
TIPP	Die rheumatoide Arthritis bedingt durch beständige Inflammation ein stark erhöhtes kardiovaskulares Risiko, ähnlich dem von Diabetikern. MTX kann durch Modifikation der Inflammation das Risiko vermindern. Darüber hinaus müssen aber auch eine Abklärung und Beseitigung weiterer Risikofaktoren wie z. B. Hyperlipidämie, Nikotin erfolgen.

Metronidazol

Indikationen	1. Behandlung einer durch **Clostridioides-difficile-induzierten Kolitis** 2. **Anaerobe Mischinfektionen,** ausgehend z. B. vom weiblichen Genitale, Magen-Darm-Trakt, Aspirationspneumonie, Mund oder HNO-Bereich 3. **Infektionen durch Protozoen,** z. B. *Giardia lamblia* (Lamblien), *Gardnerella vaginalis, Entamoeba histolytica* oder *Trichomonas vaginalis* l
Wirkmechanismus	**Wirkungsspektrum:** Metronidazol wirkt ausschließlich auf anaerobe Bakterien und einige Protozoen. **Wirkmechanismus:** Metronidazol ist primär nicht antibakteriell wirksam. Es entfaltet seine stark bakterizide Wirkung erst nach chemischer Umwandlung im anaeroben Milieu durch bakterielle Enzyme. Die dabei entstehenden Nitroso-Radikale führen zu DNS-Strangbrüchen.
Dosierung	Metronidazol kann i. v., oral, aber auch topisch angewendet werden. **Orale und i. v. Gabe:** • Orale Gabe bevorzugen, da sehr gute Bioverfügbarkeit. • Tabletteneinnahme unabhängig von der Nahrung möglich • Sehr gute Gewebepenetration selbst in Liquor und Abszesshöhlen • **Typische Dosis:** 400 mg (p. o.) bzw. 500 mg (i. v.), 3×/d • Eine **IE-Dosis** ist nicht etabliert. **Tageshöchstdosis:** 2 g. • **Therapiedauer** von maximal 10 d, da das Risiko von unerwünschten Wirkungen bei verlängerter Gabe zunimmt • **Lokale Anwendung,** z. B. vaginal (als Suppositorium) oder auch mittels Metronidazol-getränkter Wundverbände bei fötider Geruchsentwicklung exulzerierter Tumore **Niereninsuffizienz:** keine Dosisreduktion erforderlich. **Leberinsuffizienz:** Metronidazol wird hepatisch metabolisiert, daher sollte bei Leberfunktionsstörungen die Dosis reduziert werden (1/3 der Tagesdosis) und bei schwerer Leberfunktionsstörung keine Gabe erfolgen.
Schwangerschaft und Stillzeit	In der **Stillzeit** und im ersten Trimester der **Schwangerschaft** ist Metronidazol kontraindiziert. Im 2. und 3. Trimenon kann es nur unter strenger Nutzen-Risiko-Abwägung verabreicht werden.

Kontraindikationen

- **Alkoholkonsum:** Metronidazol führt zu einer schweren Alkoholunverträglichkeit **(Antabus-Effekt).** Dies gilt auch für **topische, z. B. vaginale, Verabreichung,** da bis zu 20 % systemisch aufgenommen wird. Aufgrund der langen Halbwertszeit sollte Alkohol **frühestens 2 d** nach Beendigung der Metronidazol-Einnahme konsumiert werden.
- Keine Therapie für > 10 d aufgrund Zunahme von Nebenwirkungen
- Schwere Leberfunktionsstörung

Nebenwirkungen

Bei einer Therapiedauer < 10 d sind Nebenwirkungen insgesamt selten und beschränken sich auf Geschmacksstörungen (metallischer Geschmack) und ggf. Übelkeit. Seltene Nebenwirkungen, die besonders bei prolongierter Therapiedauer auftreten können, sind:

- Neurologische Störungen: vielfältige Symptome von Sehstörungen bis hin zu Neuropathie, Ataxie, Enzephalopathie
- Psychiatrische Störungen
- Leukozyto- und Thrombozytopenie
- Dunkle Färbung des Urins durch Metabolie des Metronidazols

Wechselwirkungen

- 5-FU: Die Ausscheidung von 5-FU wird vermindert.
- Alkohol: Antabus-Effekt
- Lithium: Anstieg des Lithiumspiegels
- Phenytoin-Spiegel steigt bei verminderter Wirkung von Metronidazol.
- Vitamin-K-Antagonisten: Die antikoagulatorische Wirkung kann verstärkt sein.

Kommunikation

Aufklärung über:

- **Strikte Alkoholkarenz:** vor, während und bis zu 48 h nach einer Metronidazol-Therapie (lokal oder systemisch)
- Metallischer Geschmack
- Dunkle Färbung des Urins

TIPP

Unter einer Therapie mit Antibiotika kommt es bei ca. 10 % der Behandelten zu Diarrhöen, die aber in der überwiegenden Mehrheit nichtinfektiös sind. Bei nosokomialen Diarrhöen muss frühzeitig Untersuchungen hinsichtlich einer *Clostridioides difficile*-Infektion (CDI; vormals: *Clostridium difficile*) erfolgen. Bei der Therapie der CDI spielt Metronidazol aufgrund der deutlich schwächeren Wirkung und höheren Rezidivrate nur noch eine untergeordnete Rolle. Goldstandard in den Leitlinien ist Fidaxomicin, gefolgt von Vancomycin.

M

Indikationen	1. **Diarrhö:** symptomatische Behandlung, häufig bei Reizdarmsyndrom oder einer viralen Gastroenteritis 2. **Chemotherapie-assoziierte Diarrhö**
Wirkmechanismus	Loperamid gehört zur **Gruppe der Opioide** und ist pharmakologisch dem Pethidin ähnlich. Da es nicht in das zentrale Nervensystem (ZNS) gelangt, besitzt es keine analgetische Wirkung. Im Darm bindet Loperamid am μ-Opiatrezeptor und vermittelt dort die nonpropulsive Kontraktion der glatten Muskulatur des Darms bei gleichzeitiger Hemmung der propulsiven (peristaltischen) Kontraktionen. Hierdurch wird der **Darmtransport verlangsamt** und der **Tonus des Analsphinkters** erhöht. Eine verlangsamte Transportzeit führt zu einer verstärkten Resorption von Wasser, wodurch der Stuhl fester wird. Andere Opioide haben einen ähnlichen Effekt auf die Darmperistaltik, sollten aber nur eingesetzt werden, wenn auch deren analgetischer Effekt erforderlich ist.
Dosierung	Loperamid ist nicht rezeptpflichtig. Es kann entweder als Kapsel, Tablette oder Schmelztablette (Einsatz bei Stoma-Patienten) eingenommen werden. Unter anderem für Kinder gibt es auch eine Lösung (**Cave:** gewichtsadaptierte Dosis bei Kindern). • Diarrhö: 4 mg p. o. nach dem ersten Durchfallereignis, dann 2 mg nach jeder weiteren Episode. THD 16 mg. **Nieren- oder Leberinsuffizienz:** • Keine Einschränkungen bei Niereninsuffizienz • Vorsichtige Anwendung bei Leberinsuffizienz aufgrund geringer Datenlage und vermindertem First-Pass-Effekt
Schwangerschaft und Stillzeit	Kontraindikation während des ersten Trimenons der Schwangerschaft und während der Stillzeit.

Kontraindikationen	• Asthma bronchiale oder andere Atemwegserkrankungen mit ausgeprägter Überempfindlichkeit • Bei Patienten mit erhöhtem Risiko für Komplikationen (Ileus, Megakolon, toxisches Megakolon) bei einer Hemmung der Peristaltik (z. B. bei einem akuten Schub einer Colitis ulcerosa, bei Einsatz eines Breitspektrumantibiotikums mit erhöhtem Risiko einer *Clostridioides-difficile*-induzierten Kolitis, bei akuter blutiger Diarrhö und/oder Fieber, bakterieller Enterokolitis durch invasive Mikroorganismen) • Diarrhö unter Therapie mit Checkpoint-Inhibitoren • Erstes Trimenon der Schwangerschaft, Stillzeit • Absolute Kontraindikation für Kinder unter 2 Jahren, zwischen 2 und 5 Jahren Dosierung nach dem Körpergewicht (siehe Fachinformation)
Nebenwirkungen	• Gastrointestinale Beschwerden. z.B. Obstipation, abdominelle Krämpfe, Flatulenz • Neurologische Beschwerden wie Kopfschmerzen oder Schwindel
Wechselwirkungen	Relevante Wechselwirkungen sind nicht bekannt.
Kommunikation	Informieren Sie den Patienten, dass Sie eine rein symptomatische Therapie anbieten und dass die zugrunde liegende Erkrankung damit nicht behandelt wird. Weisen Sie darauf hin, dass die Therapie nicht fortgesetzt werden darf, wenn eine Obstipation oder abdominelle Beschwerden auftreten. Auch bei einer akuten Diarrhö mit einer Behandlung von mehr als 5 d sollte die Therapie beendet werden. Sie sollten außerdem mitteilen, dass trotz einer Verbesserung der Symptomatik weiterhin ein Wasserverlust fortbestehen kann und somit auf eine ausreichende Trinkmenge geachtet werden muss.
TIPP	Bei hospitalisierten Patienten mit Diarrhö sollte Loperamid aufgrund eines erhöhten Risikos für eine *Clostridioides-difficile*-induzierte Kolitis nicht verabreicht werden.

Natriumbicarbonat (NaBi)

Indikationen

Synonym bzw. chemisch korrekt heißt Natriumbicarbonat Natrium-Hydrogencarbonat.

Im Folgenden wird die veraltete, aber in der Medizin übliche Abkürzung **„NaBi"** verwendet.

- Pufferung bei schwerer metabolischer Azidose
- Harnalkalisierung bei Intoxikation oder zur verbesserten Medikamentenausscheidung (z. B. Hochdosis-Methotrexat) (wird im Weiteren nicht besprochen).

Wirkmechanismus

Natriumbicarbonat ($NaHCO_3$) ist im Grunde Backpulver (Natron) und darüber hinaus der wichtigste physiologische Puffer im Säure-Base-Haushalt. Es bindet Wasserstoffionen (H^+) und zerfällt dann in H_2O und CO_2. Daher findet NaBi nur Einsatz bei der Behandlung der metabolischen Azidose, die respiratorisch nicht ausgeglichen werden kann.

Dosierung

Erwäge die Korrektur einer metabolischen Azidose ab pH < 7,2:

- Die Dosis richtet sich nach dem in der Blutgasanalyse festgestelltem Basendefizit (Base Excess, BE).
- Außer zur Pufferung der metabolischen Azidose im Rahmen der chronischen Niereninsuffizienz erfolgt die Gabe typischerweise **zentralvenös** auf einer Intensivstation.

i. v.-Gabe:

Formal berechnet sich die benötigte Menge nach folgender Formel:

BE × Körpergewicht × 0,3 = Bedarf in mmol = Volumen in ml einer 8,4%-igen NaBi-Lösung

- **Gib hiervon aber nur die Hälfte! Vermeide pH-Überkorrekturen!** Der Faktor 0,3 in der Formel entspricht dem Anteil des extrazellulären Volumens.
- Bei der Gabe einer 4,2%-igen Lösung muss das berechnete Volumen entsprechend verdoppelt werden.
- **Beispiel:** Gewicht 80 kg; BE –7 → 168 ml → gib zunächst die Hälfte: 80 ml NaBi 8,4 % bzw. 160 ml NaBi 4,2 %!
- Weitere Gaben nur nach Blutgasanalyse
- **Infusionsgeschwindigkeit:** langsame Gabe – Laufzeit mindestens 1 h
- Formal gilt für die 8,4%-ige Lösung: 1,5 ml/kg über 1 h.
- Stets separate Gabe über einen eigenen ZVK-Schenkel! NaBi ist mit quasi allen anderen Substanzen inkompatibel!

Orale Gabe:

- Eine metabolische Azidose bei chronischer Nierenfunktionsstörung entsteht meist ab Stadium 3B bis 4.
- Dosis: 1–2 g alle 8–12 h. Gib nur magensaftresistente Tabletten. 1 g $NaHCO_3$ = 11,9 mmol
- Dosisanpassung unter Berücksichtigung der Blutgasanalyse

Nieren- und Leberinsuffizienz: keine Anpassung nötig.

Schwangerschaft und Stillzeit

Keine Kontraindikation.

Kontraindikationen	• Alkalose • Respiratorische Insuffizienz, da das entstehende CO_2 abgeatmet werden muss • Hypokaliämie und Hypernatriämie
Nebenwirkungen	• Alkalose • Hypernatriämie mit Hyperosmolarität • Bei **peripher-venöser Gabe** drohen **Thrombophlebitis** und bei **Paravasat Nekrose.**
Wechselwirkungen	• Es existieren keine spezifischen Wechselwirkungen. • NaBi ist aufgrund seines hohen pH-Werts mit quasi allen anderen Medikamenten bzw. Substanzen **inkompatibel.** Daher stets separate Gabe über einen eigenen ZVK-Schenkel!
Kommunikation	• Keine blinde Pufferung! • **Vermeide unbedingt pH-Überkorrektur.** Bei der Azidose ist die Gewebsoxygenierung besser als bei der Alkalose (Bohr-Effekt)! Wer die Wahl hat, entscheidet sich immer für ein bisschen Azidose statt für ein bisschen Alkalose.
TIPP	Ist in der Blutgasanalyse der pH-Wert < 7,3, besteht eine Azidose. Jetzt muss zunächst immer zwischen der respiratorischen und metabolischen Ursache unterschieden werden. Bei der respiratorischen Azidose muss immer eine Verbesserung der Ventilation erreicht werden. Hier hat NaBi nichts zu suchen! Bei der metabolischen Azidose muss immer die Ursache festgestellt und behoben werden. Eine Pufferung mit NaBi ist keine kausale Therapie! Berechne immer die Anionenlücke $[Na^+ - (Cl^- + HCO_3^-)]$. Die häufigsten Ursachen der metabolischen Azidose sind: Urämie, Ketonkörper (bei Diabetes mellitus Typ 1 oder SGLT-Inhibitoren) und Laktatämie. Vergiftungen mit z. B. Acetylsalicylsäure, Methanol, Ethylenglykol sind selten eine Ursache der metabolischen Azidose.

Natrium-Glukose-Cotransporter-2-Inhibitoren (Gliflozine)

Indikationen	1. **Diabetes mellitus Typ 2** (Mono- und Kombinationstherapie) 2. **Herzinsuffizienz** 3. **Niereninsuffizienz**
Wirkmechanismus	Gliflozine hemmen die Rückresorption von Natriumionen und Glukose im proximalen Tubulus. Dies führt zu einer erhöhten Glukoseausscheidung sowie zu osmotischen Effekten aufgrund der distal erhöhten Glukosekonzentration. Die erhöhte Natriumkonzentration im distalen Tubulus resultiert über Rückkopplungsmechanismen in einer Senkung des intraglomerulären Drucks. In Kombination resultieren diese Effekte in einer Blutdrucksenkung, Reduktion der Volumenüberladung mit Senkung der Vor- und Nachlast am Herz und zum Erhalt der Nierenfunktion. Weder die Glukoneogenese noch die Insulinsekretion werden beeinflusst.
Dosierung	Die Tabletteneinnahme erfolgt einmal täglich unabhängig vom Essen. • Dapagliflozin: initial 10 mg/d • Empagliflozin: initial 10 mg/d, bei Diabetes ggf. Steigerung auf 25 mg/d **Niereninsuffizienz:** • Dapagliflozin: – Diabetes mellitus: Wirkverlust ab GFR < 45 ml/min – Herz-/Niereninsuffizienz: keine Gabe < 25 ml/min • Empagliflozin: – Diabetes mellitus: Wirkverlust ab GFR < 45 ml/min – Herz-/Niereninsuffizienz: keine Gabe < 20 ml/min **Leberinsuffizienz:** • Dapagliflozin: Anpassung ab leichter Einschränkung (5 mg/d) • Empagliflozin: keine Anpassung
Schwangerschaft und Stillzeit	Mangels Humandaten ist die Anwendung von SGLT-2-Inhibitoren in Schwangerschaft und Stillzeit nicht empfohlen.

Kontraindikationen	Keine.
Nebenwirkungen	• Ketoazidose: tritt auch bei nur gering erhöhtem Blutzucker auf. Bei Verwirrtheit, Vigilanzminderung, Tachypnoe und Exsikkose-Zeichen sollte zum Ausschluss eine Blutgasanalyse sowie ein Test auf Ketonkörper erfolgen. • Urogenitale Infektionen: sind aufgrund der Glukosurie häufig. • Volumenmangel: Die osmotische Diurese zeigt sich durch Schwindel, Durstgefühl oder Hypotonie. • Hypoglykämien: sind nur in Kombination mit Insulin oder Sulfonylharnstoffen wahrscheinlich.
Wechselwirkungen	• Hypoglykämien: nur in Kombination mit Insulin oder Sulfonylharnstoffen • Volumenmangel/Nierenversagen: mit Schleifendiuretika, ACE-Hemmern oder anderen Antihypertensiva (Kombination leitliniengerecht → Monitoring, keine proaktive Anpassung) • Beeinflussung des CYP-P450-Systems: keine Relevanz
Kommunikation	Klären Sie den Patienten auf, dass SGLT-2-Inhibitoren bei verschiedenen Erkrankungen eingesetzt werden können, sodass beim Lesen der Gebrauchsinformation keine therapiegefährdenden Unsicherheiten auftreten. Vor größeren Operationen sollten SGLT-2-Hemmer 3 d präoperativ und mindestens 2 d postoperativ pausiert werden, um das Risiko für eine Ketoazidose indikationsunabhängig zu reduzieren. Informieren Sie über mögliche urogenitale Infektionen, potenziellen Volumenmangel und Symptome der seltenen Ketoazidose sowie entsprechende Maßnahmen.
TIPP	SGLT-2-Inhibitoren haben in den Leitlinien bei herausragendem Nutzen-Risiko-Profil einen festen Platz in der Erst- oder Zweitlinientherapie eingenommen. Bei Aufnahme eines Patienten mit Diabetes mellitus Typ 2, Herzinsuffizienz und/oder Niereninsuffizienz ohne Gliflozin sollte die Indikation dafür geprüft werden.

Nichtsteroidale Antirheumatika (NSAR)

Indikationen	1. **Schwache bis mittlere Schmerzen** (z. B. Dysmenorrhö, Zahnschmerzen): alternativ oder zusätzlich zu Paracetamol. Analgetische Wirkung ist bei einer Einzeldosis nichtsteroidaler Antirheumatika (NSAR) vergleichbar zu Paracetamol. Bei erhöhtem Nebenwirkungsrisiko sollte Paracetamol vorgezogen werden. 2. **Entzündungsassoziierte Schmerzen:** regelmäßige Therapie, z. B. bei Schmerzen des muskuloskelettalen Systems (u. a. rheumatoide Arthritis, Osteoarthritis, akute Gicht)
Wirkmechanismus	NSAR inhibieren die Cyclooxygenase (COX), die an der Synthese von Prostaglandinen aus Arachidonsäure beteiligt ist. Von den zwei Isoformen der COX wird COX-1 konstitutiv in fast allen Gewebearten exprimiert und trägt durch die Prostaglandin-Synthese zum Schutz der Magenschleimhaut bei, hält die Nierenperfusion aufrecht und hemmt die Thrombusbildung am Gefäßendothel. Im Gegensatz zu COX-1 ist COX-2 induzierbar und wird in erster Linie bei entzündlichen Prozessen exprimiert. COX-2 stimuliert dort ebenfalls die Prostaglandin-Synthese und führt zu Entzündungsreaktionen und zur Schmerzvermittlung. Der **anti-entzündliche und analgetische Effekt** von NSAR beruht im Wesentlichen auf der Hemmung der COX-2, während Nebenwirkungen in erster Linie auf der Inhibition der COX-1 beruhen. Selektive Inhibitoren der COX-2 (z. B. Etoricoxib) sollen daher gastrointestinale Nebenwirkungen vermeiden.
Dosierung	Die Einnahme von NSAR erfolgt in erster Linie oral. Es gibt jedoch NSAR-Präparate als topisches Gel, Suppositorien und Injektionslösungen. Trotz einer ähnlichen entzündungshemmenden Wirkung der einzelnen Wirkstoffe gibt es teilweise deutliche Unterschiede bezüglich des Ansprechens oder der Toleranz bei einzelnen Patienten. • **Naproxen:** – Symptomatische Behandlung von Schmerzen bei Erkrankungen aus dem rheumatischen Formenkreis: 500–700 mg, verteilt auf 2 Dosen/d – Akuter Gichtanfall: einmalig 750 mg, danach 250 mg alle 8 h bis zur Schmerzbesserung – Schwellungen und Schmerzen nach Verletzungen: einmalig 500 mg, dann 250 mg alle 6–8 h – Schmerzhafte Menstruation oder Schmerzen nach Einsetzen einer Spirale: 500 mg einmalig, dann ggf. 250–500 mg alle 6–8 h • **Ibuprofen:** – Symptomatische Behandlung von Schmerzen und Entzündung: Einzeldosis 800 mg maximal, Tageshöchstdosis max. 2.400 mg (rezeptpflichtig), max. 1.200 mg (ohne Rezept) • **Etoricoxib:** – Arthrose: 30 mg, 1×/d p. o., ggf. max. 60 mg – Rheumatoide Arthritis: 60 mg, 1×/d p. o., ggf. 90 mg – Morbus Bechterew: 60 mg, 1×/d p. o., ggf. 90 mg – Akute Gichtarthritis: 120 mg p. o. täglich über 8 d – Postoperative Schmerzen nach Zahn-OP: 90 mg täglich p. o. über 3 d • **Diclofenac:** – Symptomatische Behandlung von Schmerzen und Entzündung: Tageshöchstdosis 150 mg, Einzeldosis 75 mg retardiert, 50 mg unretardiert **Nieren- und Leberinsuffizienz:** • Ibuprofen, Naproxen und Diclofenac: – Bei einer leichten bis mittleren Nieren- oder Leberfunktionsstörung muss keine Dosisanpassung erfolgen. – Eine schwere Nieren- oder Leberfunktionsstörungen stellt eine Kontraindikation dar.

N

	• Etoricoxib: – Bei leichter Leberfunktionsstörung max. 60 mg, 1×/d – Bei mäßiger Leberfunktionsstörung max. 30 mg, 1×/d – Keine Dosisanpassung bei leichter oder mittlerer Nierenfunktionsstörung – Kontraindikation bei GFR < 30 ml/min
Schwangerschaft und Stillzeit	**Schwangerschaft:** absolute Kontraindikation für Etoricoxib, Kontraindikation im dritten Schwangerschaftstrimenon bei Ibuprofen, Naproxen, Diclofenac. **Stillzeit:** absolute Kontraindikation für Etoricoxib, Naproxen und Diclofenac; Ibuprofen: kurzfristige Einnahme möglich, frühzeitiges Abstillen bei längerer Einnahme empfohlen.
Kontraindikationen	• Schwere Leber- oder Nierenfunktionsstörung • Herzinsuffizienz • Aktives peptisches Ulkus oder aktive gastrointestinale Blutung • Schwangerschaft bei Etoricoxib, drittes Schwangerschaftstrimenon bei Ibuprofen, Naproxen, Diclofenac
Nebenwirkungen	• Allergische Reaktionen: Bronchospasmus, Angioödem, Hautausschläge • Wassereinlagerungen • Gastrointestinale Nebenwirkungen: Sodbrennen, abdominelle Schmerzen, Übelkeit, Erbrechen, Diarrhö, Obstipation, gastrointestinale Ulzera, Verstärkung einer Colitis ulcerosa oder eines Morbus Crohn • Zentralnervöse Störungen: Kopfschmerzen, Schwindel, Schlaflosigkeit, Erregung, Reizbarkeit, Müdigkeit
Wechselwirkungen	Folgende NSAR-assoziierte Nebenwirkungen werden durch zusätzliche Medikamente begünstigt: • Peptische Ulzera – Acetylsalicylsäure, Glukokortikoide • GI-Blutung – Antikoagulanzien, SSRIs, Venlafaxin • Verschlechterung der Nierenfunktion – ACE-Inhibitoren, Diuretika (Stichwort: Triple Whammy)
Kommunikation	Erläutern Sie dem Patienten, dass Sie eine Therapie anbieten, welche die Entzündung hemmen und dadurch Symptome wie z. B. Schmerzen, Schwellung, Fieber etc. verbessern kann. Informieren Sie den Patienten über mögliche Nebenwirkungen wie eine Magenverstimmung. Bei Nebenwirkungen sollte der Patient die Therapie beenden und umgehend einen Arzt aufsuchen. Wenn NSAR bei akuten Schmerzen verabreicht werden, sollte die Therapie nicht über einen längeren Zeitraum (e. g. mehr als 10 d) erfolgen. Falls eine NSAR-Langzeittherapie nötig ist, sollte diese beendet werden, falls eine Verschlechterung des Allgemeinzustands oder eine Exsikkose auftreten, um eine Nierenschädigung zu vermeiden.
TIPP	NSAR sollten mit Nahrung aufgenommen werden, um das Risiko von gastrointestinalen Nebenwirkungen zu verringern. Die gleichzeitige Einnahme eines Magenschutzes sollte erwogen werden, wenn das Risiko für GI-Nebenwirkungen erhöht ist. Risikofaktoren sind ein Alter > 65 Jahre, vorherige peptische Ulkuskrankheit, zusätzliche Erkrankungen (z. B. kardiovaskuläre Erkrankungen, Diabetes) sowie eine gleichzeitige Therapie mit Medikamenten, die mit GI-Nebenwirkungen assoziiert sind (z. B. ASS und Glukokortikoide). **Cave:** Ibuprofen macht niedrig dosierte ASS unwirksam. ASS sollte daher mind. 2 h vor Ibuprofen und frühestens 8 h danach eingenommen werden.

Nitrate

Indikationen	1. **Akutes Koronarsyndrom und Myokardinfarkt:** kurzwirksame Nitrate (Glyceroltrinitrat) bei akuter Angina oder Brustschmerzen 2. **Angina-Prophylaxe:** langwirksame Nitrate (Isosorbitmononitrat, ISMN) nachrangig zu β-Blockern und/oder Calciumkanalblockern 3. **Hypertensive Krise:** Glyceroltrinitrat intravenös
Wirkmechanismus	Nitrate bewirken eine hauptsächlich **venöse Vasodilatation** über die Freisetzung von Stickstoffmonoxid. Dieses verstärkt die Bildung von zyklischem Guanosinmonophosphat (cGMP) und verringert die intrazelluläre Kalziumkonzentration, was zu einer Gefäßrelaxation mit Senkung der kardialen Vorlast führt. Entsprechend wird die kardiale Arbeitslast reduziert und der Sauerstoffbedarf der Myokardzellen sinkt. Es resultiert eine Symptomlinderung.
Dosierung	Nitrate können oral, sublingual, transdermal und intravenös angewendet werden. Aufgrund ihrer kurzen Halbwertszeit finden sie als Spray, Zerbeißkapseln oder schnell freisetzende Tabletten Einsatz in Akutsituationen. In retardierten Arzneiformen, als transdermales Pflaster oder als Dauerinfusion, kann eine lange Wirksamkeit erzielt werden. • Glyceroltrinitrat s. l.: 0,4 mg (1–3 Applikationen) • Glyceroltrinitrat transdermal: 5–10 mg/d • Glyceroltrinitrat i. v.: 2–8 mg/h • Isosorbitmononitrat p. o.: 40–80 mg/d **Nieren- oder Leberinsuffizienz:** keine Anpassung.
Schwangerschaft und Stillzeit	Glyceroltrinitrat kann bei strenger Indikationsstellung als Nitrat der Wahl in Schwangerschaft und Stillzeit eingesetzt werden.

Kontraindikationen	• Schock, Kreislaufkollaps • Toxisches Lungenödem • Hypotonie (systolischer Blutdruck unter 90 mmHg) • Erkrankungen, die mit erhöhtem intrakraniellem Druck einhergehen • Einnahme von Phosphodiesterase-Hemmern
Nebenwirkungen	Nebenwirkungen treten vor allem aufgrund der Vasodilatation auf: • Flush • Benommenheit • Hypotension (**cave:** Aortenklappenstenose) Nitrate unterliegen bei chronischem Gebrauch einer Toleranzentwicklung, die durch eine Nitrat-Pause minimiert werden kann. Hierfür bedarf es einer sorgfältigen, zeitlich versetzten Dosierung ohne Nitratexposition in der Nacht.
Wechselwirkungen	• Phosphodiesterase-Inhibitoren (Sildenafil, Tadalafil) in allen Indikationen, wie erektiler Dysfunktion, Prostatahyperplasie oder pulmonaler arterieller Hypertonie • Additive Hypotension mit anderen Antihypertonika
Kommunikation	Patienten, die eine Therapie mit Nitraten erhalten, sollen eine schnelle Verbesserung ihrer Dyspnoe oder Thoraxschmerzen erfahren. Kurzfristig können Kopfschmerzen auftreten. Die Einnahme von Phosphodiesterase-Hemmern muss vor jeder Gabe sensibel und sicher ausgeschlossen werden. Bei chronischer Erkrankung sollen Nitrate immer kurz vor einer Tätigkeit eingenommen werden, die typischerweise Symptome wie Brustenge/Thoraxschmerzen auslösen kann. Eine Monitorüberwachung mit regelmäßiger Blutdruckmessung (RR syst. > 90 mmHg) ist bei intravenöser Gabe obligat.
TIPP	Zur Sicherstellung der Nitrat-Pause müssen für verschiedene Arzneiformen verschiedene Einnahme- bzw. Applikationszeitpunkte festgelegt werden: • Tabletten: morgens und nachmittags (Pause 18 h) • Pflaster: morgens aufkleben, abends entfernen • Spray: nur im Bedarfsfall

Indikationen	1. **Nitrofurantoin und Pivmecillinam: akute, unkomplizierte Harnwegsinfektionen (HWI)** (Alternativen sind Cotrimoxazol oder Amoxicillin). 2. **Nur Nitrofurantoin: Prophylaxe von HWI** bei Patienten mit wiederholten Infektionen oder chronisch obstruktiven Harnwegsinfektionen bei angeborener oder erworbener Abflussbehinderung der Harnwege
Wirkmechanismus	**Wirkspektrum:** **Nitrofurantoin** wirkt gegen die meisten Erreger einer unkomplizierten HWI (u. a. *E. coli* [gramnegativ] und *S. saphrophyticus* [grampositiv]). **Pivmecillinam** wirkt in erster Linie gegen gramnegative Erreger einer HWI wie z. B. *Citrobacter spp., Enterobacter spp., E. coli, Klebsiella spp.* und *Proteus mirabilis.* Grampositive Erreger sind häufig resistent, bei HWI durch *Staphylococcus saphrophyticus* wirkt Pivmecillinam jedoch in der Regel aufgrund einer hohen Konzentration im Urin. **Wirkmechanismus:** **Nitrofurantoin** selbst hat keine antimikrobielle Wirkung. Es wird jedoch in bakteriellen Zellen durch die Nitroreduktasen zu aktiven Metabolien verstoffwechselt. Diese führen zu Strangbrüchen der bakteriellen DNS und wirken dadurch **bakterizid.** **Pivmecillinam** ist ein inaktives Prodrug, das in die aktive Form, Mecillinam umgewandelt wird. **Mecillinam** wirkt **bakterizid,** indem es die Zellwandsynthese gramnegativer Bakterien durch Bindung an PBP-2 hemmt und unterscheidet sich dadurch von Penicillinen.
Dosierung	**Nitrofurantoin** • Nur für die orale Anwendung verfügbar • Höchste Konzentration im Urin nach 2–4 h • **Akuter HWI:** 50–100 mg alle 6 h. Therapiedauer abhängig von Art und Schwere Infektion. Bei Frauen mit unkomplizierter HWI sind 3 d häufig ausreichend. Bei komplizierter HWI von Frauen sowie bei Männern 7-tägige Behandlung. • **Prävention wiederholter HWIs:** Einzeldosis von 50–100 mg zur Nacht. Behandlungsdauer sollte 6 Mon. nur bei entsprechender Indikation überschreiten und sorgfältig überwacht werden. **Niereninsuffizienz:** Kontraindikation bei GFR < 45 ml/min. **Leberinsuffizienz:** Kontraindikation bei erhöhten Leberenzymwerten. **Pivmecillinam** • Nur für die orale Anwendung verfügbar • **Akuter HWI:** 200–400 mg, 3×/d über 3 d **Nieren- und Leberinsuffizienz:** keine Dosisanpassung bei Nieren- oder Leberinsuffizienz nötig.
Schwangerschaft und Stillzeit	**Nitrofurantoin:** • Kontraindiziert im letzten Trimenon der Schwangerschaft • Kontraindiziert für Frühgeborene und Säuglinge bis zum 3. Lebensmonat • Kontraindiziert während der Stillzeit (ggf. Unterbrechung des Stillens für die Zeit der Behandlung) **Pivmecillinam:** • Keine Einschränkungen während Schwangerschaft und Stillzeit

Kontraindikationen	**Nur Nitrofurantoin:** • Beeinträchtigte Nierenfunktion (GFR < 45 ml/min) • Oligurie oder Anurie • Pathologische Leberenzymwerte • Mangel an Glukose-6-Phosphat-Dehydrogenase • Polyneuropathien • Letztes Trimenon der Schwangerschaft • Frühgeborene und Säuglinge bis zum 3. Lebensmonat • Stillzeit **Nur Pivmecillinam:** • Überempfindlichkeit gegenüber Penicillinen oder Cephalosporinen • Bedingungen, die die Passage der Speiseröhre beeinträchtigen (Verengungen der Speiseröhre, obstruktive Veränderungen des Verdauungstrakts) • Genetische Stoffwechselstörungen
Nebenwirkungen	**Nitrofurantoin:** • Störungen im Verdauungstrakt (u. a. Übelkeit und Diarrhö) • Überempfindlichkeitsreaktionen • Dunkelgelbe oder braune Verfärbung des Urins • Bei längerfristiger Anwendung ggf. chronische pulmonale Reaktionen (u. a. Pneumonie und Fibrose), Hepatitis und periphere Neuropathie • Bei Neugeborenen hämolytische Anämie **Pivmecillinam:** • Überempfindlichkeitsreaktionen • Blutbildveränderungen (u. a. Thrombozytopenie) • Infektionen (vulvovaginale Pilzinfektionen, *Clostridioides-difficile* Kolitis) • Störungen des Verdauungstrakts (u. a. Übelkeit und Diarrhö) • Beeinträchtigung der Leberfunktion
Wechselwirkungen	**Nitrofurantoin:** • Keine wesentlichen Wechselwirkungen mit anderen häufig verordneten Medikamenten **Pivmecillinam:** • Kann zu einer verminderten Ausscheidung von Methotrexat führen, sodass der Methotrexat-Spiegel bei gleichzeitiger Einnahme überwacht werden sollte. • Probenecid reduziert die Ausscheidung von Penicillinen und kann damit auch zu einer Erhöhung des Blutspiegels von Pivmecillinam führen.
Kommunikation	Informieren Sie den Patienten, dass eine Beseitigung der Infektion und eine Linderung der Symptome das Therapieziel darstellen. Stellen Sie sicher, dass keine Allergie gegen den Wirkstoff oder Bestandteile des Präparats besteht. Weisen Sie auf mögliche Nebenwirkungen hin. Dabei sollte auch erklärt werden, dass bei Nitrofurantoin eine dunkelgelbe oder braune Verfärbung des Urins auftreten kann. Bei einer Prophylaxe mit Nitrofurantoin sollten Sie informieren, dass es sich um eine Langzeittherapie handelt und diese nicht unterbrochen oder beendet werden soll. Weisen Sie den Patienten bei Langzeittherapie an, beim Auftreten von neuen und unklaren Symptomen (z. B. Parästhesie oder Atemnot) umgehend einen Arzt aufzusuchen, da diese auf schwere Nebenwirkungen hinweisen können.
TIPP	Nitrofurantoin und Pivmecillinam dürfen nicht bei Pyelonephritis oder anderen komplizierten HWIs eingesetzt werden, da nur sehr niedrige Gewebekonzentrationen erzielt werden können.

Noradrenalin (Norepinephrin)

Indikationen	Noradrenalin ist Mittel der ersten Wahl bei der schweren Hypotonie bzw. im Schock insbesondere bei Sepsis.
Wirkmechanismus	Das körpereigene Hormon Noradrenalin ist ein potenter α- und β_1-Agonist. Im Gegensatz zum Adrenalin besitzt es aber kaum eine Wirkung auf β_2-Rezeptoren und hat daher z. B. keinen bronchospasmolytischen Effekt. Noradrenalin bewirkt α-Rezeptor-vermittelt eine Vasokonstriktion unter anderem auch der Skelettmuskulatur und führt dadurch zum Blutdruckanstieg. ZNS und Koronarien werden besser durchblutet, aber die Nierenperfusion nimmt ab. Der **Blutdruckanstieg** resultiert in einer Stimulation der Barorezeptoren, was zu einer **Reflexbradykardie** führen kann. Noradrenalin ist weit weniger proarrhythmogen als Adrenalin.
Dosierung	• Die Noradrenalin-Gabe erfolgt typischerweise auf einer Intensivstation mittels Perfusor via zentralvenösem Zugang. • Eine periphervenöse Gabe ist in Notfällen kurzfristig möglich. • Die **initiale Dosis** orientiert sich am Körpergewicht (0,1 μg/kg/min) muss aber im Verlauf immer dem Blutdruck angepasst werden. • **Weitere Maßnahmen** müssen in Abhängigkeit der Schockursache erfolgen z. B. bei Sepsis Volumengabe (ca. 30 ml/kg KG). **Beispiel für Dosis via Perfusor:** Noradrenalin 1 mg auf 50 ml NaCl 0,9 % = 20 μg/ml **Laufrate:** Als Faustformel nur für diese Verdünnung kann „Körpergewicht/3 = Laufrate in ml/h" herangezogen werden. **Beispiel:** 90 kg = 30 ml/h • In dieser Verdünnung ist eine kurzfristige periphervenöse Gabe möglich. **Cave:** Paravasate können zu Nekrosen führen! • Noradrenalin muss bei der Gabe via Perfusor erst anfluten – in kritischen Situationen kann Noradrenalin „aus der Hand" gegeben werden (siehe unten). • Es gibt viele weitere Verdünnungen, z. B. 5 mg Noradrenalin auf 50 ml NaCl 0,9 %. Hier wäre bei 90 kg die primäre Laufrate 6 ml/h. • NaCl 0,9 % kann durch Glukose 5 % ersetzt werden. **Noradrenalin „aus der Hand": Nur für kritische Situationen!** • Noradrenalin 1 mg in 100 ml NaCl 0,9 % = 10 μg/ml • Eine 10 ml-Spritze damit befüllen und 1 ml-weise titrierend verabreichen. **Beispiel:** Verabreichung von 1 ml – nachspülen – Blutdruckverlauf überwachen – weitere Gaben nach Blutdruck. • Beachte die kurze Halbwertszeit von ca. 1–2 min • Periphervenöse Gabe möglich. **Cave:** Paravasate können zu Nekrosen führen! **Nieren- und Leberinsuffizienz:** im Notfall keine Dosisänderung.
Schwangerschaft und Stillzeit	Im Notfall keine Dosisänderung.

Kontraindikationen	Im Notfall existieren für Noradrenalin keine Kontraindikationen.
Nebenwirkungen	• Hypertonie mit extremen Blutdruckwerten • Bradykardie, aber auch Tachykardien können selten auftreten. • Ischämie und Nekrosen, insbesondere bei Paravasaten! **Paravasat:** Ziehe die Nadel unter Aspiration – Hochlagerung der Extremität – vorsichtig Wärmezufuhr. Das beste Antidot Phentolamin (α-Blocker) ist (Stand 11/2024) nicht auf dem deutschen Markt erhältlich. Es gibt Fallberichte über den erfolgreichen Off-Label-Einsatz von Terbutalin, z. B. 1 Amp (0,5 mg) auf 10 ml NaCl 0,9 % mittels Subkutanspritze fächerförmig in das betroffene Gewebe spritzen.
Wechselwirkungen	• Antidepressiva: Es kann zu einem verstärkten Blutdruckanstieg kommen. • Monoaminooxidase-Hemmer (auch z. B. Linezolid): durch Hemmung des Abbaus von Noradrenalin verstärkte Wirkung • β-Blocker: Es kann zu einem verstärkten Blutdruckanstieg kommen.
Kommunikation	• Machen Sie sich mit der in Ihrem Krankenhaus üblichen Verdünnung vertraut. • Vermeiden Sie unbedingt Berechnung in Notfallsituationen. Merken Sie sich eine Noradrenalin-Dosis für z. B. 70 kg und fangen Sie damit an.
TIPP	Die häufigste Ursache für ein Schockgeschehen ist der distributive Schock, vornehmlich bedingt durch Sepsis. Hier sind Antibiotika, Volumen und Noradrenalin elementar. Bei den anderen Schockformen wird Noradrenalin auch teilweise gebraucht, aber der Fokus zur Kreislaufstabilisierung ist primär ein anderer: • **Hypovolämer Schock durch Blutung:** Volumen und Blutstillung • **Kardiogener Schock:** Verbesserung der Pumpfunktion durch Koronarrekanalisierung bzw. Behebung der Rhythmusstörungen • **Obstruktiver Schock,** z. B. Lungenembolie, Spannungspneumothorax, Herzbeuteltamponade: Lyse bzw. kausale Therapie

Indikationen	Buprenorphin ist ein Partialagonist: 1. **Analgesie** bei starken und sehr starken Schmerzen 2. **Substitutionsbehandlung** Analgetikum der Stufe 3 des WHO-Stufenschemas. Suchtmedizinische Aspekte zu Buprenorphin (zur Substitution) werden nicht besprochen.
Wirkmechanismus	Buprenorphin hat eine sehr hohe Affinität gegenüber dem μ-Opioidrezeptor und verdrängt in sehr hohen Dosen andere Opioide von Opioidrezeptoren, was in der Suchtmedizin wichtig ist. Aufgrund der geringeren intrinsischen Wirkung am μ-Opioidrezeptor ist die analgetische Wirkung bei hohen Dosen nicht sicher steigerbar. Dafür treten opioidtypische Nebenwirkungen (insbesondere Atemdepression) nicht/kaum auf. An anderen Opioidrezeptoren (z. B. Kappa) ist Buprenorphin ein reiner Antagonist, weshalb Dysphorie oder Sedierung nicht vorkommen. Daher nimmt Buprenorphin als Partialagonist eine Sonderstellung ein. Es besitzt eine sehr lange Wirkdauer von 6–8 h.
Dosierung	**Buprenorphin** • Verschreibungspflichtiges BTM • Analgesie bei sehr starken Schmerzen **Sublingual (s. l.):** • 0,2–0,4 mg alle 6–8 h • S. l.-Gabe ist nicht zur beschleunigten Aufnahme gedacht, sondern wegen des sehr hohen First-pass-Effekts! Falls es geschluckt wird, droht **Wirkverlust!** • Wirkungseintritt nach ca. 30 min. Daher nicht sinnvoll bei Durchbruchschmerzen. Hier ein unretadiertes starkes Opioid geben! **i. v. und i. m.:** • 0,3 mg alle 6–8 h • Nach i. m.-Gabe: Wirkungseintritt nach ca. 30 min **Pflaster:** • Einsatz nur bei chronischen und kontrollierten Schmerzen als Ersatz für Tabletten • Pflaster niemals zur akuten Schmerztherapie • Volle analgetische Wirkung tritt nach der ersten Applikation des Pflasters erst nach ca. 12 h ein! Daher nach erster Pflasterapplikation Fortsetzung der bisherigen Opioidtherapie für ca. 12 h. • Schnellwirksame Opioide zur Behandlung von Durchbruchsschmerzen müssen verordnet werden. • Das Wechselintervall des Pflasters ist herstellerabhängig und muss daher bei der Verordnung beachtet werden! **Niereninsuffizienz:** keine Dosisanpassung erforderlich. **Leberinsuffizienz:** Ab mittelschwerer Leberinsuffizienz können vermehrte Nebenwirkungen auftreten. Bei schwerer Leberinsuffizienz besteht Kontraindikation.
Schwangerschaft und Stillzeit	Schwangerschaft: Gabe nur nach strenger Nutzen-Risiko-Abwägung. Stillzeit: Kontraindikation.

Kontraindikationen	Kontraindikation besteht in der Stillzeit und bei schwerer Leberinsuffizienz.
Nebenwirkungen	Typische Nebenwirkungen sind: • Müdigkeit, Somnolenz • Übelkeit • Schwindel • Atemdepression und Obstipation treten nur sehr selten auf. • Selten kann es zu einer schweren Hepatitis bis Leberversagen kommen.
Wechselwirkungen	Aufgrund der hepatischen, CYP3A4-abhängigen Metabolisierung: • Prolongierte Wirkdauer bei Kombination mit Makroliden (besonders Clarithromycin) und Azolen • Bei Kombination mit anderen zentralwirksamen Substanzen wie Opioiden, Benzodiazepinen, Neuroleptika etc. kann eine Sedierung bis Koma auftreten.
Kommunikation	• **Achte auf die Dosierung!** Buprenorphin wird in der Suchtmedizin in sehr viel höheren Dosen als zur Analgesie gegeben. • Zu Beginn einer Opioidtherapie ist die **Fahrtauglichkeit** infrage zu stellen. Bei dauerhafter Einnahme besteht formal eine Fahrtauglichkeit, die individuell abgewogen werden muss. Ein **„Opioid-Ausweis"** muss ausgestellt werden. • Kontrolliere die **Transaminasen,** da Buprenorphin potenziell hepatotoxisch ist.
TIPP	Aufgrund der teils agonistischen teils antagonistischen Eigenschaft von Buprenorphin an den Opioidrezeptoren besitzt es eine hohe Sicherheit in der Anwendung und schwerwiegende opioidtypische Nebenwirkungen sind sehr selten. Bei einer versehentlichen Intoxikation (z. B. versehentliche Gabe von 2 mg s. l.-Tabletten, die bei der Substitution gegeben werden, anstatt 0,2 mg für die Analgesie) können sehr selten typische Opioidnebenwirkungen inklusive schwerer Atemdepression auftreten. Naloxon hat hier, aufgrund der sehr starken Bindung des Buprenorphins an den μ-Opioidrezeptor nur eine sehr begrenzte Wirksamkeit und es werden hohe Naloxon-Dosen benötigt. Zudem ist die Wirkzeit von Buprenorphin länger als von Naloxon. Daher ist die intensivmedizinische Überwachung mit ggf. endotrachealer Intubation und Beatmung die wichtigste Maßnahme bei der Buprenorphin-Intoxikation.

Indikationen	1. **Naloxon** bei **Opioidüberdosierung** 2. **Naloxegol** und **Methylnaltrexon** bei **opioidbedingter Obstipation** 3. **Naltrexon** als **Dauertherapie der Opioidabhängigkeit** (*wird im Weiteren nicht besprochen).*
Wirkmechanismus	Naloxon, Naltrexon, Methylnaltrexon und Naloxegol sind reine Opioidrezeptor-Antagonisten und verdrängen bereits gebundene Opioide aus dem Rezeptor. Ursprungssubstanz ist das Naloxon, das ein modifiziertes Opioid ist (**N**-**al**lyl-nor-**Ox**ymorh**on**). Durch die Opioidantagonisten Naloxon und Naltrexon werden alle gewollten (Analgeise), aber auch unerwünschten (Atemdepression, Obstipation) Opioideffekte aufgehoben. Die Opioidantagonisten Naloxegol und Methylnaltrexon passieren die Blut-Hirn-Schranke nicht/kaum und haben daher keinen Effekt auf Analgesie oder Atemdepression, sondern nur auf die opioidinduzierte Obstipation. Opioidantagonisten haben keinen analgetischen Effekt.
Dosierung	**Naloxon** • Verabreichungsformen: i. v., s. c., i. m. • Wirkungseintritt: 2 min nach i. v.-Gabe; nach s. c. und i. m.-Gabe entsprechend verzögert • Wirkdauer: 1–4 h **Opioidabhängigkeit zu vermuten:** • **Vorsicht bei Patienten mit Opioidabhängigkeit!** Durch die Gabe von Naloxon kann es sehr rasch zum Entzug mit fremdaggressivem Verhalten kommen! • Vorsichtige Gabe von Naloxon z. B. 0,4 mg auf 10 ml NaCl 0,9 % und 1-ml-weise titrierend geben, bis sich die Atemfrequenz bessert. Ggf. 0,4 mg zusätzlich s. c. als Depot. • Anschließend intensivmedizinische Überwachung **Keine Opioidabhängigkeit:** • Initial 0,2 mg i. v. – nach 2 min ggf. erneute Gabe von 0,1–0,2 mg in Abhängigkeit von Vigilanz und Atemfunktion • In Abhängigkeit vom verursachenden Opioid nach ca. 1 h erneute Gabe von 0,4 mg **Nieren- und Leberinsuffizienz:** keine Dosisanpassung erforderlich. **Methylnaltrexon und Naloxegol** Beide Substanzen werden nur bei der therapierefraktären opioidinduzierten Obstipation angewendet. **Naloxegol** • 25 mg Tablette 1×/d morgens nüchtern. Tablette kann gemörsert werden. **Niereninsuffizienz:** Dosisreduktion auf 12,5 mg ab mittelschwerer Nierenfunktionsstörung. Bei guter Verträglichkeit ggf. steigern auf 25 mg. **Leberinsuffizienz:** Kontraindikation bei schwerer Funktionsstörung.

	Methylnaltrexon • Ausschließlich s. c.-Gabe. Nach Applikation kann die Darmtätigkeit rasch einsetzen! • Jeden **zweiten Tag** 8 mg bei Körpergewicht < 61 kg bzw. 12 mg bei Körpergewicht > 62 kg **Niereninsuffizienz:** Ab GFR < 30 ml/min Dosisreduktion: • Gewicht > 62 kg: 8 mg • Gewicht < 61 kg: 50 % der Dosis **Leberinsuffizienz:** Kontraindikation bei schwerer Funktionsstörung.
Schwangerschaft und Stillzeit	**Naloxon:** Gabe nur nach strenger Nutzen-Risiko-Abwägung.
Kontraindikationen	**Naloxon:** keine. **Naloxegol und Methylnaltrexon:** • Allergie • Schwere Leberinsuffizienz • Mechanischer Ileus **Naloxegol:** • Zusätzlich Kontraindikation bei Kombination mit starken CYP3A4-Inhibitoren (wie Clarithromycin).
Nebenwirkungen	**Naloxon:** • Keine spezifischen Nebenwirkungen außer Symptome des Opiatentzugs (Tachykardie, Hypertonie etc.) **Methylnaltrexon und Naloxegol:** • Opiatentzugssymptome können selten auftreten. • Typisch sind abdominale Schmerzen und Diarrhöen.
Wechselwirkungen	**Naloxon** und **Methylnaltrexon:** keine spezifischen Wechselwirkungen. **Naloxegol:** keine Kombination mit starken CYP3A4-Inhibitoren (wie Clarithromycin).
Kommunikation	**Naloxon:** Bedenke Mischintoxikationen mit Benzodiazepinen, bei denen neben Naloxon auch Flumazenil gegeben werden muss. Bei anderen Intoxikationen (z. B. Kokain) hat Naloxon keine Wirksamkeit. **Methylnaltrexon und Naloxegol:** Bedenke, dass eine peritoneale Metastasierung einen paralytischen Darmverschluss verursachen kann, der weder durch Laxanzien noch Opioidantagonisten durchbrochen werden kann.
TIPP	Das wichtigste Antidot der Opioidintoxikation Naloxon hat eine große therapeutische Breite und führt selbst, auch bei Überdosierungen, zu keinen schweren Nebenwirkungen. Neben der parenteralen Gabe ist in der Notfallmedizin auch eine intranasale Gabe über ein spezielles Nasenspray möglich. Zu beachten ist aber, dass viele Opioide eine längere Halbwertszeit als Naloxon haben und daher eine erneute Intoxikation im Verlauf auftreten kann. Daher ist die Überwachung mittels Monitors sehr wichtig.

Indikationen	Tilidin und Tramadol zur **Analgesie bei starken und sehr starken Schmerzen,** die unter NSAR oder Metamizol nicht kontrolliert werden können. Sie zählen zu den Stufe-2-Medikamenten des WHO-Stufenschemas.
Wirkmechanismus	**Tilidin** ist ein Prodrug, hat selbst kein analgetisches Potenzial und muss erst hepatisch in Nortilidin metabolisiert werden, das als Agonist am µ-Opioidrezeptor wirkt. Nortilidin wird weiter in Bisnortilidin metabolisiert, das nur fraglich analgetisch wirkt. Tilidin wird ausschließlich in Kombination mit Naloxon vertrieben, das nach oraler Aufnahme aber rasch metabolisiert wird (hoher First-pass-Effekt) und bei normaler Dosierung unwirksam ist. Bei einer Überdosierung reicht aber die oral aufgenommene Naloxon-Dosis aus, um das Nortilidin zu antagonisieren. **Tramadol** ist ein Prodrug und muss hepatisch in O-Desmethyltramadol metabolisiert werden, das als schwacher Agonist an allen Opioidrezeptor wirkt. Zudem wirkt es auch als Noradrenalin-Wiederaufnahmehemmer und steigert die Serotonin-Konzentration im synaptischen Spalt, was auch die starke emetische Wirkung verursacht.
Dosierung	**Tilidin** • Tropfen (unretardiert): verschreibungspflichtiges BTM • Retard-Tabletten:kein verschreibungspflichtiges BTM • Typische Startdosis bei opioidnaiven Patienten: – **Retard-Tabletten:** 50 mg alle 12 h mit Steigerung nach Effekt. Einnahme unabhängig von der Mahlzeit. – **Tropfen:** 50 mg alle 4 h – Maximale Tagesdosis: 600 mg **Niereninsuffizienz:** keine Dosisanpassung erforderlich. **Leberinsuffizienz:** Bei schwere Leberinsuffizienz droht aufgrund mangelnder Metabolisierung Wirkverlust. **Tramadol** • Retard-Tabletten, Tropfen und i. v.: kein verschreibungspflichtiges BTM • Typische Start-Dosis bei opioidnaiven Patienten: – **Retard-Tabletten:** 50 mg alle 12 h mit Steigerung nach Effekt. Einnahme unabhängig von der Mahlzeit. – **i. v. und Tropfen:** 50 mg alle 4–6 h – Maximale Tagesdosis: 400 mg **Niereninsuffizienz und Leberinsuffizienz:** keine Dosisanpassung erforderlich, aber ggf. Verlängerung des Dosisintervalls.
Schwangerschaft und Stillzeit	**Tilidin:** Schwangerschaft: Gabe nur nach strenger Nutzen-Risiko-Abwägung. Stillzeit: Kontraindikation. **Tramadol:** Kontraindikation.

Kontraindikationen	**Tilidin:** Stillzeit und schwere Leberinsuffizienz (Wirkverlust durch verminderte Umwandlung in Nortilidin und zudem verminderter Abbau des Naloxons). **Tramadol:** Schwangerschaft und Stillzeit, Einnahme von MAO-Hemmern, unzureichend kontrollierte Epilepsie.
Nebenwirkungen	**Tilidin** • Typisch sind initial Übelkeit und Erbrechen. • Diarrhöen und abdominelle Beschwerden **Tramadol** • Hohes emetogenes Potenzial besonders bei i. v.-Gabe, das im Verlauf nachlässt • Schwindel, Benommenheit • Bei einer Überdosierung treten Atemdepression, Bewusstseinsstörung etc. auf.
Wechselwirkungen	• Keine Kombination mit anderen sedierenden Substanzen (wie Benzodiazepine, Alkohol etc.) • Keine Kombination mit Selektiven-Serotonin-Wiederaufnahmehemmern (**SSRI** wie Citalopram etc.) oder Monoaminooxidase-Hemmer (**MAO-Hemmern** wie Linezolid etc.), da es zu einem **Serotonin-Syndrom** kommen kann • **Tramadol:** Vorsicht bei der Kombination mit **5-HT$_3$-Antagonisten** (wie z. B. **Ondansetron**), da die analgetische Wirkung reduziert werden kann
Kommunikation	• Zu Beginn einer Opioidtherapie ist die **Fahrtauglichkeit** infrage zu stellen. Bei dauerhafter Einnahme besteht formal eine Fahrtauglichkeit, die individuell abgewogen werden muss. Ein **„Opioid-Ausweis“** muss ausgestellt werden. • Eine analgetische Therapie muss immer hinterfragt und angepasst bzw. im Verlauf auch abgesetzt werden. • Initial immer zusätzlich ein Antiemetikum geben, z. B. Metoclopramid.
TIPP	Bei der Analgesie mit schwachen Opioiden sollte immer die retardierte Form (Retard-Tabletten) gegeben werden. Die unretadierte Galenik hat ein hohes Abhängigkeitspotenzial, da es eine euphorisierende Wirkung besitzt. Daher sollte die Gabe von Tilidin- oder Tramadol-Tropfen nur bei temporären Schmerzen gegeben werden, die durch Metamizol oder NSAR nicht kontrolliert werden können.

Indikationen	1. Analgesie bei **akuten schweren Schmerzen,** z. B. postoperative Schmerzen oder bei Myokardinfarkt 2. Analgesie schwerer **chronischer Schmerzen,** die durch NSAIDs oder Metamizol und schwach wirksame Opioide nicht ausreichend behandelt werden können (WHO-Stufenschema) Zu den stark wirksamen Opioiden zählen unter anderem Morphin, Hydromorphon, Oxycodon, Fentanyl, Piritramid und Tapentadol. Sie zählen zu den Analgetika der Stufe 3 des WHO-Stufenschemas.
Wirkmechanismus	Nur die direkten Abkömmlinge des Opiums, zu denen auch Morphin zählt, werden **Opiate** genannt. Varianten werden **Opioide** bezeichnet. Ihnen allen gemeinsam ist die Bindung an dem im ZNS wie auch in der Peripherie (außerhalb der Blut-Hirn-Schranke) vorkommenden **μ-Opioid-Rezeptor.** Im ZNS bewirken sie Analgesie, Sedierung, Euphorie, Blutdruckabfall, etc. In der Peripherie verursachen sie überwiegend Obstipation und Juckreiz. Am Hirnstamm werden zudem die physiologischen Reaktionen auf Hypoxie und Hyperkapnie gehemmt, wodurch Dyspnoe weniger wahrgenommen wird.
Dosierung	**Akuter Schmerz:** • Parenterale Opiate verwenden • S. c.-Gabe ist prinzipiell möglich. Bedenken Sie aber, dass durch eine verminderte Perfusion die Freisetzung des Opioids aus dem s. c.-Depots vermindert ist. • **Naloxon** (Antidot) muss vorhanden sein! Typische Dosen sind: • Morphin i. v.: 2 mg Bolus-weise titrierend (z. B. 10 mg Morphin auf 10 ml NaCl 0,9 %) Morphin s. c.: 5 mg • Piritramid i. v./s. c.: 3,75–7,5 mg • Hydromorphon i. v./s. c.: 0,5 mg Wirkungseintritt nach < 5 min. Weitere Gaben nach Grad der erreichten Analgesie. **Chronische Schmerzen:** • Die Dosis muss individuell an den Bedarf angepasst werden, ständig überprüft und ggf. beendet werden. • Retardierte orale Opioide zur Verminderung des Abhängigkeitspotenzials nutzen • Zu **Beginn** einer analgetischen Therapie mit stark wirksamen Opioiden niedrige Dosen des **retadierten Opioids** (z. B. Morphin 10 mg, 2×/d oder Hydromorphon 4 mg, 2×/d) geben und ein rasch wirksames **unretadiertes Opioid** verordnen, das bei Bedarf abgerufen werden kann (z. B. Morphin 10 mg oder Hydromorphon 1,3 mg). So kann der Bedarf rasch abgeleitet werden und auch an die individuellen Schwankungen (z. B. nächtliches Erwachen durch Schmerzen → höhere Dosis abends) angepasst werden. **Niereninsuffizienz:** Die Metabolite des Morphins kumulieren ab einer GFR < 50 ml/min. Kurzzeitige Gaben sind unproblematisch, aber bei dauerhafter Gabe auf z. B. Hydromorphon, Oxycodon wechseln. **Leberinsuffizienz:** Keine Dosisanpassung notwendig, aber vorsichtige Dosierung ist obligat.
Schwangerschaft und Stillzeit	Schwangerschaft: Strenge Nutzen-Risiko-Abwägung. Stillzeit: kontraindiziert.

Kontraindikationen	• Stillzeit • Kombination mit **Monoaminooxidase-Hemmern,** z. B. Linezolid
Nebenwirkungen	Typisch sind: • Obstipation • Übelkeit und Erbrechen besonders zu Beginn einer Opioid-Therapie • Somnolenz bis Koma (dosisabhängig) • Atemdepression • Pruritus • Hypotonie
Wechselwirkungen	• Bei Kombination mit **sedierenden Substanzen** (wie Alkohol, Benzodiazepine, Neuroleptika etc.) werden Vigilanzminderung und Atemdepression verstärkt. • **Kontraindiziert** ist die Kombination mit **Monoaminooxidase-Hemmern,** z. B. Linezolid: Es kann zu schwersten bis fatalen Kreislaufreaktionen kommen.
Kommunikation	• Zu Beginn einer Opioidtherapie ist die **Fahrtauglichkeit** infrage zu stellen. Bei dauerhafter Einnahme besteht formal eine Fahrtauglichkeit, die individuell abgewogen werden muss. Ein **„Opioid-Ausweis“** muss ausgestellt werden. • In den ersten Tagen einer neu angesetzten Opioidtherapie ein Antiemetikum, z. B. MCP, geben. • Auf Obstipationsprophylaxe achten und Laxanzien verordnen. • Immer hinterfragen, ob die Opiattherapie noch benötigt wird. • Immer eine Bedarfstherapie (unretardiertes Opioid) bei Durchbruchschmerzen verordnen.
TIPP	Neben der Analgesie haben Opioide eine sehr gute Wirksamkeit bei Dyspnoe und sind in der Notfall- und der Palliativmedizin unverzichtbar. Bei der akuten Dyspnoe in der Notfallmedizin (z. B. bei Lungenödem oder schwerer exazerbierter COPD) wird unabhängig von der Nierenfunktion typischerweise Morphin i. v. (z. B. 2 mg bolusweise unter Monitorüberwachung) und in Kombination mit den anderen Maßnahmen gegeben. Die Behandlung der Dyspnoe in der palliativen Situation muss sehr individuell erfolgen. Hier können z. B. Morphin-Tropfen (5 mg mehrmals täglich) oder parenterale Opioide unter Berücksichtigung der Nierenfunktion (z. B. Hydromorphon-Perfusor i. v. oder s. c.) angewendet werden. Daneben haben Lorazepam aber auch der Handventilator (hoher Evidenzgrad und keine Nebenwirkungen) eine gute Wirksamkeit.

Paracetamol

Indikationen	1. **Akute und chronische Schmerzen:** Therapie der ersten Wahl. Ergänzend schwache/mittlere Opioide und starke Opioide nach WHO-Stufenschema zur Schmerztherapie. 2. **Fiebersenkung:** Paracetamol wird auch als Antipyretikum eingesetzt, um Fieber und assoziierte Symptome zu lindern.
Wirkmechanismus	Der genaue Wirkmechanismus von Paracetamol wird bislang nur unzureichend verstanden. Ähnlich wie NSAR **hemmt** Paracetamol die **Cycloocygenase (COX),** gilt jedoch nur als schwacher Inhibitor. COX ist ein Enzym, das an der Prostaglandinsynthese beteiligt ist. Im Gehirn erhöht die Hemmung der COX die Schmerzschwelle und reduziert die Expression von Prostaglandin E_2 (PGE_2) in den thermoregulatorischen Zentren des Hypothalamus, die das Fieber kontrollieren. Es gibt zwei Isoformen der COX. Während COX-1 konstitutiv exprimiert wird und u. a. an der Protektion der Magenschleimhaut, der Regulation der Nierendurchblutung und der Gerinnung beteiligt ist, wird die Expression von COX-2 im Rahmen von Entzündungen induziert. COX-2 ist dort durch die Prostaglandinsynthese an der Regulation der Entzündungsreaktion und der Schmerzempfindung beteiligt. Paracetamol **inhibiert die COX-2 stärker als die COX-1** und hat somit ein günstiges Nebenwirkungsprofil. Trotz der COX-2-Selektivität hat Paracetamol jedoch nur eine geringe antiinflammatorische Wirkung, da dieser Effekt durch die Anwesenheit von Peroxiden in den entzündeten Arealen neutralisiert wird. Man geht davon aus, dass weitere, bisher unerforschte Mechanismen für die therapeutischen Effekte von Paracetamol verantwortlich sind.
Dosierung	Paracetamol ist als p. o.-Präparat sowohl rezeptfrei als auch verschreibungspflichtig verfügbar. Zusätzlich kann Paracetamol als i. v.-Infusion oder rektale Gabe verabreicht werden. • Akute oder chronische Schmerzen: 0,5–1 g alle 4–6 h, Maximaldosis: 4 g/d • Die Einnahme ist bei Bedarf oder regelmäßig möglich. • Bei Verordnung als Bedarfsmedikation muss die maximale Tagesdosis angegeben werden. **Nieren- oder Leberinsuffizienz:** Paracetamol mit Vorsicht und unter ärztlicher Kontrolle (ggf. verlängertes Dosisintervall oder Dosisreduktion) einsetzen bei: • Leberfunktionsstörung • Gilbert-Syndrom • Gleichzeitiger Einnahme von Medikamenten, welche die Leberfunktion beeinträchtigen • Nierenfunktionsstörung mit einer GFR < 30 ml/min • Verminderte Glutathion-Speicher (u. a. Malnutrition, geringes Körpergewicht, schwere Leberinsuffizienz) • Ältere Patienten
Schwangerschaft und Stillzeit	Keine Einschränkungen.

Kontraindikationen	Keine Kontraindikationen.
Nebenwirkungen	• Bei Überdosierung: Leberversagen • Veränderungen des Blutbilds • Überempfindlichkeitsreaktionen (Erythem, Urtikaria, anaphylaktischer Schock), Bronchospasmus
Wechselwirkungen	• Paracetamol wird teilweise durch Cytochrom-P450-Enzyme in einen toxischen Metaboliten – N-Acetyl-p-benzoquinonimin (NAPQI) – umgewandelt. Dieses wird vor Elimination an Glutathion gebunden. • Bei einer Paracetamolüberdosierung sind die beteiligten Enzyme gesättigt, NAPQI akkumuliert und führt zu einer Leberzellnekrose. CYP-Induktoren (z. B. Phenytoin und Carbamazepin) erhöhen die NAPQI-Produktion und damit das Risiko einer Leberschädigung bei Paracetamolüberdosierung.
Kommunikation	Informieren Sie den Patienten, dass Sie ein Medikament verordnen, um Schmerzen zu lindern bzw. Fieber zu senken. Erklären Sie, dass die Wirkung nach ca. 30 min eintreten sollte. Bei regelmäßiger Einnahme sollte diese alle 6 h erfolgen. Weisen Sie darauf hin, dass die Tageshöchstdosis nicht überschritten werden darf, da ansonsten das Risiko einer Lebervergiftung besteht. Erklären Sie dem Patienten, dass zahlreiche frei verfügbare Medikamente (z. B. Erkältungsmittel) Paracetamol enthalten und dann in die Tagesdosis miteingerechnet werden müssen.
TIPP	Wenn Sie Paracetamol im Rahmen einer stationären Behandlung verordnen, sollten Sie in der Patientenakte überprüfen, dass es nicht bereits verschrieben wurde oder in anderen Medikamenten enthalten ist. Falls Paracetamol zur regelmäßigen Einnahme verordnet wird, muss es in der Bedarfsmedikation abgesetzt werden.

Penicillin G und V

Indikationen

Penicillin G (Benzylpenicillin) und Penicillin V (Phenoxymethylpenicillin) haben nur ein sehr schmales Wirkspektrum.

1. **Infektionen durch Streptokokken,** z. B. Tonsillitis, Erysipel (β-hämolysierende Streptokokken der Gruppe A)
2. **Syphilis, Aktinomykose, Infektionen** durch: *Clostridium tetani, Borrelia burgdorferi,* Leptospiren
3. **Verschiedene Erreger** nach Empfindlichkeitsnachweis im Antibiogramm

Wirkmechanismus

Wirkspektrum: Sehr schmales Spektrum, das ausgewählte grampositive Kokken und Stäbchen (wie Streptokokken, *Clostridium tetani*) und gramnegative Kokken (wie *Neisseria meningitidis*) umfasst. Hier ist es aber Mittel der ersten Wahl. Gramnegative und intrazelluläre Keime haben eine natürliche oder erworbene Resistenz.

Wirkmechanismus: Penicilline, Cephalosporine und Carbapeneme sind β-Laktam-Antibiotika, die aufgrund des β-Laktam-Rings die Verknüpfung der Peptidoglykane in der bakteriellen Zellwand hemmen, wodurch der osmotische Gradient verändert wird, und es kommt zur Lyse – sie wirken bakterizid. Penicillin G und V sind nicht β-Laktamase-stabil.

Dosierung

Penicillin G ist die parenterale Formulierung; Penicillin V ist eine säurestabile und daher oral applizierbare Formulierung (**Merkhilfe:** „V" wie „verspeisen").

Penicilline haben eine kurze Halbwertszeit von < 1 h und werden rasch renal ausgeschieden. Daher muss die Applikation alle 4–6 h erfolgen.

Penicillin G und V gehören zu den ältesten noch verwendeten Antibiotika, was sich auch in ihren Dosisempfehlungen widerspiegelt. Beide werden noch in internationalen Einheiten (I E), bezogen auf die in den 1970ern gültigen Referenzstandards, angegeben. 1 Millionen I E entsprechen ca. 600 mg Penicillin G bzw. V.

Penicillin G

- **Standarddosis:** 1 Millionen I E (= 0,6 g) alle 6 h
- **IE-Dosis:** 4 Millionen I E (= 2,4 g) alle 4 h
- Maximale Tagesdosis liegt bei 60 Millionen I E (= 36 g), aufgeteilt auf 6 Gaben.
- Die Dauer der Therapie richtet sich nach der Schwere und dem Verlauf der Infektion.

Penicillin V

- Standarddosierung: 0,5–2 g alle 6–8 h
- IE-Dosis ist nicht etabliert.
- Einnahme 1 h vor einer Mahlzeit zur Verbesserung der Aufnahme

Niereninsuffizienz: Bei Penicillin G müssen ab einer CreaCl < 45 ml/min Dosis bzw. Intervall an die Nierenfunktion angepasst werden.

Bei Penicillin V muss bis zu einer CreaCl von 15 ml/min keine Dosisanpassung erfolgen, allerdings sollte Penicillin V nicht häufiger als 3×/d eingenommen werden.

Leberinsuffizienz: keine Dosisanpassung erforderlich, allerdings muss bei schwerer Leberfunktionsstörung auf das Auftreten eines Leberzellschadens geachtet werden.

Schwangerschaft und Stillzeit

Schwangerschaft und Stillzeit stellen keine Kontraindikation dar.

Kontraindikationen	Penicillinallergie.
Nebenwirkungen	• Allergische Reaktionen sind eine der häufigsten Nebenwirkungen. Dabei entwickelt sich 7–10 d nach Exposition oder 1–2 d nach wiederholter Gabe ein Exanthem. Diese Reaktion ist IgG-vermittelt und läuft verzögert ab. In sehr seltenen Fällen (0,05 %) kann es zu einer anaphylaktischen (IgE-vermittelten) Reaktion kommen, mit Hypotonie bis zum manifesten Schock, Bronchospasmus und oropharyngealen oder laryngealen Ödemen. • Neurologische Nebenwirkungen, wie Vigilanzminderung bis hin zum Koma und epileptische Anfälle, können selten bei sehr hoher Dosierung und Niereninsuffizienz auftreten. • Ein Leberzellschaden mit Anstieg der Transaminasen, eine interstitielle Nephritis oder Blutbildveränderungen (bis Panzytopenie) sind sehr selten.
Wechselwirkungen	Unter Penicillin G und V wird die Ausscheidung von Methotrexat vermindert, was zu einem erhöhten Risiko für eine Methotrexat-Toxizität führt mit der Gefahr einer schweren Panzytopenie.
Kommunikation	• Besteht eine echte Penicillinallergie? • Obwohl bis zu 12 % der Bevölkerung dies bejahen, ist eine wahre Penicillinallergie deutlich seltener. Durch einen Hauttest können in über 90 % der Fälle keine allergischen Reaktionen festgestellt werden. Bei einer echten Penicillinallergie ist nach der Gabe geringer Mengen mit Exanthem, Juckreiz bis hin zur fatal verlaufenden Anaphylaxie zu rechnen. Eine Kreuzallergie mit Cephalosporinen ist bei Patienten, die eine echte Penicillinallergie haben, gering. Die Allergie verursacht nicht der β-Laktam-Ring an sich, sondern die Seitenketten daran. Diese unterscheiden sich bei den Cephalosporinen höherer Generationen vollständig von denen der Penicilline.
TIPP	Auch bei schweren, invasiven Infektionen durch Streptokokken (β-hämolysierende Streptokokken der Gruppen A und B sowie α-hämolysierende Streptokokken der Viridans-Gruppe) wie Endokarditis, Septikämie etc. sollte eine Umstellung auf Penicillin G erfolgen, auch wenn das primär empirisch gewählte Breitbandantibiotikum im Antibiogramm als sensibel getestet wurde. Grund ist die deutlich bessere Wirksamkeit von Penicillin G bei Streptokokken gegenüber anderen Antibiotika. Zudem vermindert man die Resistenzbildung anderer Bakterien. Neben der ausreichend hohen Dosierung der Einzelgabe muss der kurzen Halbwertszeit Rechnung getragen werden (Applikation mindestens alle 6 h). Nur Penicillinspiegel oberhalb der minimalen Hemmkonzentration sind wirksam.

Indikationen	Infektion durch grampositive Kokken insbesondere *Staphylococcus aureus* (ausschließlich Methicillin-sensible Staphylokokken – MSSA), z. B. 1. **Haut- und Weichteilinfektionen** 2. **Infektionen der unteren Atemwege, Knochen und Gelenke** 3. **Bakteriämie inklusive Endokarditis**
Wirkmechanismus	**Wirkspektrum:** Im Jahr 1965 wurde das Penicillinase-feste Flucloxacillin entwickelt, als Antwort auf die zunehmende Resistenz insbesondere von Staphylokokken gegenüber Benzylpenicillinen. Flucloxacillin hat ein sehr schmales Wirkspektrum, das nur wenige ausgewählte grampositive Kokken und Stäbchen wie Staphylokokken-Spezies (ohne MRSA), Streptokokken, *Clostridium tetani* und *Neisseria meningitidis* beschränkt. Gramnegative und intrazelluläre Keime sowie Anaerobier haben eine natürliche Resistenz. Die Hauptindikation von Flucloxacillin ist die Therapie der Infektion durch Staphylokokken. Die Wirksamkeit gegenüber den anderen oben genannten Keimen und auch Streptokokken ist gering. **Wirkmechanismus:** Penicilline, Cephalosporine und Carbapeneme sind β-Laktam-Antibiotika, die aufgrund des β-Laktam-Rings die Verknüpfung der Peptidoglykane in der bakteriellen Zellwand hemmen, wodurch der osmotische Gradient verändert wird, und es kommt zur Lyse – sie wirken **bakterizid.** Der β-Laktam-Ring hat Seitenäste, die semisynthetisch modifiziert werden können, wodurch das Wirkspektrum beeinflusst wird. Bei Flucloxacillin ist der β-Laktam-Ring insofern verändert, dass er gegen einige bakterielle β-Laktamasen stabil ist. Allerdings ist bei dem Methicillin-resistenten *Staphylococcus aureus* (MRSA) das Penicillin-bindende Protein verändert, sodass Flucloxacillin hier nicht wirken kann.
Dosierung	Flucloxacillin wird als Kapsel und i. v.-Formulierung angeboten. Die i. v.-Formulierung sollte immer zu Beginn einer Therapie insbesondere bei allen schweren Infektionen verabreicht werden. Die orale Formulierung hat eine nur schlechte Bioverfügbarkeit und wird nur bei leichten Infektionen gegeben. **i. v.-Gabe:** • Standarddosierung bei Haut- und Weichteilinfektionen: 4 × 2 g • *Staphylococcus-aureus*-Bakteriämie (SAB) 2 g i. v., 6×/d. Das entspricht der IE-Dosis wie auch der Tageshöchstdosis von 12 g, die bei einer SAB immer angestrebt werden sollte. • Maximale Einzeldosis: 2 g. Aufgrund der kurzen Halbwertszeit von ca. 1 h muss Flucloxacillin alle 4–6 h gegeben werden. • Therapiedauer der SAB mindestens 14 d ab dem Tag der ersten negativen Blutkultur, wenn: Folgeblutkulturen steril bleiben, eine klinische Besserung eingetreten ist, der Patient keine Implantate trägt, kein Nachweis von metastatischen Infektabsiedlungen und vor allem Ausschluss einer Endokarditis. • Besteht ein Fokus (z. B. Abszess), muss dieser behandelt werden (z. B. chirurgisch, Drainage etc.).Komplizierte SAB ohne Endokarditis oder Osteomyelitis: Therapiedauer 4 Wo. SAB mit Endokarditis oder Osteomyelitis: Therapiedauer kann sich auf bis zu 8 Wo. deutlich verlängern. **Orale Gabe:** • Standarddosierung: 3 × 1 g • Einnahme muss nüchtern erfolgen (1 h vor bzw. 2 h nach einer Mahlzeit). • Orale Alternativen mit besserer Bioverfügbarkeit sind Cefaclor und Cefalexin.

	Niereninsuffizienz: CreaCl > 10 ml/min: normale Dosierung. Ab CreaCl < 10 ml/min: Dosisreduktion beachten auf 1 g, alle 8 h. **Cave:** Kombination mit Paracetamol meiden, siehe Wechselwirkungen. Eine Überdosierung ist meist weniger komplikativ als eine insuffiziente Sepsistherapie. Flucloxacillin wird durch eine Dialyse nicht eliminiert, daher muss nach der Dialyse keine weitere Gabe erfolgen. **Leberinsuffizienz:** Prinzipiell ist keine Dosisanpassung erforderlich, allerdings müssen die Transaminasen kontrolliert werden.
Schwangerschaft und Stillzeit	Keine Kontraindikation.
Kontraindikationen	Penicillinallergie. Dies bezieht sich das immer auf alle Penicilline – daher darf dann auch kein Flucloxacillin gegeben werden. Alternative bei SAB: Cefazolin.
Nebenwirkungen	• Gastrointestinale Beschwerden in meist nur milder Ausprägung sind am häufigsten. • Anstieg der Transaminasen und Ikterus können auftreten. • Blutbildveränderungen (bis Panzytopenie), allergische Reaktionen und interstitielle Nephritis sind sehr selten. • Bei Akkumulation (hohe Dosierung bei Niereninsuffizienz) kann es zu neurologischen Veränderungen und epileptischen Krampfanfällen kommen.
Wechselwirkungen	• **Paracetamol** in Kombination mit Flucloxacillin kann insbesondere bei Niereninsuffizienz zu einer metabolischen Azidose mit vergrößerter Anionenlücke (Differenzialdiagnose: Niereninsuffizienz, Laktat, Ketonkörper, Salizylat-Intoxikation, Alkohol/Methanol/Ethylenglykol) führen. • Die **Methotrexat**-Ausscheidung wird unter Flucloxacillin reduziert, was zu einem erhöhten Risiko für eine Methotrexat-Toxizität führt mit der Gefahr einer schweren Panzytopenie.
Kommunikation	• Besteht eine echte Penicillin-Allergie? Eine Kreuzallergie mit Cephalosporinen ist bei Patienten, die eine echte Penicillinallergie haben, gering. Die Allergie verursacht nicht der β-Laktam-Ring an sich, sondern die Seitenketten daran. Diese unterscheiden sich bei den Cephalosporinen höherer Generation vollständig von denen der Penicilline.
TIPP	Der Nachweis von *Staphylococcus aureus* in einer Blutkultur darf nie als Kontamination angesehen werden und muss sofort behandelt werden. Die Mortalität der SAB ist hoch. Flucloxacillin und Cefazolin sind bei einer MSSA-Infektion die erste Wahl. Die Therapie einer SAB mit einem Breitspektrumantibiotikum wie Piperacillin-Tazobactam erhöht sogar die Mortalität und darf daher nicht erfolgen. Vancomycin, Daptomycin oder Linezolid sind bei einer MSSA-Infektion weniger effektiv und sollen nur bei einer Infektion durch einen MRSA angewendet werden.

Piperacillin und Tazobactam

Indikationen	Piperacillin ist ein Penicillin, das ein sehr breites Erregerspektrum und zudem auch potenziell Problemkeime abdeckt (z. B. nosokomiale Infektionen und bei der Infektion mit Pseudomonaden). Daher wird es als kalkulierte initiale Therapie bei schweren Infektionen und auch bei Fieber in der Neutropenie gegeben. 1. **Schwere oder septisch verlaufende nosokomiale Pneumonien** 2. **Komplizierte oder septisch verlaufende Harnwegsinfektionen** 3. **Komplizierte oder septisch verlaufende Infektionen des Bauchraums** 4. **Komplizierte oder septisch verlaufende Haut- oder Weichteilinfektionen** 5. **Fieber in der Neutropenie**
Wirkmechanismus	**Wirkspektrum:** Piperacillin gehört zu den Acylaminopenicillinen und weist das breiteste Wirkungsspektrum unter den Penicillinen auf. Es ist aber nicht β-Laktamase-stabil und wird daher typischerweise mit dem β-Laktamase-Inhibitor Tazobactam kombiniert. Hierdurch wird ein sehr breites Spektrum an grampositiven und gramnegativen Keimen (inklusive Pseudomonaden) abgedeckt. Piperacillin ist nicht wirksam bei MRSA, Legionellen und intrazelluläre Erreger und daneben natürlich bei allen Keimen mit einer erworbenen Resistenz. **Wirkmechanismus:** Penicilline, Cephalosporine und Carbapeneme sind β-Laktam-Antibiotika, die aufgrund des β-Laktam-Rings die Verknüpfung der Peptidoglykane in der bakteriellen Zellwand hemmen, wodurch der osmotische Gradient verändert wird, und es kommt zur Lyse:-sie wirken **bakterizid.**
Dosierung	Da Piperacillin nicht säurestabil ist, existiert nur eine parenterale Formulierung. • Standarddosis: Piperacillin 4 g/Tazobactam 0,5 g (eine Dosis 4,5 g) alle 8 h • IE-Dosis und bei allen schweren lebensbedrohlichen Infektionen: 4,5 g alle 6 h • Die Laufzeit sollte auf 4 h pro Gabe besonders bei schweren Infektionen verlängert werden. Nur Piperacillin-Spiegel oberhalb der minimalen Hemmkonzentration sind wirksam. • Piperacillin-Tazobactam wird aufgrund seines breiten Spektrums kalkuliert, also ohne dass ein Antibiogramm vorliegt, gegeben. Nach Erhalt eines Antibiogramms muss die Therapie antibiogramm- und indikationsgerecht umgestellt werden (z. B. Flucloxacillin als Mittel der ersten Wahl bei *Staphylococcus-aureus*-Bakteriämie). Die vermeintliche Breite eines Wirkspektrums impliziert keine bessere Wirksamkeit. **Niereninsuffizienz:** Ab einer CreaCl < 20 ml/min muss das Intervall auf 2×/d verringert werden. Da Piperacillin/Tazobactam durch die Dialyse (partiell) eliminiert wird, muss nach jeder Dialyse eine halbe Dosis gegeben werden. **Leberinsuffizienz:** Es ist keine Dosisanpassung erforderlich.
Schwangerschaft und Stillzeit	Keine Kontraindikation.

P

Kontraindikationen	Penicillinallergie. Dies bezieht sich das immer auf alle Penicilline – daher darf dann auch kein Piperacillin gegeben werden. Eine Kreuzallergie mit Cephalosporinen ist bei Patienten, die eine echte Penicillinallergie haben gering. Die Allergie verursacht nicht der β-Laktam-Ring an sich, sondern die Seitenketten daran. Diese unterscheiden sich bei den Cephalosporinen höherer Generationen vollständig von denen der Penicilline.
Nebenwirkungen	Häufige unerwünschte Wirkungen sind: • Gastrointestinale Beschwerden • Hauterscheinungen wie Exanthems • Blutbildveränderungen, Leberzellschädigung bis zu Hepatitis, interstitielle Nephritis sind selten. Wie bei allen Breitspektrumantibiotika kann es zu einer Antibiotika-induzierten **Clostridioides-difficile-Kolitis** kommen.
Wechselwirkungen	• Kombination mit **Vancomycin** meiden, da es hier zu einer Zunahme von Nierenversagen kommt. • Die **Methotrexat**-Ausscheidung wird unter Piperacillin reduziert, was zu einem erhöhten Risiko für eine Methotrexat-Toxizität führt mit der Gefahr einer schweren Panzytopenie. • Die Wirkung von Antikoagulanzien (Heparin und alle oralen Antikoagulanzien) kann verstärkt sein.
Kommunikation	Besteht eine Penicillinallergie?
TIPP	Piperacillin undTazobactam werden typischerweise als empirische Primärtherapie bei schweren Infektionen eingesetzt. Beachtet werden muss dabei aber immer, dass vor Beginn einer kalkulierten Therapie ausreichend Kulturen (Blut und Urin) entnommen wurden. Erreger mit einer natürlichen Resistenz (z. B. MRSA, Legionellen, Chlamydien und Mykoplasmen) und zunehmend erworbener Resistenz stellen ein Problem dar. Hierzu gehören auch die 3- oder 4-MRGN-Keime (multiresistenter gramnegativer Keim). Zur Beurteilung wird die Resistenz gegenüber vier Antibiotikaklassen berücksichtigt: Piperacillin, Cephalosporine der 3. und 4. Generation, Carbapeneme, Fluorchinolone. 3-MRGN bedeutet, dass dieser Keim gegen drei der vier Antibiotikagruppen resistent ist.

Protonenpumpeninhibitoren (PPIs)

Indikationen	1. **Peptische Ulzera,** inklusive NSAID-assoziierter Ulzera: zur Prävention und Behandlung 2. **Refluxerkrankung und Dyspepsie:** zur symptomatischen Behandlung 3. *Helicobacter-pylori-***Eradikation** in Kombination mit Antibiotika 4. **Zollinger-Ellison-Syndrom** und andere Erkrankungen mit einer pathologischen Hypersekretion von Magensäure
Wirkmechanismus	Protonenpumpeninhibitoren (PPIs) hemmen die H^+-K^+-ATPase in den gastrischen Parietalzellen irreversibel. Da die H^+-K^+-ATPase für die Sekretion von H^+ in den Magen verantwortlich ist, reduziert deren Inhibition die Produktion der Magensäure. Im Gegensatz zu anderen Wirkstoffen (z. B. H_2-Rezeptor-Antagonisten) gelingt mit PPIs durch die zielgerichtete Blockade des letzten Schritts der Magensäureproduktion eine fast vollständige **Suppression der Magensäureproduktion.**
Dosierung	Es sind Präparate zur p. o.- und i. v.-Gabe verfügbar. Die Dosis hängt von der Indikation ab. Es sollte die niedrigste wirksame Dosis über den kürzest möglichen Zeitraum verordnet werden. Das Therapieregime zur Eradikation von *H.-pylori*-Infektionen unterscheidet sich in Abhängigkeit von Vorbehandlung und Herkunft des Patienten etc. Orale eingenommene Präparate sollten morgens mit oder ohne Mahlzeit eingenommen werden. Eine i. v.-Gabe kann als Kurz- oder Dauerinfusion erfolgen. • **Refluxösophagitis:** – Pantoprazol: 40 mg/d, bei fehlendem Therapieansprechen max. 40 mg, 2×/d – Omeprazol: 20 mg/d, bei fehlendem Ansprechen max. 20 mg, 2×/d – Lansoprazol: 30 mg/d • **Eradikation von** *H. pylori* in Kombination mit geeigneten Antibiotika: – Pantoprazol: 40 mg, 2×/d über 10–14 d – Omeprazol: 20 mg, 2×/d über 10–14 d – Lansoprazol: 30 mg, 2×/d über 10–14 d • **Ulkuskrankheit:** – Pantoprazol: 40 mg/d, max. 40 mg, 2×/d – Omeprazol: 20 mg/d, max. 20 mg, 2×/d – Lansoprazol: 30 mg/d • **Zollinger-Ellison-Syndrom** und andere Erkrankungen mit **pathologischer Hypersekretion von Magensäure:** – Pantoprazol: Anfangsdosis 80 mg, anschließend individuelle Dosisanpassung nach Bestimmung der Magensäuresekretion. Tagesdosis über 160 mg möglich. Bei Tagesdosis über 80 mg Verteilung auf zwei tägliche Gaben. – Omeprazol: Anfangsdosis 60 mg, anschließend individuelle Dosisanpassung nach Bestimmung der Magensäuresekretion. Bei Tagesdosis über 80 mg Verteilung auf zwei tägliche Gaben. – Lansoprazol: Anfangsdosis 60 mg, anschließend individuelle Dosisanpassung nach Bestimmung der Magensäuresekretion. THD 180 mg. Bei Tagesdosis über 120 mg Verteilung auf zwei tägliche Gaben.

	Nieren- oder Leberinsuffizienz: • Eine Dosisanpassung bei Niereninsuffizienz ist nicht nötig. • Pantoprazol: kein Einsatz in der Eradikationstherapie von *H. pylori* bei eingeschränkter Nierenfunktion oder mittelschwerer bis schwerer Leberfunktionsstörung • Bei eingeschränkter Leberfunktion Dosisreduktion: – Pantoprazol: max. 20 mg/d – Omeprazol: max. 20 mg/d – Lansoprazol: Dosisreduktion um 50 %
Schwangerschaft und Stillzeit	• Pantoprazol, Lansoprazol: Kontraindikation während Schwangerschaft, kritische Indikationsstellung während der Stillzeit • Omeprazol: keine Einschränkungen während der Schwangerschaft, kritische Indikationsstellung während der Stillzeit
Kontraindikationen	Gleichzeitige Gabe von Nelfinavir.
Nebenwirkungen	• Abdominelle Beschwerden • Kopfschmerzen. • Erhöhtes Risiko, an einer *Clostridioides-difficile*-Infektion zu erkranken • Hypomagnesiämie • Vitamin-B_{12}-Mangel • PPI können die Symptome von Magen- und Ösophaguskarzinomen verschleiern. • Erhöhtes Frakturrisiko bei älteren Patienten mit Langzeit-PPI-Einnahme • Bei Leberzirrhose erhöhtes Risiko einer spontan bakteriellen Peritonitis (SBP)
Wechselwirkungen	• Reduktion des thrombozytenaggregationshemmenden Effekts von Clopidogrel durch Senkung der Aktivität von Cytochrom-P450-Enzymen (ggf. geringeres Risiko bei Pantoprazol und Lansoprazol) • Resorptionshemmung von Virustatika und Chemotherapeutika → vor dem Einsatz Interaktionscheck
Kommunikation	Informieren Sie den Patienten, dass Sie ihm eine Behandlung empfehlen, die zu einer Senkung der Magensäureproduktion führt. Dadurch sollen die Symptome gelindert und ggf. ein Ulkus zur Abheilung gebracht werden. Stellen Sie sicher, dass die Dauer der Behandlung durch eine Überprüfung des Therapieerfolge überwacht wird (z. B. endoskopische Kontrolle bei einer Ulkusbehandlung, Symptomkontrolle). Bei Problemen, die möglicherweise mit der Therapie in Zusammenhang stehen, oder bei Alarmsymptomen, wie Gewichtsverlust oder Schluckbeschwerden, soll sich der Patient umgehend ärztlich vorstellen.
TIPP	Vor Erstdiagnose einer *H.-pylori*-Infektion oder bei einer Kontrolluntersuchung nach Eradikationstherapie sollten PPIs mindestens 2 Wo. lang nicht eingenommen worden sein, da es sonst häufig zu falsch negativen Befunden kommt.

P

Sacubitril/Valsartan

Indikationen	**Symptomatische, chronische Herzinsuffizienz mit reduzierter Ejektionsfaktion** in Kombination mit dem Angiotensin-II-Typ-1-Rezeptorblocker Valsartan
Wirkmechanismus	Sacubitril ist ein Prodrug, das in den eigenen Wirkstoff Sacubitrilat umgewandelt wird. Dieser hemmt die neutrale Endopeptidase Neprilysin, die verschiedene vasoaktive Peptide abbaut. Dazu gehören natriuretische Peptide, Angiotensin II, Bradykinin etc. Sacubitril führt zu einer erhöhten Konzentration dieser Peptide und vermittelt so eine **geringere Vasokonstriktion, Natriumretention und ein geringeres kardiales Remodelling bei Herzinsuffizienz.**
Dosierung	Herzinsuffizienz-Therapie: Sacubitril/Valsartan 49 mg/51 mg, 2×/d. Bei guter Verträglichkeit erhöhen auf max. 97 mg/103 mg nach 2–4 Wo. **Niereninsuffizienz:** ggf. erhöhtes Risiko einer Hypotonie bei GFR < 30 ml/min. Aufgrund der geringen Datenmenge keine Empfehlung zur Therapie bei chronischem Nierenversagen. **Leberinsuffizienz:** Eine schwere Leberinsuffizienz, eine biliäre Zirrhose oder eine Cholestase stellen eine Kontraindikation dar.
Schwangerschaft und Stillzeit	Kontraindikation im zweiten oder dritten Schwangerschaftstrimester.

Kontraindikationen

- Gleichzeitige Anwendung von ACE-Hemmern. Einsatz erst 36 h nach Absetzen einer ACE-Hemmer-Therapie
- Bekanntes Angioödem bei früherer ACE-Hemmer- oder AT-II-Rezeptorblocker-Therapie
- Hereditäres oder idiopathisches Angioödem
- Gleichzeitige Therapie mit einem Aliskiren-haltigem Arzneimittel bei Diabetes mellitus oder Nierenfunktionsstörung
- Schwere Leberinsuffizienz, biliäre Zirrhose oder Cholestase
- Zweites oder drittes Schwangerschaftstrimester

Nebenwirkungen

- Veränderungen des Blutbilds (u. a. Anämie)
- Überempfindlichkeitsreaktionen
- Hyper- oder Hypokaliämie
- Hypoglykämie
- Psychiatrische Störungen: Halluzinationen, Schlafstörungen
- Neurologische Störungen: Kopfschmerzen, Schwindel
- Gleichgewichtsstörungen
- Hypotonie
- Husten
- Gastrointestinale Beschwerden: Diarrhö, Übelkeit, Gastritis
- Hautveränderungen: Pruritus, Hautausschlag, Angioödem
- Nierenfunktionsstörungen

Wechselwirkungen

- Eine gleichzeitige Therapie mit ACE-Hemmern oder ATII-Rezeptorblockern erhöht das Risiko für ein Angioödem und ist kontraindiziert.
- Eine gleichzeitige Therapie mit Aliskiren-haltigen Arzneimitteln führt möglicherweise zu einem höheren Auftreten von Nebenwirkungen und ist daher kontraindiziert.
- Da Sacubitril die Transport-Proteine OATP1B1- und OATP1B3 hemmt, kann eine Sacubitril-Therapie zu einer erhöhten systemischen Konzentration von Substraten dieser Transporter führen. Die dazu gehörigen Statine (Atorvastatin) sollten nur mit Vorsicht gemeinsam mit Sacubitril eingesetzt werden.
- Eine gleichzeitige Therapie mit PDE-5-Hemmern, wie z. B. Sildenafil, kann zu einer verstärkten Blutdruckabsenkung führen.
- Bei gleichzeitiger Therapie mit kaliumsparenden Medikamenten sollte der Serum-Kaliumspiegel engmaschig überwacht werden, da Sacubitril/Valsartan zu einer zusätzlichen Erhöhung des Serum-Kaliumspiegels führen können.

Kommunikation

Informieren Sie den Patienten, dass Sie eine Therapie anbieten, welche die Herzfunktion verbessert und langfristige Schäden am Herzen verringern soll. Erläutern Sie mögliche Nebenwirkungen wie Veränderungen des Blutbilds, Kopfschmerzen, Schwindel oder gastrointestinale Beschwerden. Bei einer gleichzeitigen Therapie mit kaliumsparenden Diuretika sollte der Patient regelmäßige Kontrollen des Serum-Kaliumspiegels durchführen lassen.

TIPP

Falls eine Dosisreduktion von Sacubitril/Valsartan nötig ist (z. B. bei Hypotension), sind Kinderkapseln mit reduzierter Dosis (Sacubitril/Valsartan 6 mg/6 mg, 15 mg/16 mg) verfügbar.

Indikationen	1. **Primäre Hypothyreose (manifest, latent):** z. B. Hashimoto-Thyreoiditis, Radioiodtherapie, Thyreoidektomie (thyreopriv) 2. **Sekundäre Hypothyreose:** z. B. Hypopituitarimus
Wirkmechanismus	Thyroxin (T_4) aus der Schilddrüse wird peripher in das aktivere Triiodthyroxin (T_3) umgewandelt. Symptome eines Mangels dieser Hormone umfassen Antriebslosigkeit, Depression, Demenz, Gewichtszunahme, Obstipation oder Bradykardie und werden als Hypothyreose bezeichnet. Die lebenslange Substitution von T_4 mit Levothyroxin oder bei Konversionsschwäche auch mit T_3 plus T_4 (Liothyronin und Levothyroxin) steht im Mittelpunkt der Therapie.
Dosierung	Levothyroxin und Liothyronin werden täglich oral eingenommen. Die Applikation von Levothyroxin kann off-label auch als Wochendosis alle 7 d erfolgen. Die Einnahme sollte nüchtern (Levothyroxin 30–60 min **vor** dem Frühstück) erfolgen, da Nahrung die Resorption aus dem Magen-Darm-Trakt reduziert. Levothyroxin und Liothyronin stehen als i. v.-Formulierung zur Behandlung des Myxödemkomas in der Intensivmedizin zur Verfügung. Diese Zubereitung kann off-label auch intramuskulär oder subkutan bei Schluckstörungen angewendet werden. Die Ergänzung von Iodid ist bei der euthyreoten Struma bei Jugendlichen und jungen Erwachsenen indiziert. • Levothyroxin: initial 1,6 µg/kg KG (Jüngere 75–100 µg, Ältere 25–50 µg), weiter nach TSH-Spiegel • Liothyronin: initial 20 µg, übliche Dosis 50 µg, weiter nach TSH-Spiegel **Niereninsuffizienz:** keine Anpassung. **Leberinsuffizienz:** keine Anpassung.
Schwangerschaft und Stillzeit	In der Schwangerschaft soll nur mit Levothyroxin, nicht kombiniert, therapiert werden. Während einer Schwangerschaft verändert sich der Schilddrüsenstoffwechsel: erhöhter Bedarf an T_4 sowie Anstieg des TSH-Spiegels bereits in der Frühschwangerschaft. Dosisanpassungen und eine Iodidsubstitution sollten – auch bei Hashimoto-Patientinnen - in Absprache mit der Gynäkologie erfolgen. Als grobe Abschätzung gilt für Schwangere ein zusätzlicher Bedarf von zusätzlichen 2 Tagesdosen pro Woche.

Kontraindikationen	• Unbehandelte Nebenniereninsuffizienz • Unbehandelte Hypophyseninsuffizienz • Unbehandelte Hyperthyreose • Akuter Myokardinfarkt • Akute Myokarditis • Akute Pankarditis
Nebenwirkungen	Sowohl zu niedrige als auch zu hohe Dosierungen verursachen Nebenwirkungen mit Symptomen einer Hypo- bzw. Hyperthyreose. • Hypothyreose: Müdigkeit, Gewichtszunahme, Kälteintoleranz, Obstipation, Bradykardie • Hyperthyreose: Diarrhö, Gewichtsverlust, Palpitationen, Arrhythmien, Tremor, Schlafstörungen
Wechselwirkungen	• Wirkverlust durch mehrwertige Kationen, Calcium, Magnesium, Zink, Eisen, Aluminium, Lanthan • Wirkverlust durch CYP3A4-Induktoren, wie Phenytoin, Carbamazepin, Rifampicin, Johanniskraut • Wirkverstärkung von Vitamin-K-Antagonisten
Kommunikation	Die Behandlung mit Schilddrüsenhormonen erfolgt (meist) lebenslänglich und erfordert eine unterbrechungsfreie Therapie, die durch regelmäßige Anamnese bezüglich Verträglichkeit (Hyperthyreose?) und TSH-Kontrollen einhergeht. TSH-Kontrollen sollen nach Therapieinitiierung oder Dosisänderungen erst im Abstand von 8 Wo. durchgeführt werden. Erhöhte TSH-Werte können, müssen aber nicht in einer Substitutionsbehandlung resultieren: • Manifeste Hypothyreose (TSH > Norm und fT_4 < Norm): Beginn einer Substitutionstherapie • Latente Hypothyreose (TSH > Norm und fT_4 in Norm): Kontrolle in 6 Mon., außer bei TSH > 10 mU/l oder Symptomatik
TIPP	Die Einnahme soll nüchtern deutlich vor dem Frühstück erfolgen. Der Genuss von Kaffee mit Milch oder kalziumhaltigen Milchalternativen soll prinzipiell wegen Störung der Resorption vermieden werden, kann allerdings bei täglicher Kombination in die TSH-Spiegeleinstellung einkalkuliert werden. Im Fokus steht die Adhärenz der Patienten.

Indikationen	1. **Akutes Lungenödem:** zur Behandlung der Dyspnoe, häufig in Verbindung mit Sauerstoff und Nitrat 2. **Chronische Herzinsuffizienz:** zur symptomatischen Behandlung bei hydropischer Dekompensation 3. **Hydropische Dekompensation und Ödeme anderer Genese:** z. B. bei Nieren- oder Leberinsuffizienz, häufig in Kombination mit weiteren Diuretika
Wirkmechanismus	Schleifendiuretika hemmen den Na^+-K^+-$2Cl^-$-Cotransporter am aufsteigenden Ast der Henle-Schleife. Der Na^+-K^+-$2Cl^-$-Cotransporter transportiert Natrium, Kalium und Chlorid vom Lumen des Nierentubulus in die Epithelzellen. Dies führt zu einer osmotisch bedingten H_2O-Rückresorption. Durch die Hemmung des Na^+-K^+-$2Cl^-$-Cotransporters wird die H_2O-Rückresorption unterbunden und **Wasser vermehrt ausgeschieden.** Zusätzlich bewirken Schleifendiuretika eine **Dilatation von Kapazitätsgefäßen,** was bei einer akut dekompensierten Herzinsuffizienz zu einer **Senkung der Vorlast und einer besseren Herzfunktion** führt. Dieser Effekt ist evtl. bei der Behandlung der Herzinsuffizienz vorrangig, da sich eine klinische Besserung häufig vor dem Einsetzen der Diurese zeigt.
Dosierung	Schleifendiuretika werden als orale und i. v.-Formulierungen angeboten. In der Akutsituation (z. B. akutes Lungenödem) wird in der Regel eine i. v.-Gabe vorgezogen. • **Ödeme:** – Furosemid: 40–80 mg p. o. initial, individuelle Dosisanpassung. Bei schweren Verläufen i. v.-Therapie. THD 1.500 mg. Max. Laufrate bei i. v.-Gabe 4 mg/min. – Torasemid: 5–10 mg (ggf. 20 mg) p. o. initial. Im Verlauf individuelle Dosisanpassung. Bei schweren Verläufen i. v.-Therapie mit Furosemid. • **Arterielle Hypertonie:** – Furosemid: oft 40–80 mg p. o., im Verlauf individuelle Dosisanpassung. THD 80 mg. **Niereninsuffizienz:** • Keine Dosisanpassung bei leichter bis mittlerer Niereninsuffizienz, jedoch sorgfältige Überwachung • Furosemid: Kontraindikation bei CreaCl < 30 ml/min • Kontraindikation bei Nierenversagen mit Anurie **Leberinsuffizienz:** • Keine Dosisanpassung, jedoch sorgfältige Überwachung bei Leberinsuffizienz • Kontraindikation bei hepatischem Koma
Schwangerschaft und Stillzeit	• Sorgfältige Überwachung des fetalen Wachstums während der Schwangerschaft, da Schleifendiuretika die Plazentaschranke überwinden • Kontraindikation während der Stillzeit

S

Kontraindikationen	• Hypotonie • Hypovolämie • Hyponatriämie • Hypokaliämie • Gicht • Kardiale Arrhythmien • Furosemid: CreaCl < 30 ml/min • Niereninsuffizienz aufgrund nephrotoxischer Substanzen • Morbus Addison • Porphyrie • Stillzeit
Nebenwirkungen	• Dehydration und Hypotension • Risiko einer metabolischen Azidose durch Elektrolytverlust • Hörverlust, Tinnitus durch Hemmung eines Na^+-K^+-$2Cl^-$-Cotransporters im Innenohr
Wechselwirkungen	• Erhöhte Lithiumspiegel • Verstärkte Wirkung von Digoxin aufgrund einer Hypokaliämie • Erhöhung der Oto- und Nephrotoxizität von Aminoglykosiden
Kommunikation	Erläutern Sie dem Patienten, dass Sie ein Medikament verordnen, das zu einer erhöhten Ausscheidung von Wasser führt und so der Bildung von Ödemen entgegenwirkt. Eine gesteigerte Diurese zeigt sich häufig erst etwas später im Verlauf der Therapie und belegt deren Wirksamkeit. Hierdurch wird der Patient häufiger Wasser lassen müssen. Der Patient sollte darauf hingewiesen werden, die Schleifendiuretika nicht zur Nacht einzunehmen, um eine Nykturie zu vermeiden.
TIPP	Die orale Bioverfügbarkeit unterscheidet sich deutlich zwischen einzelnen Patienten, aber auch innerhalb desselben Patienten. Beispielsweise kann die Aufnahme von Furosemid bei einer massiven Hypervolämie durch das Darmwandödem gestört sein. In diesen Fällen wird eine i. v.-Gabe empfohlen. Für die orale Gabe ist Torasemid aufgrund seiner besseren Bioverfügbarkeit besser geeignet. Um an ihren Wirkort zu gelangen, müssen Schleifendiuretika glomerulär filtriert werden. Daher muss die Dosis bei einer eingeschränkten Nierenfunktion ggf. erhöht werden. Die gleichzeitige Gabe von Volumen und Furosemid ist, außer bei forcierter Diurese (z. B. bei Rhabdomyolyse oder Hyperkalzämie), obsolet.

Serotonin-(5-HT_1)-Rezeptor-Agonisten (Triptane)

Indikationen	**Migränetherapie mit und ohne Aura**
Wirkmechanismus	Die Pathophysiologie der Migräne ist bisher unzureichend verstanden. Die Vasodilation zerebraler Gefäße wird diskutiert und durch die gefäßengstellenden Eigenschaften der Triptane durch agonistische Wirkung an Serotonin-(5-HT_1)-Rezeptoren antagonisiert. Außerdem hemmen Triptane die Nervenübertragung am peripheren N. trigeminus sowie im trigemino-zervikalen Komplex.
Dosierung	Triptane stehen als Film- und Schmelztabletten sowie als Nasenspray und subkutane Injektion zur Verfügung und werden im akuten Bedarfsfall angewendet. Bei nicht ausreichender Symptomkontrolle oder erneutem Auftreten von Symptomen kann nach 2 h eine weitere Dosis verabreicht werden. Die Anwendung der Injektionslösung (subkutan) oder des Nasensprays (Nase vor der Anwendung reinigen, kontralaterales Nasenloch mit Finger verschießen) kann insbesondere bei simultan auftretender Übelkeit eine sichere Applikation gewährleisten. • Sumatriptan: p. o. 50–100 mg, max. 300 mg/24 h • Sumatriptan: nasal 10 mg, max. 20 mg/24 h • Sumatriptan: s. c. 6 mg, max. 12 mg/24 h **Niereninsuffizienz:** keine Anpassung. **Leberinsuffizienz:** Vorsicht ab leichter Beeinträchtigung.
Schwangerschaft und Stillzeit	Sumatriptan gilt als Triptan der Wahl in Schwangerschaft und Stillzeit, soll jedoch nachrangig zu Paracetamol (oder bis zum 3. Trimenon Ibuprofen) eingesetzt werden.

Kontraindikationen	• Anwendung mit Monoaminoxidase-Inhibitoren, Linezolid • Herzinfarkt in der Vorgeschichte, ischämische Herzkrankheit, periphere vaskuläre Erkrankungen, Schlaganfall, ischämische Attacken, Bluthochdruck • Komedikation mit Ergotamin-Derivaten • Schwere Leberfunktionsstörung
Nebenwirkungen	Häufige Nebenwirkungen schließen Übelkeit, Erbrechen, Müdigkeit, Schwindelgefühl und vorübergehenden erhöhten Blutdruck ein. • Schmerzen/Unbehagen im Brustkorb oder Rachen • Selten: Myokardinfarkt
Wechselwirkungen	Eine additive Serotonin-Toxizität bis hin zu einem Serotoninsyndrom mit anderen serotonergen Wirkstoffen (z. B. Tramadol, SSRI, Trizyklika) oder Monoaminoxidase-Hemmern (z. B Linezolid) muss berücksichtigt werden, erscheint bei der typischen bedarfsorientierten und niedrigdosierten Anwendung von Triptanen nur wenig klinisch relevant.
Kommunikation	Triptane sollen Dauer und Intensität der Migräneattacke reduzieren. Sollten diese an mehr als 4 d im Monat auftreten, ist eine Migräneprophylaxe indiziert. Die Einnahme bzw. Anwendung von Triptanen sollte direkt bei Auftreten der ersten Symptome erfolgen, möglichst innerhalb von 6 h. Zusätzlich können Schmerzmittel (Paracetamol, Ibuprofen) oder Antiemtika (Metoclopramid) eingenommen werden. Sollte während einer Einnahme ein Druckgefühl im Brustkorb oder im Rachen auftreten und nicht nach kurzer Zeit zurückgehen, ist eine ärztliche Kontrolle mit der Fragestellung Myokardinfarkt indiziert.
TIPP	Der Wechsel zwischen verschiedenen Triptanen kann für Migränepatienten bei Therapieversagen eines bestimmten Triptans trotzdem sinnvoll sein. Werden verschiedene Triptane ohne Erfolg angewendet, sollte die Diagnose Migräne reevaluiert werden.

Statine (HMG-CoA-Reduktase-Hemmer)

Indikationen	1. **Primärprävention von kardiovaskulären Ereignissen (z. B. Herzinfarkt, Schlaganfall):** in Abhängigkeit von Alter und Risikoprofil (ermittelt über Scores wie z. B. SCORE, QRISK2, PROCAM oder ARRIBA) 2. **Sekundärprävention von kardiovaskulären Ereignissen:** in Kombination mit einer Änderung des Lebensstils, um erneute kardiovaskuläre Ereignisse bei Patienten mit bereits vorliegenden kardiovaskulären Erkrankungen zu verhindern 3. **Primäre Hyperlipidämie:** z. B. bei primärer Hypercholesterinämie, Hyperlipoproteinämie und familiärer Hypercholesterinämie
Wirkmechanismus	Statine hemmen die 3-Hydoxy-3-methyl-glutaryl-Coenzym A (HMG-CoA)-Reduktase, die primär in den Morgenstunden die Cholesterolbildung in der Leber aktiviert. Entsprechend **sinkt der Cholesterolspiegel,** insbesondere auch der Low-Density-Lipoprotein (LDL)-Cholesterolspiegel. Indirekt wird zusätzlich der **Triglyzeridspiegel gesenkt** und der **High-Density-Lipoprotein (HDL)-Cholesterolspiegel leicht erhöht.** Atherosklerotische Prozesse können so verlangsamt und partiell auch wieder umgekehrt werden.
Dosierung	Statine werden als Tabletten als Mono- oder Kombinationspräparate mit Ezetimib oder anderen Herz-Kreislauf-Medikamenten verordnet. Die Dosierung richtet sich nach der Indikation, dem LDL-Zielwert und der Verträglichkeit. Kurzwirksame Statine (z. B. Simvastatin) werden abends eingenommen, während langwirksame Statine (z. B. Rosuvastatin) unabhängig von der Tageszeit eingenommen werden können. • Atorvastatin: 10–40 mg/d (max. 80 mg/d) • Rosuvastatin: 5–20 mg/d (max. 40 mg/d) • Simvastatin: 20–40 mg/d (max. 80 mg/d) **Niereninsuffizienz:** • Rosuvastatin: Kontraindikation bei GFR < 30 ml/min • Simvastatin: Vorsicht bei GFR < 30 ml/min **Leberinsuffizienz:** • Atorvastatin: **cave** ab Child-Pugh B.
Schwangerschaft und Stillzeit	Die Einnahme von Statinen soll in Schwangerschaft und Stillzeit pausiert werden. Im Einzelfall kann Atorvastatin erwogen werden.

Kontraindikationen	• Aktive Lebererkrankung oder unklare, persistierende Erhöhung der Serumtransaminasen (> 3-Fache des oberen Normwerts) • Verschiedene wirkstoffabhängige Interaktionen • Rosuvastatin: bei GFR < 30 ml/min • Schwangerschaft und Stillzeit
Nebenwirkungen	Statine werden meist gut vertragen und gelten als sichere Medikamente mit geringem Nebenwirkungspotenzial: • Kopfschmerzen • Abdominelle Beschwerden Insbesondere bei Nieren- oder Leberfunktionsstörungen sowie Arzneimittelwechselwirkungen können jedoch schwerwiegende muskuläre Nebenwirkungen auftreten: • Muskelschmerzen • Myopathien bis hin zu Rhabdomyolyse
Wechselwirkungen	Die Metabolisierung der Statine erfolgt für die verschiedenen Statine sehr heterogen über verschiedene Cytochrom-P450-Enzyme: CYP3A4-Induktoren (Rifampicin, Johanniskraut, Carbamazepin) verringern die Wirkung von Atorva- oder Simvastatin. • CYP3A4-Inhibitoren (Amiodaron, Azole, Clarithromycin, Ritonavir sowie Grapefruitsaft) verstärken die Wirkung von Atorva- oder Simvastatin. • Amlodipin: maximale Simvastatin-Dosis = 20 mg • Ciclosporin darf nicht mit Rosuvastatin verordnet werden. Als klinische Maßnahme sollten in allen Fällen eine Statinpause, eine Dosisreduktion oder eine Umstellung auf ein anderes Statin erwogen werden. Aufgrund des hohen Interaktionspotenzials (Hemmung von Transportproteinen und diversen Leberenzymen) ist bei Verordnung von Statinen ein Check auf Wechselwirkungen obligat.
Kommunikation	Patienten, die eine Statintherapie erhalten, sollen mittels Cholesterolsenkung eine Reduktion ihres kardiovaskulären Risikos hinsichtlich eines Herzinfarkts und/oder Schlaganfalls erfahren. Bei muskulären Problemen (Schmerzen, Schwäche) soll eine ärztliche Wiedervorstellung erfolgen. Verschiedene internationale Leitlinien verwenden verschiedene LDL-Cholesterol-Zielwerte als Surrogatparameter für das kardiovaskuläre Risiko: • Europa: LDL-Cholesterol < 70 mg/dl • USA: Statin als Fixdosis ohne LDL-Cholesterol-Zielwert • Praxistipp: LDL-Cholesterol < 100–140 mg/dl Bei Nichterreichen der Zielwerte kann die Statin-Dosis erhöht, das Statin gewechselt oder eine Kombinationstherapie begonnen werden.
TIPP	Eine Hypothyreose kann einerseits das Risiko einer Statin-induzierten Myositis erhöhen und andererseits eine behandelbare Ursache für eine Hyperlipidämie darstellen. Entsprechend sollte vor Therapiebeginn das Thyroidea-stimulierende Hormon (TSH) kontrolliert werden.

S

Tetrazykline

Indikationen	1. **Acne vulgaris:** insbesondere bei inflammatorischen Papeln, Pusteln und/oder Zysten (*Propionibacterium acnes*) 2. **Infektionen der oberen und unteren Atemwege:** besonders atypische Pneumonien (Mykoplasmen, *Chlamydia psittaci, Coxiella burnetii* [Q-Fieber]) 3. **Infektionen des Urogenitaltrakts:** besonders bei Nachweis von Chlamydien, Ureaplasma, unkomplizierter Gonorrhö, Syphilis (bei Penicillinallergie) 4. **Spezielle Keime:** *Borrelia burgdorferi,* Anthrax, Erreger von Rickettsiosen, Cholera, Ornithose, Bartonellose und als Prophylaxe und Zusatztherapie bei der Malaria tropica (off-label)
Wirkmechanismus	**Wirkspektrum:** Tetrazykline decken ein recht breites Erregerspektrum im grampositiven wie auch im gramnegativen Bereich ab und wirken auch auf intrazellulare Keime. Allerdings werden zunehmend Resistenzen beobachtet, was den Einsatzbereich deutlich einschränkt. **Wirkmechanismus:** Tetrazykline hemmen die Proteinbiosynthese der Bakterien durch Bindung an die ribosomale 30S-Untereinheit. Da so die Peptidketten nicht mehr weiter aufgebaut werden können, wirken Tetrazykline **bakteriostatisch.**
Dosierung	Die am häufigsten verwendeten Tetrazykline sind Doxycyclin und Minocyclin. • **Unbedingter Verzicht auf Milchprodukte und Mineralsalze** (wie Calcium, Magnesium, Eisen, Aluminium-haltige Antazida etc.) 2 h vor und nach Tabletteneinnahme, da es zur Komplexbildung und damit zum Wirkungsverlust kommt • **Einnahme im Stehen** und mit reichlich Flüssigkeit **Doxycyclin** (p. o. oder i. v.) und **Minocyclin** (p. o.): • Typische Dosis: 100–200 mg/d • Es ist keine IE-Dosis etabliert. • Bei der Behandlung der Syphilis 300 mg/d • Die Dauer der Therapie hängt von der Indikation ab. • Einnahme mit einer kationenfreien Mahlzeit im Stehen. **Niereninsuffizienz:** keine Dosisreduktion erforderlich. **Leberinsuffizienz:** Bei jeder Form der Leberschädigung müssen Tetrazykline mit größter Vorsicht gegeben werden.
Schwangerschaft und Stillzeit	Tetrazykline sind kontraindiziert. Kinder unter 8 (besser unter 12 Jahren) dürfen keine Tetrazykline erhalten, da es zu einer reversiblen Verzögerung des Knochenwachstums und zu irreversiblen Zahnverfärbungen kommt.

Kontraindikationen	• Schwangerschaft und Stillzeit • Leberfunktionsstörungen
Nebenwirkungen	• **Übelkeit:** Tetrazykline führen besonders bei Nüchterneinnahme zu Übelkeit, was durch die Einnahme mit einer Mahlzeit vermindert werden kann. • **Ösophageale Reizung** bis Ulkus: Einnahme im **Stehen** und mit reichlich Flüssigkeit • Bei einer Einnahme > 20 d steigt das Risiko von Leber-, Nieren- und Blutbildschädigung stark an. • **Photosensibilität** mit Blasenbildung • Kopfschmerzen • Pseudotumor cerebri mit Sehstörungen wie Doppelbilder, Kopfschmerzen und z. T. sogar Paresen kommen, der nach Absetzen reversibel ist • *Clostridioides-difficile*-Infektion: geringes Risiko
Wechselwirkungen	• Mindestabstand von 2–4 h vor und nach Einnahme von **zweiwertigen Kationen,** wie Calcium, Magnesium, Eisen, Aluminium, beachten • Wirkung von Vitamin-K-Antagonisten, Sulfonylharnstoffen, Digoxin und Methotrexat kann verstärkt werden. • **Chronischer Alkoholabusus** führt durch Enzyminduktion zu subtherapeutischen Tetrazyklin-Spiegeln.
Kommunikation	Aufklären über: • Verzicht auf **Milchprodukte und Mineralsalze** • Verzicht von Sonnenexposition • Einnahme im Stehen • Bei Einnahme > 14 d sollten Kontrollen der Leberfunktion erfolgen.
TIPP	Mit dem Minocyclin-Derivat Tigecyclin gibt es ein Breitspektrumantibiotikum, das den Tetrazyklinen sehr nahe verwandt ist. Der Wirkungsmechanismus gleicht dem der Tetrazykline, allerdings wirkt Tigecyclin auch dann, wenn die für Tetrazykline typischen Resistenzmechanismen vorliegen. Daher ist das rein intravenös verabreichbare Tigecyclin auch bei verschiedenen multiresistenten Erregern wie MRSA, Vancomycin-resistenten Enterokokken (VRE) oder Keimen mit erweitertem β-Laktamase-Spektrum (ESBL) wirksam. Allerdings ist die Wirkung insgesamt schwächer als die vieler anderer Antibiotika, weshalb Tigecyclin, in der Hand des Experten, bei Infektionen durch problematische Keime seinen Einsatz findet.

Tranexamsäure (TXS)

Indikationen	1. **Prophylaxe und Behandlung von Blutungen** bei lokaler oder generalisierter Hyperfibrinolyse nach Operationen, z. B. im HNO-Bereich, sowie bei tumorassoziierter Hyperfibrinolyse, z. B. im Rahmen von Promyelozytenleukämie oder Prostatakarzinom 2. **Zusatzbehandlung bei Blutungen aufgrund von Hämophilie oder von Willebrand-Jürgens-Syndrom** 3. TXS ist prinzipiell beim **hereditären angioneurotischen Ödem (C1-Esterase-Inhibitor-Mangel)** zugelassen, allerdings ist der Einsatz aufgrund des verzögerten Wirkungseintritts und der insgesamt schwachen Wirkung in der Akutsituation nicht sinnvoll.
Wirkmechanismus	Die Fibrinolyse, also das Auflösen von Fibrin, das als Endprodukt der plasmatischen Gerinnung entsteht, ist ein physiologischer Vorgang. Plasminogen wird in Plasmin umgewandelt und spaltet Fibrin. Dieser Prozess ist durch viele verschiedene Enzyme (wie z. B. tissue-type Plasminogen-Aktivator), die entweder die Fibrinolyse steigern oder hemmen, reguliert. Kommt es am Ort einer Verletzung (Fibrinbildung) oder generalisiert zu einer Freisetzung von Plasminogen-Aktivatoren (z. B. aus Geweben mit hoher Plasminogen-Aktivator-Aktivität wie der Prostata), können keine stabilen Fibringerinnsel bestehen bleiben und es kommt zu Blutungen. Tranexamsäure geht zusammen **mit Plasminogen** einen **Komplex** ein und **hemmt daher die Fibrinolyse.**
Dosierung	• TXS **sollte nicht** gegeben werden bei **gastrointestinalen Blutungen** (keine Senkung der Mortalität, aber erhöhtes Risiko venöser thrombembolischer Ereignisse) und **intrazerebralen Blutungen** (keine Senkung der Mortalität). • TXS sollte nur mit **größter Vorsicht** gegeben werden bei **Blutungen in den Harnwegen** (Gefahr der Verlegung der Harnwege) und **unkontrollierter disseminierter intravasaler Koagulopathie.** Tranexamsäure kann lokal, oral wie auch intravenös verabreicht werden. **Intravenöse und orale Gabe:** • Intravenöse Gabe als Kurzinfusion über 10 min – **keine Bolusgabe,** da es zu einem Blutdruckabfall kommen kann • Orale Gabe: Die Einnahme ist unabhängig von der Nahrungsaufnahme möglich. Obwohl die Fachinformation auf die unzerkaute Gabe hinweist, wird aus verschiedenen Quellen auch auf eine Teilbarkeit/Zermörsern der Tabletten hingewiesen. • **Dosis** intravenös/oral: 0,5–1 g, 3–4×/d. Aufgrund der kurzen Halbwertszeit sollte TXS immer mindestens 3×/d gegeben werden. • Tageshöchstdosis: 6 g, eine höhere Dosis hat keinen zusätzlichen Nutzen. • TXS kann, nach Rücksprache mit einem Hämostaseologen, als Antidot bei Blutungen unter einer fibrinolytischen Therapie gegeben werden. **Lokale Gabe:** • TXS kann, aus Ampullen entnommen und bei lokalen Blutungen zum Beispiel nach Zahnextraktion oder Epistaxis auf einen Tupfer aufgetragen gegeben werden. **Nierenfunktionsstörung:** Systemisch verabreichte TXS muss bereits bei mäßig eingeschränkter Nierenfunktion (ab Creatinin > 1,35 mg/dl) in der Dosis reduziert und ggf. das Verabreichungsintervall angepasst werden. TXS wird nicht metabolisiert und nahezu ausschließlich renal eliminiert. **Leberfunktionsstörungen:** keine Dosisreduktion notwendig.

chwangerschaft und tillzeit

Während der Schwangerschaft darf TXS nur bei vitaler Indikation und nur im dritten Trimenon gegeben werden und ist ansonsten kontraindiziert. Während der Stillzeit darf TXS nur nach sorgfältiger Nutzen-Risiko-Abwägung gegeben werden.

Kontraindikationen

- Akute arterielle oder venöse thrombembolische Ereignisse
- Schwere Nierenfunktionsstörung: TXS akkumuliert.
- Nicht vitale Indikation während der Schwangerschaft
- Erstes und zweites Schwangerschaftstrimenon

Nebenwirkungen

- TXS hat eine große therapeutische Breite und unerwünschte Wirkungen sind insgesamt selten.
- Übelkeit, Erbrechen und Diarrhöen sind möglich.
- Allergische Reaktionen sind sehr selten.
- Bei einer sehr raschen i. v.-Gabe kann es zu einer Hypotonie kommen.
- **Antagonisierung:** Es existiert kein Antidot.

Wechselwirkungen

- Es sind keine wesentlichen Wechselwirkungen bekannt.

Kommunikation

- Die Abklärung der Blutungsursache muss immer im Vordergrund stehen.
- Ein erhöhtes Thromboserisiko unter TXS muss bedacht werden.

TIPP

Bei unklaren Blutungen muss immer, vor der Gabe von TXS, zunächst die Ursache abgeklärt werden. Neben der Störung der plasmatischen Gerinnung muss auch an eine Störung der primären Hämostase gedacht werden. Zur primären Hämostase gehören die Thrombozyten und das Von-Willebrand-Protein. Mittels Quick und PTT werden die plasmatischen Gerinnungsfaktoren global überprüft. Erst bei niedrigen Fibrinogenwerten ändern sich Quick und PTT, daher sollte Fibrinogen ebenfalls gemessen werden. Der Faktor XIII, der für die Stabilität des gebildeten Gerinnsels entscheidend ist, muss separat gemessen werden und ein Mangel spiegelt sich weder im Quick- noch PTT-Testsystem wider.

Valproinsäure

Indikationen	1. **Epilepsie:** Mono- und Kombinationstherapie für generalisierte Anfälle wie Absencen, myoklonische Anfälle und tonisch-klonische Anfälle sowie fokale Anfälle mit sekundärer Generalisation 2. **Status epilepticus:** Zweit-/Drittlinie 3. **Bipolare Störung:** Manie
Wirkmechanismus	Der Wirkmechanismus konnte bisher nicht vollständig aufgeklärt werden. Es werden eine **Erhöhung des zentralen γ-Aminobuttersäure (GABA)-Gehalts** und **membranstabilisierende Effekte** durch Inhibition neuronaler Natriumkanäle angenommen.
Dosierung	Die Therapie mit Valproinsäure sollte ausschließlich durch oder in Rücksprache mit einem erfahrenen Neurologen initiiert werden. Valproinsäure wird gewichtsadaptiert, einschleichend begonnen und an die Symptomatik, ggf. spiegelkontrolliert, adaptiert. Bis zur Findung der individuell wirksamen Dosis bedarf es einige Wochen. Valproinsäure steht sowohl intravenös als auch peroral (Tabletten, Kapseln, Micropellets, Saft) zur Verfügung. Für die Arzneiformen gelten verschiedene Einnahmemodaltäten. Außerdem muss bei der Verordnung und an Schnittstellen (Aufnahme/Entlassung) auf Retardierung oder schnelle Freisetzung geachtet werden. • Epilepsie: initial 5–10 mg/kg/d, max. 20 mg/kg/d • Status epilepticus: 20–30 mg/kg als langsame i. v.-Gabe • Bipolare Störung: initial 20 mg/kg/d, max. 45 mg/kg/d **Niereninsuffizienz:** Vorsicht ab leichter Einschränkung (Spiegelkontrolle!). **Leberinsuffizienz:** Vorsicht, keine Gabe ab schwerer Beeinträchtigung.
Schwangerschaft und Stillzeit	Valproinsäure sollte Frauen im gebärfähigen Alter nicht oder nur mangels besserer Alternativen verschrieben werden, da ein sehr hohes Missbildungsrisiko besteht. Eine engmaschige, neurologische Mitbetreuung ist für Patientinnen mit Kinderwunsch, in Schwangerschaft und Stillzeit essenziell.

Kontraindikationen	• Lebererkrankungen (auch in der Familie) • Schwere Leber- und Pankreasfunktionseinschränkung • Blutgerinnungsstörungen • Mitochondriale Erkrankungen • Störungen des Harnstoffzyklus • Hepatische Porphyrie
Nebenwirkungen	Zu Therapiebeginn können gastrointestinale Störungen (Magenschmerzen, Übelkeit) vorübergehend auftreten. • Leberfunktionsstörungen (fataler Verlauf), Pankreatitis • Appetitsteigerung, Gewichtszunahme • Alopezie (temporär, Nachwachsen lockiger Haare) • Tremor, Parästhesien, Müdigkeit • Reizbarkeit, Depression (bis hin zu Suizidalität) • Blutbildveränderung (reversible Leuko-, Thrombozytopenie) • Blutungsneigung (Fibrinogen- und Faktor-VIII-Mangel)
Wechselwirkungen	Ein Interaktionscheck ist bei Patienten mit Valproinsäure obligat. Insbesondere bei antiepileptischen Kombinationstherapien können Wirkstoffspiegel filigran unter den Wirkstoffen abgestimmt sein. Carbapeneme senken den Valproat-Spiegel drastisch. Eine Spiegelkontrolle ist dann obligat. Zudem empfiehlt sich eine zeitnahe Rücksprache mit der Infektiologie und der Neurologie bezüglich möglicher Umstellungen.
Kommunikation	Die Behandlung einer Epilepsie erfolgt mit dem Ziel der Reduktion der Anfallshäufigkeit und erfordert eine starke Adhärenz des Patienten. Die regelmäßige, unterbrechungsfreie Einnahme ist essenziell. Abruptes Absetzen kann die Anfallshäufigkeit akut erhöhen. Informieren Sie Patienten über die Wichtigkeit regelmäßiger Kontrollen der Leberwerte und über potenzielle Symptome einer hepatischen Enzephalopathie (Vigilanzminderung, Orientierungslosigkeit). Nach einem epileptischen Anfall besteht ein **Fahrverbot** für mindestens 12 Mon.
TIPP	Üblicherweise wird Valproinsäure in Retard-Arzneiformen mit zweimal täglicher Einnahme verordnet. In akuten Krankheitssituationen mit Schluckstörungen soll die Therapie intravenös oder als Saft über eine Magensonde fortgeführt werden. Hierbei wird die gleiche Tagesdosis auf 3–4 Gaben verteilt. Intravenös kann neben Kurzinfusionen (300–600 mg über 45 min) auch eine 24-Stunden-Dauerinfusion geplant werden.

Virostatika

Indikationen

Aciclovir, Valaciclovir

1. **Akute Herpesvirus-Infektionen:** Infektionen mit Herpes simplex (z. B. Herpes labialis, genitale Ulzerationen, Enzephalitis) und Varizella-Zoster (z. B. Windpocken, Gürtelrose)
2. **Wiederholte Herpes simplex-Reaktivierungen:** bei einer mindestens sechsmaligen Reaktivierung innerhalb eines Jahres

Ganciclovir, Valganciclovir

3. **Cytomegalievirus(CMV)-Erkrankung** bei immungeschwächten Patienten
4. **Prävention einer CMV-Erkrankung** bei Patienten mit Immunsuppression im Rahmen einer Therapie (z. B. nach Organtransplantation)

Wirkmechanismus

Das Genom der Herpesviren, wie z. B. Herpes-simplex-1- und -2-, Varizella-Zoster- und Cytomegalie-Viren (CMV), besteht aus einer Doppelstrang-Desoxyribonukleinsäure (DNS). Für die Virusreplikation sind Herpesviren auf die Herpes-spezifische DNA-Polymerase angewiesen. Aciclovir, Valaciclovir, Ganciclovir und Valganciclovir **hemmen die DNA-Polymerase spezifisch** und **stoppen dadurch die Virusreplikation.** Aciclovir hemmt in erster Linie die Vermehrung von Herpes simplex 1 (HSV1) und HSV2 und andere Herpesviren nur in höherer Dosis. Durch Hinzufügen einer Methanolgruppe zu Aciclovir wurde bei Ganciclovir eine wesentlich spezifischere Hemmung von CMV erzielt. Durch Hinzufügen einer Valylester-Gruppe wurde bei vergleichbarer antiviraler Wirkung die Bioverfügbarkeit von Aciclovir im Prodrug Valaciclovir und von Ganciclovir im Prodrug Valganciclovir erzielt.

Dosierung

- **Aciclovir:**
  - Akute Episoden oraler oder genitaler Herpes simplex-Infektionen: Aciclovir topisch (5×/d,5–10 d); Aciclovir oral (200 mg, 5×/d)
  - Rezidivierende Infektionen: Suppressionstherapie mit 400 mg alle 12 h
  - Herpes-simplex-Enzephalitis: hoch dosierte i. v.-Therapie (10–12,5 mg/kg alle 8 h), Therapiedauer 14–21 d
- **Valaciclovir:**
  - Immunkompetente Erwachsene: 1.000 mg, 3×/d über 7 d
  - Immungeschwächte Erwachsene: 1.000 mg, 3×/d über 7 d sowie bis 2 d, nachdem die Läsionen verkrustet sind
- **Ganciclovir:**
  - CMV-Erkrankung: Initialdosis 5 mg/kg KG über 1 h als i. v. Infusion alle 12 h über 14–21 d. Erhaltungsdosis 5 mg/kg KG über 1 h als i. v.-Infusion einmal täglich an 7 d/Wo. oder 6 mg/kg KG, 1×/d an 5 d/Wo.
- **Valganciclovir:**
  - CMV-Erkrankung: Initialdosis 900 mg p. o., 2×/d über 21 d. Erhaltungstherapie: 900 mg p. o., 1×/d. Die Dauer der Erhaltungstherapie wird individuell festgelegt.

Niereninsuffizienz: Da die genannten Virostatika über die Niere ausgeschieden werden, ist eine Dosisanpassung bei Niereninsuffizienz nötig.
Leberinsuffizienz: Eine Dosisanpassung bei einer Leberinsuffizienz ist nicht nötig.

Schwangerschaft und Stillzeit

Bei der Anwendung in der Schwangerschaft ist Vorsicht geboten, da in präklinischen Studien über Daten zur Reproduktionstoxizität und Teratogenität berichtet wurden. Bei einer systemischen Therapie in der Stillzeit sollte das Stillen beendet werden oder eine lokale Therapie erfolgen.

Kontraindikationen	Siehe Schwangerschaft und Stillzeit, ansonsten gibt es bei entsprechender Indikation keine Kontraindikationen.
Nebenwirkungen	• Neurologische Beschwerden: Kopfschmerzen, Schwindel • Gastrointestinale Beschwerden: verminderter Appetit, Gewichtsverlust • Hautausschläge • Akutes Nierenversagen • Veränderungen des Blutbilds unter Ganciclovir
Wechselwirkungen	• Für Aciclovir und Valaciclovir sind keine klinisch relevanten Wechselwirkungen bekannt. • Bei Ganciclovir (und damit auch dem Prodrug Valganciclovir) besteht eine erhöhte Ganciclovir-Exposition bei einer gleichzeitigen Therapie mit Probenecid, sodass Patienten regelmäßig bezüglich toxischer Wirkungen von Ganciclovir überwacht werden müssen. • Unter einer gleichzeitigen Therapie von Ganciclovir und Imipenem-Cilastin wurde über ein häufigeres Auftreten von Krampfanfällen berichtet.
Kommunikation	Informieren Sie den Patienten, dass die Therapie mit den genannten Virostatika die Vermehrung der Viren verhindert, die Viren jedoch nicht vollständig abtötet. Somit treten häufig Rezidivinfektionen auf. Besonders häufig treten diese bei Herpes labialis auf, werden jedoch in der Regel nach einigen Jahren seltener und schwächer. Vor und nach einer Einnahme der Virostatika sollten die Hände gewaschen werden, um eine Übertragung der Infektion zu vermeiden. Bei der Therapie eines Herpes labialis sollte ein Arzt konsultiert werden, wenn die Bläschen auch nach einer 10-tägigen Therapie nicht verheilt sind.
TIPP	Die Therapie anderer Virusinfektionen wie z. B. Hepatitis-Viren oder Humanes Immundefizienz Virus (HIV) sollte nur durch Spezialisten begonnen und überwacht werden. Die entsprechenden Medikamente können relevante Neben- und Wechselwirkungen beinhalten. Sollte unter einer laufenden antiviralen Therapie eine medikamentöse Behandlung begonnen und verändert werden müssen, sollte ein Interaktionscheck durchgeführt und ggf. mit einem Spezialisten Rücksprache gehalten werden.

Indikationen

1. **Folsäure:** Folsäure ist die synthetische Form von Folat oder Vitamin B9. Sie wird **bei Folatmangel und daraus resultierender megaloblastärer Anämie sowie zur Reduktion des Risikos eines kongenitalen Neuralrohrdefekts** im ersten Trimester der Schwangerschaft eingesetzt.
2. **Hydroxycobalamin:** Es handelt sich um die synthetische Form von Cobalamin oder Vitamin B_{12}. Hydroxycobalamin wird bei einer **megaloblastären Anämie** und bei einer **funikulären Myelose** in Folge eines Vitamin B_{12}-Mangels eingesetzt.
3. **Phytomenadion:** pflanzliche Form von Vitamin K. Es wird bei **Neugeborenen** eingesetzt, um das **Blutungsrisiko bei Vitamin-K-Mangel zu verringern.** Zusätzlich wird Phytomenadion zur **Antagonisierung des antikoagulatorischen Effekts von Phenprocoumon** eingesetzt.
4. **Thiamin (Vitamin B_1):** Thiamin wird zur **Prävention und Behandlung der Wernicke-Enzephalopathie** und des **Korsakow-Syndroms** eingesetzt, die in Folge eines Thiamin-Mangels auftreten können.

Wirkmechanismus

Bei den genannten Vitaminen handelt es sich um organische Moleküle, die für zahlreiche normale Prozesse des Metabolismus notwendig sind. Da sie nicht selbst synthetisiert werden können, müssen sie von außen zugeführt werden. Ein Mangel an Vitaminen führt zu den jeweils mit dem spezifischen Vitamin assoziierten Krankheitsbildern. Diese können jedoch durch die pharmazeutische Form des jeweiligen Vitamins behandelt werden. Der Wirkmechanismus ergibt sich aus der Funktion des jeweiligen Vitamins.

Der genaue Mechanismus des protektiven Effekts einer **Folsäure-Therapie** präkonzeptionell oder bei Schwangerschaft hinsichtlich des **Risikos eines kongenitalen Neuralrohrdefekts** wird bisher nur unzureichend verstanden. Da Folsäure für die Zellteilung benötigt wird, geht man davon aus, dass eine gesteigerte Zellproliferation für den Verschluss des Neuralrohrs von zentraler Bedeutung ist.

Phytomenadion wirkt dem Effekt von Phenprocoumon entgegen, indem es neues Vitamin K für die Synthese der Vitamin-K-abhängigen Gerinnungsfaktoren zur Verfügung stellt.

Dosierung

- **Folsäure:** Prophylaxe eines Neuralrohrdefekts
  - Bei Feststellung einer Schwangerschaft (idealerweise mind. 4 Wo. vor Konzeption) bis zur 12. SSW wird die Gabe von 400 µg/d Folsäure empfohlen.
  - Bei erhöhtem Risiko für das Auftreten eines Neuralrohrdefekts (z. B. bei Epilepsie) wird eine höhere Dosis von 5 mg/d empfohlen.
  - Bei einer hämolytischen Anämie: z. B. 5 mg/d
- **Hydroxycobalamin:** Vitamin-B_{12}-Mangel (immer auch Substitution von Folsäure)
  - Hydroxycobalamin 100 µg als i. m.-Injektion. Initial 1.000 µg i. m. 2× in den ersten Wochen.
  - Bei nachgewiesener Aufnahmestörung von Vitamin B_{12} erfolgt anschließend Hydroxycobalamin 100 µg, 1×/Mon.
- **Phytomenadion:**
  - Phenprocoumon-Überdosierung
    - 2–5 mg mg p. o. oder i. v. (**cave:** andere Dosierung bei Warfarin/Acenocourmol)
    - Bei fehlenden Blutungszeichen kann ggf. auf eine Vitamin-K-Gabe verzichtet werden und zugewartet werden.
  - Schwere Blutungen: 10 mg i. v.
  - Prävention von Blutungen bei Neugeborenen mit einem Vitamin-K-Mangel: 2 mg Vitamin K an den Tagen 1, 5 und 30 oral

	• **Thiamin:** – Stationäre Patienten mit erhöhtem Risiko eines Thiaminmangels: i. v.-Gabe eines Kombinationspräparats (z. B. Vitamin B_1, B_6 und B_{12}) – Prophylaxe einer Wernicke-Enzephalopathie: 50 mg Thiamin i. v. 3–4×/d oder 3× 200 mg/d p. o. **Nieren- oder Leberinsuffizienz:** keine Dosisanpassung notwendig.
Schwangerschaft und Stillzeit	Keine Einschränkungen während Schwangerschaft oder Stillzeit.
Kontraindikationen	Keine Kontraindikationen.
Nebenwirkungen	Eine i. v.-Gabe von Phytomenadion und hoch dosiertem Thiamin kann zu einer Anaphylaxie führen.
Wechselwirkungen	• Phytomenadion und Phenprocoumin besitzen eine gegensätzliche Wirkung, welche zwar in der Regel therapeutisch gewünscht ist, jedoch bei einer Fortsetzung der Phenprocoumin-Therapie nach Vitamin-K-Gabe mit einer erschwerten Dosiseinstellung einhergehen kann.
Kommunikation	Informieren Sie den Patienten, dass ein Vitaminmangel besteht, der durch das entsprechende Vitaminpräparat ausgeglichen wird, um damit einhergehende Krankheitsbilder zu verhindern und zu behandeln. Frauen sollten bei Kinderwunsch über die Bedeutung einer Folsäure-Therapie aufgeklärt werden, um die Vorteile eines Behandlungsbeginns vor einer Schwangerschaft nutzen zu können.
TIPP	Bei einer Phenoprocoumon-Überdosierung ohne Blutung kann der INR-Wert mit einer geringen Dosis Phytomenadion korrigiert werden (z. B. 0,5–1 mg). Bei einer oralen Therapie können Trinkampullen eingesetzt werden, welche die Anpassung der Dosis erleichtern. Bei einer erhöhten Dosierung von Phytomenadion kann die anschließende Einstellung einer Phenprocoumon-Therapie erschwert sein.

Vitamin-K-Antagonisten (VKA)

Indikationen	Vitamin-K-Antagonisten (VKA) sind eine mögliche Alternative zu DOAKs u. Heparinen bei der vollen Antikoagulation zum Beispiel im Rahmen der Therapie thrombembolischer Ereignisse. Der Stellenwert nimmt aber bei den meisten Indikationen durch die Einsatzmöglichkeiten der DOAKs ab. VKA sind allerdings weiterhin alternativlos in folgenden Situationen: 1. **Mechanische Herzklappe** und **valvuläres Vorhofflimmern (VHF):** Valvuläres Vorhofflimmern ist definiert als Vorhofflimmern bei mechanischem Klappenersatz oder bei mäßig- bis hochgradiger Mitralklappenstenose. Bei mechanischem Klappenersatz besteht die Indikation zur vollen Antikoagulation unabhängig vom Herzrhythmus. Zur periinterventionellen Überbrückung sind Heparine sinnvoll. 2. **Antiphospholipid-Syndrom (APS)** mit arteriellen Ereignissen oder bei dem „triple positivem" APS (Nachweis von Lupusantikoagulans, Cardiolipin- und β_2-Glykoprotein-I-Antikörpern).
Wirkmechanismus	Die Synthese der Gerinnungsfaktoren II, VII, IX und X sowie der Gerinnungsinhibitoren Protein C und S ist Vitamin-K-abhängig. Die beiden häufigsten VKA Phenprocoumon (Marcumar®) und Warfarin hemmen das Vitamin-K-abhängige Enzym Epoxidreduktase. Hierdurch kommt es zu keiner direkten Gerinnungshemmung, sondern es wird ein **Mangelzustand der Vitamin-K-abhängigen Gerinnungsfaktoren** erzeugt. VKA haben keinen Einfluss auf die Thrombozytenfunktion.
Dosierung	Zur Aufdosierung der VKA muss bis zum Erreichen der Ziel-INR eine zusätzliche Antikoagulation verabreicht werden (am sinnvollsten Heparine). Grund ist die Diskrepanz der Halbwertszeiten (HWZ). So liegt diese für den Faktor II bei ca. 72 h, dagegen die HWZ der Gerinnungsinhibitoren Protein C und S bei ca. 6 h, sodass es primär zu einer Zunahme der Thrombogenität kommt. **Standarddosierung:** Die Dosis ist interindividuell unterschiedlich und hängt unter anderem auch von den Ernährungsgewohnheiten ab (Vitamin-K-reiche Ernährung). Prinzipiell muss initial eine Aufdosierungsphase mit höheren Dosen an VKA und nachfolgender INR-gesteuerter Erhaltungstherapie unterschieden werden. Beispiel Aufdosierung mit Phenprocoumon (Marcumar®): Tag 1 und 2 je 9 mg (3 Tabletten), Tag 3 6 mg (2 Tabletten). Nachfolgend INR-gesteuerte Erhaltungstherapie mit zum Beispiel ½ bis 1 Tablette. Die Ziel-INR ist abhängig von der Indikation: • APS, mechanische Aortenklappe, thrombembolische Ereignisse und VHF: INR 2,0–3,0 • Mechanische Mitralklappe: INR 2,5–3,5 Die Dauer der Therapie hängt von der Indikation ab. Bei valvulärem Vorhofflimmern und mechanischem Herzklappenersatz erfolgt eine lebenslange Einnahme. **Niereninsuffizienz:** Der Hersteller von Marcumar® spricht bei „manifester Niereninsuffizienz" eine Kontraindikation aus. Ab einer CreaCl < 30 ml/min sollte ein erhöhtes Blutungsrisiko bedacht werden und es sollten engmaschige Gerinnungskontrollen erfolgen. **Leberfunktionsstörungen:** haben keinen wesentlichen Einfluss auf die Elimination. Allerdings besteht bei einer schweren Leberfunktionsstörung an sich bereits eine Gerinnungsstörung. Die INR-basierte Therapiesteuerung kann durch die hepatische Gerinnungsstörung unmöglich werden.
Schwangerschaft und Stillzeit	Schwangerschaft (Teratogenität) stellt eine absolute Kontraindikation dar. In der Stillzeit muss der Säugling eine Vitamin-K-Substitution erhalten.

Kontraindikationen	• Aktive Blutungen • Hohes Blutungsrisiko, zum Beispiel bei schwerer Thrombozytopenie • Manifeste Niereninsuffizienz, Schwangerschaft
Nebenwirkungen	• Blutungen jeglichen Schweregrads sind die häufigsten Nebenwirkungen. • Aufgrund der geringen therapeutischen Breite tritt rasch eine Überdosierung auf mit linear zunehmendem Blutungsrisiko. • **Antagonisierung** der VKA-Wirkung kann durch Phytomenadion (synthetisches Vitamin K_1) und Prothrombinkomplex (PPSB, enthält die Faktoren II, VII, IX und X sowie Protein C und S) erreicht werden. Bei einer Antagonisierung muss immer eine kritische Nutzen-Risiko-Abwägung erfolgen. Nach der Gabe von Vitamin K muss eine Latenzzeit von bis zu 24 h bis zum Abfall des INR bedacht werden, da die Synthese der Vitamin-K-abhängigen Gerinnungsfaktoren Zeit braucht. Mittels der Gabe von Prothrombinkomplex werden die fehlenden Faktoren substituiert und die Gerinnung ist quasi instantan normalisiert.
Wechselwirkungen	• Zunahme der Blutungsgefahr durch die Kombination mit anderen antikoagulatorisch wirkenden Substanzen wie Heparinen, DOAKs, aber auch bedingt durch die Störung der Thrombozytenfunktion durch NSAR und SSRI. • Die Liste an Substanzen, die mit den VKAs interagieren (Zunahme wie auch Abnahme der Wirkung), ist lang und umfasst unter anderem Grapefruit und Johanniskraut. Vor der Gabe eines neuen Medikaments sollte nach Interaktionen gefahndet werden. • Die Hemmung des Mikrobioms durch Antibiotika mit dadurch verminderter Vitamin-K-Bildung stellt kein klinisch relevantes Problem dar. • **Vitamin-K-haltige Nahrungsmittel:** besonders Grünkohl, Spinat, Petersilie, Brokkoli und Multivitaminpräparate
Kommunikation	• Die Therapieüberwachung erfolgt mittels Messung der INR („International Normalized Ratio"), die aufgrund der Prothrombinzeit (PT, gemessen als Quick-Wert) bestimmt wird (PT des Patienten geteilt durch PT von Normalplasma). Diese Standardisierung ist sinnvoll, da der Quick-Wert methodenabhängig stark schwankt. • Bei einem INR-Wert deutlich unterhalb des Ziel-INR-Werts muss eine zusätzliche Antikoagulation gegeben werden (z. B. Heparin) bis, durch Erhöhung der VKA-Dosis, der INR-Zielwert wieder erreicht wurde. • Der „Marcumar®-Ausweis" soll Indikation und Marcumar® Dosis enthalten.
TIPP	Bei einem INR-Wert oberhalb des Zielbereichs muss bei asymptomatischen Patienten keine Antagonisierung erfolgen. Es sollen VKA pausiert werden und engmaschige INR-Kontrollen erfolgen. Besteht dagegen eine klinisch relevante Blutung, muss die Gerinnung unverzüglich normalisiert werden. Dies erfolgt besonders bei schwerwiegenden Blutungen mittels der Kombination aus Vitamin-K- und Prothrombinkomplex-Gabe. Phenprocoumon hat eine sehr lange Halbwertszeit, daher sollte Vitamin K über mehrere Tage verabreicht werden, da es sonst zu einem spontanen Wiederanstieg des INR kommen kann. Die zu verabreichende Dosis des Prothrombinkomplex-Präparats kann durch folgende Formel abgeschätzt werden: (Wunsch-Quick – Ist-Quick) × Körpergewicht (Beispiel: Wunsch-Quick = 60; Ist-Quick = 10; Gewicht = 80 kg; (60–10) × 80 kg = 4.000 IE). Nach Stabilisierung der Blutung sollte eine Wiederaufnahme der Antikoagulation mit typischerweise Heparinen unter Berücksichtigung der Indikation bedacht werden.

Z-Substanzen

Indikationen	**Schlafstörungen**
Wirkmechanismus	Als $GABA_A$-Rezeptor-Agonisten modulieren Z-Substanzen diesen Chloridkanal. Durch Einstrom von Chlorid in die Zelle wird diese unempfindlich gegenüber Depolarisation. Es resultieren verringerte Angst und erhöhte Schläfrigkeit bzw. Sedierung. Z-Substanzen wirken ähnlich, aber deutlich kürzer als die meisten Benzodiazepine.
Dosierung	Z-Substanzen werden peroral, in der niedrigsten effektiven Dosis und möglichst kurzzeitig (maximal 14–28 d) angewendet. • Zolpidem: junge Patienten 10 mg/d, ältere Patienten 5 mg/d • Zopiclon: junge Patienten 7,5 mg/d, ältere Patienten 3,75 mg **Niereninsuffizienz:** • Zolpidem: keine Anpassung • Zopiclon: Vorsicht, halbe Dosis ab leichter Einschränkung **Leberinsuffizienz:** Vorsicht, keine Gabe bei schwerer Beeinträchtigung.
Schwangerschaft und Stillzeit	In Schwangerschaft und Stillzeit ist der Einsatz von Zolpidem und Zopiclon akzeptabel. Dennoch sollten bessere Alternativen (Mirtazapin, Amitriptylin, Quetiapin oder Promethazin) gesucht werden.

Kontraindikationen	• Myasthenia gravis • Schwere Ateminsuffizienz, Schlafapnoe-Syndrom • Schwere Leberinsuffizienz • Anamnese für ungewöhnliches Schlafverhalten
Nebenwirkungen	Alle Z-Substanzen verursachen neurologische Nebenwirkungen, die bei höherem Alter stärker ausgeprägt sein können: • Tagesmüdigkeit (**cave:** Führen von Fahrzeugen) • Kopfschmerzen, Verwirrtheit, Albträume, Gedächtnisverlust • Sturzgefahr Die unterschiedliche chemische Struktur der Z-Substanzen spiegelt auch im Nebenwirkungsspektrum wider: • Zolpidem: gastrointestinale Störungen • Zopiclon: Geschmacksstörung Bei einer längeren Anwendung über mehr als 4 Wo. sind Abhängigkeit und bei Therapieende Entzugssymptomatik (Kopfschmerzen, Muskelschmerzen, Angstgefühl) beschrieben.
Wechselwirkungen	• Additive Sedierung: Alkohol, Antihistaminika, Benzodiazepine • Wirkverstärkung über CYP3A4-Hemmung durch Clarithromycin, Erythromycin (Einmalgabe!), Voriconazol • Wirkverlust über CYP3A4-Induktion durch Carbamazepin, Rifampicin, Phenytoin
Kommunikation	Z-Substanzen sollen als Schlaftablette den Schlaf unterstützen. Insbesondere die kurzfristige Anwendung zur Entlastung des Alltags in Akutsituationen (z. B. Unruhe vor geplanter Operation, Trauerfall) stellt eine klare Indikation dar. Bei kurzfristiger Anwendung unter 2–4 Wo. ist eine Abhängigkeit unwahrscheinlich. Patienten sollen die Tablette aber auch dann nur einnehmen, wenn ein echter Bedarf besteht. Demgegenüber steht die kritische Anwendung von Z-Substanzen bei langfristigen Schlafstörungen (z. B. Depression). Hier stehen Schlafhygiene und Behandlung der Grunderkrankung im Fokus. Informieren Sie den Patienten, nicht aktiv am Straßenverkehr teilzunehmen oder schwere Geräte zu bedienen. Für Z-Substanzen ist analog zu Benzodiazepinen ein Hangover in den nächsten Tag beschrieben.
TIPP	Im Gegensatz zu den etablierten Originalpräparaten bieten Generika-Hersteller mittlerweile auch die halben Dosierungen (5 mg bzw. 3,75 mg) als Fertigarzneimittel an. Nichtsdestotrotz sollten insbesondere für ältere Patienten bessere Alternativen (z. B. Melatonin) gesucht werden.

Infusionslösungen

Glukose

Indikationen	1. **Flüssigkeitssubstitution:** Glukose 5 % bei Patienten, die eine ausreichende Flüssigkeitsmenge nicht peroral einnehmen können 2. **Hypoglykämie:** Glukose 10 %, 20 %, 40 % und 50 %, wenn eine Therapie der Hypoglykämie peroral nicht möglich ist (Alternative: Glukagon) 3. **Hyperkaliämie:** Glukose 10 %, 20 %, 40 % und 50 % in Verbindung mit Insulin (Alternative: Calciumglukonat). 4. **Lösung und Verdünnung von Medikamenten:** Glukose 5 % für Medikamente zur Injektion oder Infusion (Alternative: Natriumchlorid 0,9 %) 5. **Parenterale Ernährung**
Wirkmechanismus	Das Monosaccharid Glukose stellt die Hauptenergiequelle des zellulären Metabolismus des Menschen dar. Unter den verschiedenen isomeren Konfigurationen stellt die D-Glukose (Dextrose) die wichtigste Konfiguration für biologische Prozesse von Säugetieren dar. Zur medikamentösen Therapie stehen verschiedene Glukoselösungen zur Verfügung. Glukose 5 % wird in erster Linie zur Flüssigkeitsgabe eingesetzt. Durch den **Glukoseanteil von 5 %** wird sichergestellt, dass die Lösung initial zum Serum isoton ist und beim ersten Mischen mit Blut nicht zu einer osmotischen Lyse von roten Blutkörperchen führt. Im Verlauf wird die **Glukose in Zellen aufgenommen und dort verstoffwechselt.** Das „freie" (und nun hypotone) Wasser verteilt sich in allen Körperkompartimenten. **Höher dosierte Glukoselösungen** werden bei der Therapie der Hypoglykämie eingesetzt. Zur Behandlung einer Hyperkaliämie wird Insulin verabreicht, um die Na^+-K^+-ATPase zu aktivieren, wodurch Kalium in Zellen aufgenommen wird. Glukose wird zusätzlich verabreicht, um eine **Insulin-induzierte Hypoglykämie zu vermeiden.** Allgemein bleiben weniger als 10 % der verabreichten Glukoselösungen im Gefäßsystem, sodass diese nicht zu einer Vergrößerung des zirkulierenden Volumens beitragen.
Dosierung	• **Flüssigkeitssubstitution:** Dosierung in Abhängigkeit vom Flüssigkeitsbedarf des Patienten, z. B. Glukose 5 % 100 ml/h (ggf. ergänzend Kalium 20 mmol pro 1 l Glukose 5 %) • **Schwere Hypoglykämie:** anfangs Glukose 40 % 40 ml i. v., weitere Gaben in Abhängigkeit vom Ansprechen • **Hyperkaliämie:** Glukose (z. B. Glukose 50 % 50 ml oder Glukose 20 % 100 ml) mit Actrapid 10 IE über 30 min **Nieren- und Leberinsuffizienz:** keine Dosisanpassung nötig.
Schwangerschaft und Stillzeit	Keine Einschränkungen.

...ntraindikationen	Keine relevanten Kontraindikationen
Nebenwirkungen	• Venenreizungen und lokale Schmerzen, Phlebitis und Thrombose an der Injektionsstelle bei höheren Glukosekonzentrationen • Hyperglykämie (falls verabreichte Glukosemenge über dem Verbrauch liegt) • Risiko einer Wernicke-Enzephalopathie bei Patienten mit Thiaminmangel (bei diesen Patienten zusätzliche Thiamingabe nötig) • Risiko einer hyponatriämien Enzephalopathie bei Patienten mit Hyponatriämie
Wechselwirkungen	Aufgrund der antagonistischen Wirkung von Glukose und Insulin sollte die Laufrate einer Glukose-Infusion unter Insulintherapie konstant gehalten werden.
Kommunikation	Informieren Sie den Patienten, dass er Flüssigkeitsinfusionen erhält, um den täglichen Flüssigkeitsbedarf zu decken. Der Patient sollte versuchen, möglichst viel Flüssigkeit zu trinken, da dies einer i. v.-Injektion vorzuziehen ist.
TIPP	Als Alternative zu Glukose kann eine schwere Hypoglykämie mit Glukagon (1 mg i. v.) behandelt werden. Glukagon ist ein natürliches Hormon, das die Glykogenolyse und die die Glukoneogenese in der Leber stimuliert. Falls eine i. v.-Therapie nicht möglich ist, kann Glukagon auch i. m. eingesetzt werden. Die Wirksamkeit von Glukagon ist jedoch davon abhängig, dass ausreichende Glykogenspeicher in der Leber vorhanden sind (**cave** bei Mangelernährung).

Natriumchlorid

Indikationen	1. **Flüssigkeits- und Natriumsubstitution:** Natriumchlorid (NaCl) 0,9 % und 0,45 %, wenn orale Flüssigkeitsaufnahme nicht möglich 2. **Expansion des zirkulierenden Volumens:** NaCl 0,9 % bei reduzierter Gewebsperfusion (z. B. Schock) (Alternative: Ringer-Laktat-Lösung) 3. **Lösung und Verdünnung von Medikamenten:** NaCl 0,9 % für Medikamente, die als Injektion oder Infusion verabreicht werden (Alternative: Glukoselösung oder steriles Wasser in Abhängigkeit vom jeweiligen Medikament)
Wirkmechanismus	Im menschlichen Körper besteht die extrazelluläre Flüssigkeit (EZF) aus intravaskulärem Wasser (ungefähr 20 %) und aus dem interstitiellen Wasser (ungefähr 80 %). Im Austausch gegen Kalium wird Natrium durch die Na^+-K^+-ATPase aus den Zellen in die EZF verschoben. Natrium ist in der EZF als häufigstes Kation für Osmolalität verantwortlich. Diese wird in einem kleinen Bereich konstant gehalten, sodass eine Veränderung des Natriums zu einer Veränderung des EZF führt. So führt z. B. eine Zufuhr von Natrium durch natriumhaltige Flüssigkeiten direkt zu einer Zunahme des EZF-Volumens. Das Ausmaß der EZF-Zunahme hängt dabei direkt von der Natriumkonzentration der zugeführten Flüssigkeit ab. NaCl 0,9 % enthält eine Natriumkonzentration von 154 mmol/l entsprechend der EZF. Die Gabe von Natrium 0,9 % führt daher zu einer **Volumenzunahme, die der verabreichten Flüssigkeitsmenge entspricht.** Die gegebene Flüssigkeit verteilt sich dann zu 20 % auf den intravaskulären und 80 % auf den interstitiellen Wasseranteil. Der normale Natriumbedarf eines Erwachsenen liegt bei 1 mmol/kg/d.
Dosierung	Geben Sie bei der Verordnung von NaCl immer die Prozentzahl (z. B. NaCl 0,9 %) an, um Missverständnisse zu verhindern. • **Flüssigkeitssubstitution:** Die Flüssigkeitsmenge richtet sich nach dem Flüssigkeitsbedarf des Patienten. Geben Sie immer das Gesamtvolumen und die Infusionsrate an. Bei Patienten, die nicht zur oralen Flüssigkeitsaufnahme in der Lage sind, kann NaCl 0,9 % 500 ml mit Glukose 5 % 2 l, jeweils bei einer Infusionsrate von 100 ml/h, verordnet werden. Dies führt zu einer Zufuhr von 77 mmol Natrium/d und 2.500 ml Wasser und damit einer adäquaten Flüssigkeitssubstitution zur Aufrechterhaltung des Flüssigkeitshaushalts. • **Erhöhung des zirkulierenden Volumens:** z. B. 500 ml NaCl 0,9 % über 5 min • **Lösung und Verdünnung von Medikamenten:** Anwendung von NaCl in Abhängigkeit von den produktspezifischen Angaben **Nieren- und Leberinsuffizienz:** keine Dosisanpassung nötig.
Schwangerschaft und Stillzeit	Keine Einschränkungen.

Kontraindikationen	Keine Kontraindikationen gegeben.
Nebenwirkungen	• Ödeme durch Diffusion von Natrium und Wasser in das Interstitium • Hyperchlorämie, Azidose • Volumenüberbelastung, Lungenödem (**cave:** sorgfältige Dosierung bei Patienten mit Herzinsuffizienz)
Wechselwirkungen	Klinisch relevante Interaktionen sind nicht bekannt.
Kommunikation	Informieren Sie den Patienten, dass er eine Infusionstherapie erhält, z. B. weil die orale Flüssigkeitsaufnahme aktuell nicht möglich ist. Der Patient sollte ermutigt werden mehr zu trinken, da die orale Flüssigkeitsaufnahme der parenteralen Flüssigkeitsgabe stets vorzuziehen ist. Der Patient sollte mögliche Irritationen, Schwellungen und Nässe im Bereich der Injektionsstelle mitteilen, da dies darauf hinweisen kann, dass der venöse Zugang nicht länger funktioniert.
TIPP	Wenn Sie NaCl zur Expansion des zirkulierenden Volumens verabreichen (z. B. im Rahmen eines Schocks), kann der Einsatz eines Transfusionssets höhere Infusionsraten als ein Standardinfusionsset erlauben.

Vollelektrolytlösungen

Indikationen	1. **Gabe von Natrium und Wasser:** falls eine orale Einnahme nicht möglich is 2. **Erhöhung des zirkulierenden Volumens:** bei eingeschränkter Gewebeperfusion (z. B. Schock) rasche Volumenexpansion durch Bolusflüssigkeit (z. B. 500 ml) (Alternative: NaCl 0,9 %)
Wirkmechanismus	Bei der Ringer-Laktat-Lösung handelt es sich um eine ausgeglichene Kristalloidlösung mit einer Elektrolytzusammensetzung, die der Zusammensetzung des Serums sehr ähnlich ist. Ein Liter Ringer-Laktat-Lösung enthält Na^+ 131 mmol, Cl^- 111 mmol, K^+ 5 mmol, Ca^{2+} 2 mmol und Laktat 29 mmol. Das Laktat wird schnell zu Bikarbonat metabolisiert. Da der Natriumgehalt einer Ringer-Laktat-Lösung mit dem Serum vergleichbar ist, bleibt das infundierte Volumen zum größten Teil im Kompartiment der extrazellulären Flüssigkeit. Dort verteilt sich das Volumen wie die extrazelluläre Flüssigkeit zu 20 % auf das intravaskuläre Volumen und zu 80 % auf die interstitielle Flüssigkeit. Aus diesem Grund eignet sich Ringer-Laktat-Lösung sehr gut zur **Expansion des Flüssigkeitsvolumens,** vergleichbar mit NaCl 0,9 %. Ein Vorteil im Gegensatz zu NaCl 0,9 % ist jedoch, dass Ringer-Laktat einen geringeren Chloridanteil besitzt und somit das Risiko für eine hyperchlorämische Azidose geringer ist.
Dosierung	Geben Sie bei der Verordnung von Ringer-Laktat-Lösung immer das Gesamtvolumen und die Infusionsrate an. Die Verordnung erfolgt im Infusionsbereich der Medikamentenanordnung. • **Flüssigkeitssubstitution:** z. B. Ringer-Laktat 500 ml bei 100 ml/h und Glukose 5 % 2 l bei 100 ml/h. Zusammen ergibt sich eine Zufuhr von 65 mmol Natrium und 2.400 ml Wasser pro Tag, was einer adäquaten Flüssigkeitssubstitution zur Aufrechterhaltung des Flüssigkeitshaushalts entspricht. • **Erhöhung des zirkulierenden Volumens:** z. B. Ringer-Laktat 500 ml innerhalb von 5 min **Nieren- und Leberinsuffizienz:** keine Dosisanpassung notwendig.
Schwangerschaft und Stillzeit	Keine Einschränkungen.

ontraindikationen

Aufgrund des eingeschränkten Laktatmetabolismus sollte Ringer-Laktat-Lösung bei Patienten mit schwerer Lebererkrankung vermieden werden.

Nebenwirkungen

- Ödeme durch Diffusion von Natrium und Wasser in das Interstitium
- Volumenüberbelastung, Lungenödem (**cave:** sorgfältige Dosierung bei Patienten mit Herzinsuffizienz)
- Überwachung der Elektrolyte bei Volumengabe

Wechselwirkungen

Da Ringer-Laktat-Lösung Calcium enthält, sollte die gleichzeitige Gabe von Ceftriaxon, Ciprofloxacin, Chemotherapeutika und Natriumbikarbonat vermieden werden.

Kommunikation

Erläutern Sie dem Patienten, dass er eine Infusionstherapie erhält, z. B. weil die orale Flüssigkeitsaufnahme aktuell nicht möglich ist. Der Patient sollte dazu ermutigt werden mehr zu trinken, da die orale Flüssigkeitsaufnahme einer parenteralen Flüssigkeitszufuhr immer vorzuziehen ist. Informieren Sie den Patienten, dass er sich bei Irritationen, Schwellungen oder Nässe im Bereich der Injektionsstelle sofort melden soll, da dies darauf hinweisen kann, dass der venöse Zugang nicht mehr länger funktioniert.

TIPP

Aufgrund der geringeren Natriumkonzentration und des geringeren Chloridanteils wird Ringer-Laktat-Lösung häufig gegenüber NaCl 0,9 % bevorzugt eingesetzt. Ringer-Laktat-Lösung weist jedoch im Vergleich zu NaCl 0,9 % eine starre Kaliumkonzentration auf, sodass eine Korrektur des Serum-Kaliumwerts (z. B. bei Hypokaliämie) erschwert wird. NaCl und Glukose bieten hier den Vorteil, dass Kalium in variabler Konzentration ergänzt werden kann.

Register

BOLE

A

B

C

D

E

F

G

H

I

K